Schriftenreihe der deutschen Gesellschaft für
Gerontopsychiatrie und -psychotherapie

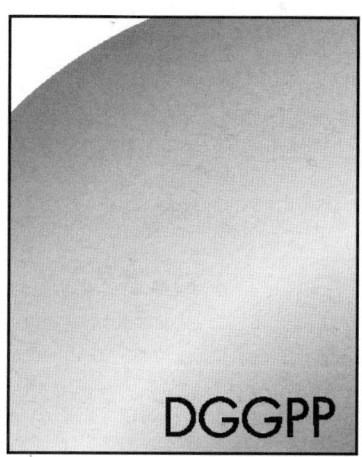

DGGPP

Gerontopsychiatrie
als interdisziplinäre Aufgabe

H.-J. Möller / H. Hampel / R. D. Hirsch / H. Gutzmann / R. Kortus / M. Teising

(Herausgeber)

Band 5

Die Deutsche Bibliothek – CIP-Einheitsaufnahme

H.-J. Möller, H. Hampel, R. D. Hirsch, H. Gutzmann, R. Kortus, M. Teising (Hrsg.)

Gerontopsychiatrie als interdisziplinäre Aufgabe

Berlin, Bonn, Frankfurt, Saarbrücken 2004

ISBN: 3-935272-04-9

Druck: Chudeck Druck, Bornheim-Sechtem

Deutsche Gesellschaft für Gerontopsychatrie und -psychotherapie – Eigenverlag

Inhaltsverzeichnis

Vorwort

Der vorliegende Tagungsband soll Aspekte über die Vielfalt der Aufgaben der Gerontopsychiatrie aufzeigen. Ein besonderer Fokus war bei der 6. Jahrestagung der Deutschen Gesellschaft für Gerontopsychiatrie und -psychotherapie (DGGPP), die vom 02.04.-05.04.03 in den Räumen der Klinik für Psychiatrie und Psychotherapie der Ludwig-Maximilians-Universität München stattfand, die Vertiefung der interdisziplinären Aufgaben der Gerontopsychiatrie im Spannungsfeld der ambulanten und stationären Versorgung.

Bereits am Anfang des letzten Jahrhunderts hatte *Alois Alzheimer* in München „einen eigenartigen, schweren Erkrankungsprozess der Hirnrinde" entdeckt, der dann von *Emil Kraepelin* als Alzheimersche Erkrankung bezeichnet wurde. Psychiatrische Erkrankungen des Alters, insbesondere dementielle Erkrankungen und depressive Störungen, werden in der Zukunft weiter an Aktualität gewinnen. Insbesondere die demographischen Veränderungen mit zunehmender Alterung unserer Gesellschaft, die hieraus resultierende Zunahme gerontopsychiatrischer Erkrankungen und die so entstehenden Kosten lassen nicht nur diesen Aspekt der Gerontopsychiatrie zum Fokus gesundheitspolitischer Überlegungen werden.

Die Lebensbedingungen in modernen Gesellschaften haben die Phase des Alters zu einem Lebensabschnitt gemacht, den die meisten Menschen erleben werden, wobei auch in das sehr hohe Alter immer mehr Menschen eintreten werden. In dieser Altersstufe dominieren häufig Multimorbidität, chronische und irreversible Krankheiten, die zu dauerhaften und komplexen Funktionseinschränkungen führen. Die gleichzeitige Präsenz mehrerer Gesundheitsstörungen in unterschiedlichen Stadien erfordert daher die gleichzeitige und gleichberechtigte Anwendung und Verzahnung von Maßnahmen der Gesundheitsförderung, Prävention, Kuration, Rehabilitation und Pflege. Für die Zukunft wird entscheidend sein, wie die einzelnen Disziplinen gemeinsam die an sie gestellten Aufgaben lösen werden.

Ein multidisziplinäres Zusammenwirkung u.a. von Pflegekräften, Therapeutinnen und Therapeuten und Sozialarbeitern im ambulanten, teilstationären und vollstationären Bereich ist erforderlich. Von ärztlicher Seite ist die Versorgung gerontopsychiatrischer Patienten eine enge Zusammenarbeit verschiedener Disziplinen, so der Psychiatrie, der Inneren Medizin, der Neurologie, Psychologie und den Pflegewissenschaften. Insbesondere natürlich der Geriatrie und Gerontopsychiatrie. Nachgegangen wurde der Frage, was ambulante, teilstationäre und außerstationäre Versorgung leisten kann und leisten soll. Neben dem aktuellen Kenntnisstand der Diagnostik und Therapie insbesondere der Demenz werden auch die Strukturen der gerontopsychiatrischen Versorgung aufgezeigt.

Wir danken allen Referentinnen und Referenten sowie den Workshopleiterinnen und -leitern, dass sie uns ihre überarbeiteten Manuskripte zur Veröffentlichung in diesem Tagungsband zur Verfügung gestellt haben. Ebenso danken wir allen, die an der Gestaltung des Programms, an der Ausrichtung der Tagung und am endgültigen Entstehen des vorliegenden Tagungsbandes wesentlichen Anteil hatten, sowie der kongressbegleitenden Industrie, durch die vieles erst ermöglicht wurde. Bedanken möchten wir uns schließlich bei der Firma Merz Pharmaceuticals GmbH, die die Druckkosten für den Tagungsband übernommen hat.

München / Bonn /   H.-J. Möller / H. Hampel / R.D. Hirsch /
Berlin / Winnenden / Frankfurt   H. Gutzmann / R. Kortus / M. Teising
November 2004

1 Gerontopsychiatrie und Gesundheitspolitik

Gesundheitspolitische Aspekte der gerontopsychiatrischen Versorgung

R.D. Hirsch

Aus der Praxis: Einzel- oder „alltägliches" Schicksal?

Eine 87jährige sehr mobile Pflegeheimbewohnerin wird in eine gerontopsychiatrische Klinik wegen Aggressivität eingewiesen. Auf Nachfrage ist von den Mitarbeitern des Heims zu erfahren, dass sie ihre Mitbewohner bedroht habe und daher im Heim nicht mehr „führbar" wäre. Sie leide unter einer Demenz. Der Hausarzt ist für Nachfragen nicht erreichbar, ein Nervenarzt bzw. Psychiater wurde noch nie konsultiert. An Medikamenten bekommt sie ein Digitalispräparat, Dipiperon und Diazepam. Der Aufnahmearzt findet eine freundliche ältere Dame vor. Bei der Erstuntersuchung werden Symptome für eine mäßig ausgeprägte Demenz festgestellt, aber keine aggressiven Tendenzen. „Sicherheitshalber" wird sie „zur Beobachtung" aufgenommen.

Ein 75jähriger mit einem Delir wird mit einem Antrag nach PsychKG von einem Allgemeinkrankenhaus in eine gerontopsychiatrische Klinik eingewiesen. Festzustellen ist ein erheblicher Hb-Abfall, Temperatur und Kurzatmigkeit. Da das einweisende Krankenhaus sich weigert, den Patienten zurückzunehmen, wird nach mehrstündigen Telefonaten und Bitten ein Krankenhaus zur somatischen Akutbehandlung gefunden. Wie sich herausstellt, hat das einweisende Krankenhaus im Hinblick auf das Alter des Patienten und seiner psychischen Auffälligkeiten keine körperliche Untersuchung durchgeführt, da er ein „psychiatrischer Fall" sei.

Was wünscht sich und erwartet der psychisch kranke alte Mensch?

Ein kranker Mensch hofft, dass der Arzt seine Krankheit erkennt, ihn versteht und die Behandlung so durchführt, dass er rasch wieder gesundet. Daneben möchte er über seine Krankheit und dessen Behandlungsmöglichkeiten aufgeklärt werden. Wenn eine Gesundung nicht erreichbar ist, so sollten zumindest die Symptome und das Leiden verringert werden.

Ein kranker Mensch erwartet, dass die für seine Erkrankung notwendigen Hilfen und Einrichtungen wohnortnah vorhanden sind und seine Krankenkasse die Kosten hierfür übernimmt. Er geht davon aus, dass der Arzt die erforderlichen Schritte einleitet, die zur Genesung erforderlich sind.

Er hofft, dass der Arzt die Behandlung durchführt, die effizient ist und dem „state of the art" entspricht. Unter „Behandlung" versteht er meist, wie auch viele Professionelle, lediglich die Verabreichung von Medikamenten. Auch der Sachverständigenrat für die konzertierte Aktion im Gesundheitswesen (2001) beklagt die „somatische Fixierung" unseres Gesundheitssymstems. So kommt z.B. ein Patient „zur Einstellung" in die Klinik. Ist auch die „Eigenverantwortung" und ein aktives Mitwirken eines Patienten bisher noch wenig entwickelt, so wandelt sich dies derzeit. Der Weg vom eher passiv duldenden Objekt zum „mündigen Beteiligten", zum „Kunden" und „Verbraucher" ist allerdings mühevoll und wird kaum nur per Gesetz gelingen. Zudem ist die Beziehung zwischen Arzt und Patient assymmetrisch und mit vielfältigen Abhängigkeiten belastet. Der Vergleich mit einem „Kunden" ist daher von der Intention zwar verstehbar, dennoch aber nicht unproblematisch, da ein Patient auf Grund seines Leidens und der damit verbundenen Ängste kaum in der Lage ist, eine diesbezügliche Entscheidung adäquat treffen zu können. Ohne Vertrauen ist allerdings eine patientenorientierte Behandlung kaum möglich. Diesem muss sich der Arzt allerdings würdig erweisen.

Die konkreten und versteckten Wünsche und Erwartungen von älteren Menschen mit psychischen Störungen zu erfassen und zu begreifen, ist nicht einfach. Kognitive, affektive oder andere psychische Störungen sowie Multimorbidität, Immobilität oder Pflegebedürftigkeit können dies ebenso erschweren wie situative Einflussfaktoren. Hinzu kommen die Wünsche und Erwartungen von Angehörigen oder anderen Bezugspersonen. Es bedarf hierzu Zeit und Einfühlungsvermögen, um hieraus unter Einbeziehung des ärztlichen Fachwissens und entsprechender Zusatzuntersuchungen realistische Behandlungsziele zu entwickeln. Der Hausarzt als wichtigster Ansprechpartner ist manchmal überfordert. Zudem erschweren Ängste und Vorurteile von alten Menschen gegenüber der Psychiatrie häufig eine rechtzeitige Diagnostik und Behandlung durch einen Psychiater. Bekannt ist, dass alte Menschen sich eher gesünder erleben als sie objektiv sind.

Neben der Gesundheit sind für die Lebensqualität finanzielle Ressourcen, entscheidend gesellschaftliche und soziale Integration sowie Wohnungsqualität und Wohnumfeld. Es reicht daher nicht aus, nur naturwissenschaftlich belegbare Erkenntnisse therapeutisch zu nutzen. Deutlich ist der berechtigte Anspruch, der schon von Virchow formuliert wurde, dass die Medizin auch eine soziale Wissenschaft ist. Manchmal wird ein therapeutischer Erfolg mangels Einbeziehung sozialer Gegebenheiten verunmöglicht.

Ein alter kranker Mensch hofft auf möglichst weitgehende und lang erhaltene Selbständigkeit und Unabhängigkeit sowie darauf, dass seine Würde nicht infrage gestellt wird. Er ist darauf angewiesen, dass die Gesellschaft ihn vor Willkür schützt und ihn nicht zum Spielball unterschiedlicher Interessen von Gesundheits- und Sozialeinrichtungen werden lässt. Er ist besonders auf die Solidargemeinschaft angewiesen. Diese in Frage zu stellen, da angeblich alte Menschen dem Gesundheitswesen zu hohe Kosten verursachen würden, ist ein Mythos. Entscheidender scheint nicht das Lebensalter hierfür zu sein, sondern das letzte Lebensjahr. Vielfältige Kosten, die aus politischen Gründen den Krankenkassen aufgebürdet wurden sowie verringerte Einnahmen durch Versicherte sollten hier viel eher als „kostenexplosiv" diskutiert werden. Zudem ist der Anteil der GKV-Ausgaben am Brutto-Inlandsprodukt in den letzten Jahren relativ stabil geblieben. Von einer „Kostenexplosion" zu sprechen ist nach Braun et al. (1999) nicht haltbar. Bemerkenswert ist auch die Aussage der Wirtschaftsexperten Ederer & Ederer (1997, S. 367): *„Eine moderne Industriegesellschaft kann es sich problemlos leisten, auch den Alten und Schwerkranken ein würdiges Leben zu garantieren; sie muss sie nicht vertrösten, ihrem Schicksal überlassen, weil angeblich kein Geld da ist".*

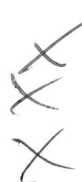

Was wünscht sich und erwartet der Gesundheitsberufler?

Grundsätzlich möchte jeder Gesundheitsberufler einen Patienten individuell, qualitätsorientiert sowie effektiv behandeln und ihm nicht schaden („nil nocere"). In Theorie und Praxis erworbenes Wissen möchte er zum Wohle des Patienten einsetzen. Allerdings wird manchmal langjährige Erfahrung, „klinischer Blick", „siebter Sinn", subjektives Empfinden und manches Vorurteil („ageism") objektiven Kriterien gleichgesetzt und Qualitätskontrollen als Zumutung empfunden.

Bei der Versorgung von psychisch kranken alten Menschen wünscht sich der Arzt, je nach Kenntnis- und Aufgabenstand, dass er dem „state of the art" entsprechend diagnostizieren, therapieren und auch über dementsprechende Zeit verfügen darf. Ein in der Gerontopsychiatrie kompetenter Arzt würde gerne ein Assessment durchführen und dies mit einem Team in der Wohnung des Kranken. Gerne würde er, soweit erforderlich, Angehörige und notwendige weitere Dienste einschalten, um eine optimale Versorgung des Patienten zu erreichen. Er würde in Zusammenarbeit mit anderen Berufsgruppen, dem Assessment entsprechend, präventive, therapeutische und rehabilitative Aspekte berücksichtigen und sich einem ganzheitlichen Ansatz unter Einbeziehung regionaler Aspekte und Besonderheiten verpflichtet fühlen.

Ist ein Gesundheitsberufler durchaus Überlegungen zur Bedarfsgerechtigkeit und Wirtschaftlichkeit zugänglich, so unterstützt er Rationalisierungen, nicht aber Rationierungen zu Lasten einer Gruppe, die auf gesellschaftliche Unterstützung angewiesen ist. Für den einzelnen Patienten wünscht er sich, das tun zu können, was notwendig ist und nicht das, was ein Sachbearbeiter einer Krankenkasse für sinnvoll hält. Die Altersvariable („Altersrationierung") anzuführen ist dabei ein eher diskriminierender Faktor! Nach Ansicht des Sachverständigenrates für die Konzertierte Aktion im Gesundheitswesen (2001) „liegt das deutsche Gesundheitswesen international bei der Zielerreichung im gehobenen Mittelfeld, benötigt dafür jedoch einen unverhältnismäßig hohen Mittelaufwand". Um die diesbezüglichen Kostenfaktoren zu erkennen, bieten Kosten-Nutzen-Analysen, Qualitätsmanagement, Vernetzung der Leistungserbringer, „Evidence"-basierte Medizin (EBM) und „Managed Care"-Modelle Möglichkeiten, die derzeit zum Einsatz kommen. Rationierungen medizinischer Leistungen dagegen, explizite (z.B. Versagen von Leistungen für alte Menschen) oder implizite (z.B. generelle Inanspruchnahmebarriere) würde heißen, z.b. Demenzkranke trotz erwiesenen Nutzens von Behandlungsmöglichkeiten wegen Mittelknappheit nicht zu behandeln. Wird dies auch heute schon vielerorts unter Hinweis auf fadenscheinige, unwissenschaftliche und von Vorurteilen geprägte Gründe (z.b. „ursächliche Behandlung nicht möglich", „Es gibt noch keine guten Medikamente", „Alter ist Abbau"") so gehandhabt, so muss diesem Nihlismus entschieden entgegengetreten werden. Diese „verdeckte" Rationierung, die sich im wesentlichen aus Budgetfolgen und Ängsten, die Behandlung nicht bezahlt zu bekommen, nährt und sowohl die Entscheidungskriterien, die Verantwortungsebenen sowie den Rationierungstatbestand als solchen intransparent lässt, bedarf eines gesellschaftlichen Diskurses. Sozial verträglich ist dieses Instrument der „barmherzigen Lüge" wohl kaum (Turk 2004). Wird z.b. die Gruppe der Kranken mit einer Demenz, die derzeit erheblich wächst, von medizinischen Leistungen ganz ausgeschlossen, dann ist weiteren „Ausschließungen" Tür und Tor geöffnet und bedeutet das Ende einer humanen Medizin. Viele Ärzte und andere Gesundheitsberufler sehen diese Gefahr sehr deutlich.

Natürlich erwartet ein Gesundheitsberufler, dass seine Leistungen auch honoriert werden. Einmal durch gesellschaftliche Anerkennung – diese ist z.b. für in der Gerontopsychiatrie Tätigen gegenüber anderen minimal- zum anderen durch eine entsprechende Bezahlung. Wer sich um psychisch kranke alte Menschen kümmert, braucht bekanntlich mehr Zeit für ihn als z.B. für jüngere. Eine Behandlung oder Pflege im Minutentakt mag für einen Theoretiker oder Vorschriften Verfassenden sinnvoll sein, für einen Praktiker, der eine Beziehung zum Kranken hat, ist dies nicht durchführbar und zudem inhuman. Die zu beobachtende zunehmende akribische funktionelle Arbeitsteilung und die Substitution moralischer durch technisch-formale Verantwortung ist kritisch zu sehen, da sie das Ende ärztlich-ethischen Handelns bedeutet.

Diskussionen um den Wert eines alten Menschen können zu Überlegungen führen, ob alte Menschen überhaupt ein Recht auf eine adäquate Behandlung haben. Mancher Gerontopsychiater sieht sich heute zumindest verdeckten Vorwürfen und Vorurteilen ausgesetzt, dass sein Tun eigentlich gesellschaftlich wenig erwünscht ist, da alte Menschen dem Gesundheitswesen zu viel Geld kosten und es sich daher für sie nicht mehr lohnen würde.

Wie sehen die Versorgungsmöglichkeiten aus?

Ambulante und teilstationäre Versorgung

Im ambulanten Bereich wird die medizinische Versorgung psychisch kranker Älterer hauptsächlich durch die niedergelassenen Hausärzte durchgeführt. Aus der Berliner Altersstudie (Linden et al. 1999) geht hervor, dass ca. 85% der über 70jährigen regelmäßig den Hausarzt kontaktieren. Bekannt ist, dass die „typischen" psychiatrischen Diagnosen wie Demenz und Depression vom Hausarzt zu selten erkannt und ausreichend behandelt werden. Suchen zwar ca. 60% der Älteren noch mindestens einen weiteren Arzt auf, so spielt der Psychiater/Nervenarzt (4%) eine eher untergeordnete Stelle. Die Möglichkeit für eine Psychotherapie wird noch seltener genutzt.

Bekannt ist z.B., dass ca. 80% der älteren Menschen mit einer Alzheimer-Erkrankung oder einer Depression keine adäquate medikamentöse Behandlung erhalten, geschweige denn psychosoziale oder –therapeutische Hilfen.

Seit Einführung der Pflegeversicherung haben sich die ambulanten Pflegedienste, eine weitere tragende Säule in der ambulanten Versorgung, erheblich vermehrt. Ende 2000 bestanden ca. 13 000 zugelassene ambulante Pflegeeinrichtungen (BMFSFJ 2002).̓ Die Zusammenarbeit zwischen dem Arzt und diesen Diensten ist nicht ohne Komplikationen. Die Notwendigkeit einer gerontopsychiatrischen Behandlungs-Pflege wird immer noch von manchen Krankenkassen angezweifelt, Soziotherapie abgelehnt.

Gerontopsychiatrische Ambulanzen z.B. an Landeskliniken werden erst allmählich vermehrt eingerichtet, von der Region aber sehr willkommen geheißen. Schwerpunkt ihrer Arbeit außer Ambulanzsprechstunden und gerontopsychiatischer Versorgung von Heimen ist ein mobiler aufsuchender gerontopsychiatrischer Dienst. Manche gerontopsychiatrische Ambulanzen verfügen zudem über eine „Gedächtnissprechstunde", „Memory-Clinic" und einer psychotherapeutischen Sprechstunde (Hirsch et al. 1999).

Die Anzahl der gerontopsychiatrischen Tageskliniken ist in den letzten Jahren gestiegen. Derzeit bestehen knapp 40 dieser Einrichtungen. Allerdings ist die Akzeptanz von Tageslinikern immer noch nicht ausreichend. Manche Krankenkassenvertreter halten diese für überflüssig und erschweren eine tagesklinische Behandlung.

Ist auch die Anzahl der Gerontopsychiatrischen Zentren (Ambulanz, Tagesklinik, Altenberatung), die als treibende Kraft der gerontopsychiatrischen Versorgung in einer Region bezeichnet werden, immer noch gering (derzeit 15), so haben diese bewiesen, dass eine qualitätsorientierte regionale gerontopsychiatrische Versorgung in Kooperation mit den übrigen Versorgungseinrichtungen zum Wohle aller Beteiligten möglich und effizient ist (Netz et al. 1996).

Stationäre klinische Versorgung

Hat der Anteil der über 65jährigen bei den stationären Einweisungen in Kliniken in den letzten Jahren auch erheblich zugenommen, so ist dies bei gerontopsychiatrischen Kliniken oder Abteilungen nicht so (Gutzmann 2001). Neben einer möglichen Fehlbelegung in somatischen Krankenhäusern wird als Ursache hierfür die Einweisung von psychisch kranken alter Menschen in Pflegeheimen gesehen, ohne dass diese zuvor ausreichend oder überhaupt behandelt wurden.

Zu beobachten ist weiter, dass vermehrt psychisch chronisch schwerstkranke (z.B. Menschen mit Demenz) und multimorbide Patienten in gerontopsychiatrische Abteilungen eingewiesen werden. Auf Kosten von psychiatrischer und psychotherapeuter Behandlungsnotwendigkeit muss eine akute somatische Abklärung oder Behandlung, die sehr viel Zeit beansprucht und nicht aufschiebbar ist, durchgeführt werden. Verlegungen in eine somatische Klinik sofort oder innerhalb weniger Tage sind keine Seltenheit. Allerdings geschieht dies selten ohne erheblichen Zeitaufwand und Anstrengungen der Mitarbeiter. Üblicherweise fühlt sich kein somatisches Krankenhaus „zuständig".

War die Ausstattung des medizinischen Personals bei Einführung der Psychiatrie-Personal-Verordnung schon unzureichend, so hat sich diese durch Personalabbau sowie Verkürzung der Liegezeiten, Vermehrung der Aufnahmeraten und erheblich angestiegene „Schreibtischarbeiten" und Einhaltung einer immer größer werdenden Anzahl von Vorschriften, die z.T. sehr widersprüchlich sind, dramatisch verschlechtert. Gefährdet ist somit eine effiziente und adäquate stationäre Behandlung von psychisch kranken Älteren.

Andererseits gibt es immer noch psychiatrische Großkrankenhäuser, typische „totale Institutionen", deren Strukturen sich bei vielen vom Grundsatz her seit Jahrzehnten kaum gewandelt haben. Sie sind strukturell somatischen Kliniken mit selbständigen Fachabteilungen nicht vergleichbar, da sich die hierarchischen Strukturen -direkt oder indirekt- kaum verändert haben. In einer Zeit, in welcher die finanziellen Ressourcen immer knapper werden und kleinere selbständige Fachabteilungen bzw. Abteilungen erheblich lebendiger, überschaubarer und arbeitseffektiver sein können, führt dies zu erheblichen Schwierigkeiten. Je grösser eine Einheit, desto eher sind zudem strukturelle Gewaltformen zu beobachten. Die Gerontopsychiatrie kann sich in diesen Großkliniken selten so entfalten, wie dies für eine effiziente regionale Versorgung erforderlich wäre. Zu viele Vorschriften, Einschränkungen, Abhängigkeiten, unübersichtliche Entscheidungswege u.a. verunmöglichen dies.

In den somatischen Kliniken sind psychisch kranke alte Menschen, die wegen einer somatischen Krankheit in diesen behandelt werden, zu einem großen Problem geworden. Dieses wird sich durch die Einführung eines pauschalierten Vergütungssystems auf der Basis des Patientenklassifikationssystems der DRGs (Diagnosis Related Groups) noch weiter verschärfen. Bekannt ist, dass psychisch beeinträchtigte Patienten, insbesondere mit Verhaltensstörungen, eine deutlich höhere Klinikverweildauer im Allgemeinkrankenhaus haben und einer spezifischen Pflege und Behandlung bedürfen. Zudem nehmen sie nach dem Klinikaufenthalt in stärkerem Maße medizinische Dienste in Anspruch, werden eher pflegebedürftig und müssen häufiger in Heime übersiedeln.

Problemfelder sind:

- Falsche Weichenstellungen bei Verwechslung von Delir und Demenz

- Risiko ungerechtfertigter Heimeinweisungen und Einrichtung von rechtlichen Betreuungen

- Finanzielle Belastung für Kostenträger und Patienten

-   Gefahr der Erhöhung physischer Vulnerabilität bei psychiatrischer Komorbidität.

Problembereich Altenpflegeheim

Die Situation der stationären Altenhilfe hat sich völlig verändert. Das „typische" Altenheim gibt es kaum noch, umso mehr aber Altenpflegeheime. Ca. 65% der Pflegeheimbewohner leiden unter einer psychischen Störung, ca. 2/3 von ihnen unter einem dementiellen Syndrom (Hirsch & Kastner 2004). Obwohl sich die stationäre Altenhilfe zunehmend in Langzeit-gerontopsychiatrische Einrichtungen gewandelt haben, werden diese überwiegend nicht durch einen in der Gerontopsychiatrie erfahrenen Psychiater/Nervenarzt versorgt. Sie leiden zudem unter einer schlechten personellen Ausstattung sowie fachlicher Kompetenz . Kontinuierliche Assessments, die für eine qualitätsorientierte Behandlung erforderlich sind, werden nicht, wie z.B. in den USA, durchgeführt. Der größte Teil der Bewohner wird rechtlich betreut. In der Praxis heißt dies meist völlige Entmündigung. Werden auch immer wieder erhebliche Mängel in diesen Einrichtungen festgestellt, z.B. durch den MDK, so hat dies bisher kaum zu strukturellen Veränderungen geführt. Erst allmählich wird hinterfragt, ob traditionell ausgerichtete Pflegeheime für einen psychisch kranken alten Menschen überhaupt sinnvoll sind. Alternativen wie z.B. Haus- oder Wohngemeinschaften stehen zur Diskussion. Hinterfragt wird auch, ob nicht eher intergenerative Gemeindezentren humaner sind als reine Altengettos. Die Gerontopsychiatrie muß ihre Kompetenz mehr als bisher der Altenhilfe zur Verfügung stellen und Alternativen mit ihr weiter entwickeln, um ein menschenwürdiges Leben mit einer möglichst individuellen Wohnkultur zu fördern und beschämende sowie entehrende Umstände zu verringern.

„Verschiebebahnhöfe"

Zu beobachten ist, daß zwischen Gerontopsychiatrie, Geriatrie, Allgemeinmedizin und der Altenhilfe "Verschiebebahnhöfe" entstehen bzw. entstanden sind. Der Weg von der Klinik in das Pflegeheim ist oft vorprogrammiert. Kurzliegezeiten in Kliniken („Kostendämpfung") fördern mehr Siechtum (Pflege statt Behandlung oder Rehabilitation!). Zur Überprüfung ambulanter Möglichkeiten fehlt oft die Zeit, das Interesse oder die Kenntnis. Merkwürdigerweise hat sich die stationäre Altenhilfe gegenüber der Psychiatrie gegenläufig entwickelt. So ist die Anzahl der Pflegeheime in den letzten Jahren erheblich gestiegen. Hinzu kommt, dass eine pflegevermeidende Rehabilitation, im Gesetz ausdrücklich vorgegeben, faktisch psychisch kranken alten Menschen ebenso vorenthalten wird wie präventive Maßnahmen.

Zusammenarbeit von Versorgungseinrichtungen: Realität und Forderungen

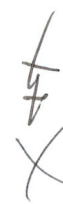

Eine optimale Versorgung und Behandlung eines alten Menschen mit einer psychischen Störung ist abhängig von der Akzeptanz der Gerontopsychiatrie durch die Betroffenen und ihren Angehörigen sowie von den übrigen medizinischen Disziplinen. Die Folge von immer noch bestehenden Vorurteilen in der Bevölkerung und auch von manchen Ärzten gegenüber der Psychiatrie ist, dass das Aufsuchen eines in der Gerontopsychiatrie erfahrenen Psychiaters/Nervenarztes häufig abgelehnt wird. Dies zeigt sich auch in der unzureichenden gerontopsychiatrischen Versorgung von Pflegeheimen. Klinikeinweisungen werden häufig nur dann in die Gerontopsychiatrie veranlasst, wenn eine psychische Störung so gravierende affektive oder Verhaltensstörungen aufweist, dass Zwangsmassnahmen erforderlich sind. Zudem kommt mancher multimorbid Schwerkranke in die Gerontopsychiatrie, wenn ein somatisches Krankenhaus diesen nicht aufnehmen will, ihn für „austherapiert" erklärt oder kein Heimplatz zur Verfügung steht. Die Folge ist, dass die Lebensqualität von Betroffenen sich oft mehr als erforderlich verringert, psychische Störungen sich chronifizieren, Pflegebedürftigkeit rascher eintritt und hohe Folgekosten entstehen.

Bei der Einweisung eins psychisch kranken alten Menschen ist dessen psychische Grunderkrankung weniger entscheidend als eine mangelhafte ambulante Behandlung oder Versorgungsstruktur, nicht vorhandene Angehörige, soziale Mängel oder Verhaltensweisen des Betroffenen, die für die Umwelt belastend sind. Wie lange ein Patient dann in der Klinik bleibt, ist abhängig von den poststationären Möglichkeiten, wann ein Heimplatz zur Verfügung steht, wann ein ambulanter Dienst Zeit hat, wann eine rechtliche Betreuung eingerichtet ist u.a. Fatal wirkt sich dabei immer wieder die strikte Trennung zwischen ambulanter und stationärer Versorgung aus. Überleitungspflege, ambulante psychiatrische Pflege, mobile ambulante gerontopsychiatrische Dienste und die Aktivitäten der gerontopsychiatrischen Zentren sind Beispiele, wie diese Schranken verringert werden können.

Die Gerontopsychiatrie wird auch immer noch als „letztes Glied" in der Versorgungskette missbraucht. Hat sie auch eine sozialmedizinische Aufgabe, so sollte ihre Kompetenz nicht erst dann eingeschaltet werden, wenn eine Chronifizierung eingetreten ist. Hatte sich diese Situation zeitweilig auch verbessert, so ist aufgrund der vielfältigen Zwänge, unter denen Kliniken, Hausärzte, Pflegedienste und niedergelassene Therapeuten (z.B. Ergotherapeuten, Krankengymnasten) derzeit stehen, zu befürchten, dass diese mehr als je zuvor in Zukunft eintreten wird, wenn nicht Gegenregularien entwickelt und eingesetzt werden.

Ohne Fort- und Weiterbildung keine Qualität

Voraussetzung einer gerontopsychiatrischen Qualitätsarbeit ist die Qualifikation derjenigen, die mit psychisch kranken alten Menschen arbeiten. Qualifizierende Maßnahmen (z.B. auch eine kontinuierliche Supervision) sind kein Luxus, sondern eine notwendige gesellschaftlich lohnende Investition, um Patienten nicht zu schaden sowie Qualitätsmängel und hohe Folgekosten bei Fehlentscheidungen und -handlungen zu vermeiden. Die derzeitige Qualifikation der mit psychisch kranken alten Menschen Arbeitenden ist trotz zunehmender Fortbildungsangebote immer noch z.T. völlig unzureichend. So ist z.B. allein die Art der Medikation alter Menschen schon besorgniserregend! Nur an wenigen Universitäten werden gerontopsychiatrische Vorlesungen und Seminare gehalten. Kein Psychiater oder Nervenarzt muss während seiner Weiterbildungszeit gerontopsychiatrisch gearbeitet haben. Ob ein Weiterbildungsassistent die Chance erhält, sich gerontopsychiatrische Kompetenz zu erwerben, hängt allein von dem Weiterbildner ab.

Erfreulicherweise bestehen in den übrigen Berufsgruppen immer mehr Aufbaustudiengänge, Weiterbildungslehrgänge und Angebote, die gerontopsychiatrische Kompetenzen berufsbezogen vermitteln (Sozialarbeiter, Psychologen, Pädagogen, Alten- und Krankenpflegeberufe u.a.). Erheblich zugenommen haben regional und überregional berufsbezogene und interdisziplinäre Fortbildungsangebote in der Gerontopsychiatrie.

Gesundheitspolitisch notwendig ist, dass das Risiko der Versorgung durch einen in der Gerontopsychiatrie kaum aus- bzw. weitergebildeten Arzt verringert wird. Es bedarf daher einer kritischen Überprüfung der universitären Lehrpläne und der ärztlichen Weiterbildungsordnung. Da sich das Gebiet der Gerontopsychiatrie erheblich erweitert hat und der Erwerb der gerontopsychiatrischen und - psychotherapeutischen Kompetenz hohe Ansprüche an den Arzt stellen, ist es nur folgerichtig, im Rahmen des Facharztes für Psychiatrie und Psychotherapie / Nervenheilkunde einen Schwerpunkt „Gerontopsychiatrie" einzurichten. Leider konnte sich die Bundesärztekammer und mancher Fachverband hierzu immer noch nicht durchringen. Darüber hinaus sollte aber jeder Psychiater und Nervenarzt auch über eine allgemeine gerontopsychiatrische Kompetenz verfügen. Erfreulicherweise werden diese Forderungen zunehmend unterstützt. Von besonderer Wichtigkeit ist allerdings, dass der Hausarzt umsetzbare Handlungsanweisungen erhält und Möglichkeiten, sein Wissen über psychisch kranke alte Menschen zu vermehren. Dadurch könnten großes Leid der Kranken und deren Angebhörigen sowie hohe Folge-Kosten verringert werden, die z.B. durch Nichterkennung eines beginnenden dementiellen Syndroms oder durch dessen Nichtbehandlung (therapeutischer Nihilismus) verursacht werden.

Wünsche und Erfordernisse für eine effektive Versorgung von psychisch kranken alten Menschen

Vielfältige Eigeninteressen der Leistungsträger (niedergelassene Ärzte, ambulante Dienste, Kliniken, Altenheime u.a.) und Vorstellungen der Kommunen sowie der Politiker beeinflussen die Versorgungsmöglichkeiten. Das Subsidiaritätsprinzip trägt mit dazu bei, dass die Verteilungskämpfe noch zu selten den regionalen Bedürfnissen und denen der Betroffenen untergeordnet werden. Existieren auch z.T. Vorgaben für die einzelnen Leistungsträger, wie viele Plätze sie vorhalten dürfen (z.B. Bedarfsplanung für Klinikbetten), so sind diese bisher regional unzureichend abgestimmt. V. Ferber (2002) spricht von einer „organisierten Nicht-Verantwortlichkeit". Nur nach dem Prinzip „ambulant vor stationär" vorzugehen würde heißen, dass sich lant vor stationär" vorzugehen würde heißen, dass sich Gettos von Schwer- und Schwerstpflegebedürftigen entwickeln (wie dies z.B. in Pflegeheimen seit Jahren geschieht), in welchen Leid und Elend versammelt sind, welches nur noch verwahrt werden kann. Um dies zu vermeiden müssen vielfältige und differenzierte Angebote nicht nach dem „Entweder-oder-Prinzip" geschaffen werden, sondern Wohnsituationen, die dem Betroffenen ein menschenwürdiges Lebensende ermöglichen und dem Personal einen humanen Arbeitsplatz.

Gibt es auch Ansätze, wie eine Versorgungsregion aussehen soll, die optimal eine ambulante, teilstationäre und stationäre Versorgung für psychisch kranke alte Menschen gewährleistet, so sind diesbezügliche Erkenntnisse aus der Versorgungsforschung immer noch unzureichend.

Auf den „freien Markt" in der Gesundheitsversorgung von alten Menschen zu vertrauen, hieße naiv zu denken. Bekanntlich müssten viele psychisch kranke alte Menschen nicht in eine Klinik eingewiesen werden, auch nicht in Altenheime, wenn eine ausreichend ambulante gerontopsychiatrische Versorgung vorhanden wäre. Hinzukommt, dass Selbsthilfe- und Angehörigengruppen (z.B. Deutsche Alzheimer-Gesellschaft) einen wichtigen Beitrag im Rahmen der Versorgung leisten. Ein effizientes Instrument für eine regionale diesbezügliche Gesundheitspolitik, welches zunehmend an Bedeutung gewinnt und auch zu einer sinnvollen gerontopsychiatrischen regionalen Versorgung führen kann, ist die „Gesundheitsberichterstattung". Diese dient der Planung politischer Entscheidungen und insbesondere der Steuerung von Maßnahmen der Gesundheitsförderung und Gesundheitssystemgestaltung. Desweiteren werden heute die Ansätze von „Managed Care" diskutiert, die durch eine Umstrukturierung des Versorgungssymstems eine möglichst kostengünstige medizinische Versorgung auf hohem Qualitätsniveau sicherstellen sollen (Seitz et al. 1997). Eine integrierte regionale Versorgung und eine erhebliche Verbesserung von ablauforganisatorischen Maßnahmen sind der derzeitigen Summation von Einzelmaßnahmen, die eine Über-, Unter- und Fehlversorgung nach sich ziehen, überlegen und Ziel künftiger Versorgungspolitik.

Allerdings sollte nicht vergessen werden, dass bei der Suche nach einer optimalen Versorgung von psychisch kranken alte Menschen auch um eine Forderung an die Gesellschaft, verbunden ist, für diesen wachsenden Teil der Bevölkerung wirklich Verantwortung zu übernehmen.

Forderungen an das Gesundheitswesen

Die Gerontopsychiatrie muß sich weiter und differenzierter mit sozial- und gesundheitspolitischen Fragestellungen auseinandersetzen und intensiver öffentlich wirksam werden. Sollte sie auch die Kosten-Nutzen-Frage nicht außer acht lassen, so ist das oft vorgeschobene Argument „das ist nicht bezahlbar" kein Grund, alte Menschen vom Gesundheitswesen auszuschließen. Die Gerontopsychiatrie muss ihre Kompetenz transparenter und attraktiver machen und sich nicht nur in der Arbeit mit Patienten und deren Angehörigen erschöpfen. Sie muss sich –zusammenfassend- dafür einsetzen, dass

- psychisch kranke alte Menschen nicht weiter diskriminiert werden und auf den im SGB V gesetzlich garantierten Gleichheitsgrundsatz zwischen körperlichen und psychischen Krankheiten in Behandlung, Pflege und Rehabilitation nicht warten müssen,

- die notwendige Diagnostik bzw. ein „Assessment", Behandlung und Rehabilitation nicht wegen des Alters verweigert wird und im Rahmen von integrierten Versorgungsstrukturen geschieht,

- Disease Management-Programme auch für Demenzkranke und Depressive eingeführt werden,

- die immer kürzer werdenden Behandlungszeiten in Kliniken nicht weiter zu unnötigem Anstieg der Pflegebedürftigkeit und Heimübersiedlung führen,

- mobile gerontopsychiatrische Dienste bzw. Gerontopsychiatrische Zentren in jeder Region eingerichtet werden,

- die kontinuierliche Überforderung der in der Gerontopsychiatrie und stationären Altenhilfe tätigen Mitarbeiter endlich aufgegriffen und verringert wird, damit diese nicht weiter zu häufigem Ausstieg aus dem Beruf, Erkrankung oder Burnout führt,

- Ärzte und in der Altenarbeit Tätige über gerontopsychiatrisches und gerontologisches Wissen verfügen müssen bzw. dieses auch erwerben können,

- Gerontopsychiatrische Versorgungsforschung ein wissenschaftlicher Schwerpunkt wird,

- nicht-medikamentöse Behandlungsformen evaluiert und diesbezügliche Forschungen durchgeführt werden,

- die Möglichkeiten einer Psychotherapie für alte Menschen vermehrt werden.

Letzendlich sollte die seit 30 Jahren geforderten Verbesserungen in der Versorgung psychisch kranker alter Menschen endlich erfolgen und die Gesellschaft sich hierfür auch verantwortlich fühlen. Was zu tun ist, ist bekannt! Zur Verwirklichung fehlt der „ganzheitliche" Wille. Solange nur die Problembereiche „Überalterung", „Alterspyramide" (diskriminierende Ausdrücke) u.ä. problematisiert werden, geschieht nichts.

Literatur

Bundesministerium für Familie, Senioren, Frauen und Jugend (Hrsg.) (2002): Vierter Bericht zur Lage der älteren Generation, S. 254.

Ederer G. & Ederer P. (1997): Das Erbe der Egoisten. Goldmann, München.

Ferber v. Chr. (2002): „Erforderlich"? und wenn ja „verhältnismäßig"- Betreuungsrechtliche Vorgaben auf dem prüfstand der Entscheidungsprozessforschung. In Hoffmann P.M. & Korte M.T.: Betreuungsrechtliche Praxis in Einrichtungen der stationären Altenhilfe. Schriftenrehie des BMFSFJ, Band 223, Kohlhammer, Stuttgart, S. VII-XI.

Gutzmann H. (2001): Psychisch kranke alte Menschen: Wo sind sie geblieben? Spectrum der Psychiatrie, Psychotherapie und Nervenkrankheiten 30, 31-33.

Hirsch R.D., Holler, G., Reichwaldt W. & Gervink Th. (1999): Leitfaden für die ambulante und teilstationäre gerontopsychiatrische Versorgung. Schriftenreihe des Bundesministeriums für Gesundheit, Band 114. Nomos, Baden-Baden.

Hirsch R.D. & Kastner U. (2004): Heimbewohner mit psychischen Störungen-Expertise. Forum 38. Kuratorium Deutsche Altershilfe, Köln.

Linden M., Gilberg R., Horgas A.L. & Steinhagen-Thiessen E. (1999): Die Inanspruchnahme medizinischer und pflegerischer Hilfen im hohen Alter. In Mayer K.U. & Baltes P.B. (Hrsg.): Die Berliner Altersstudie. Akademie Verlag, Berlin (2. Aufl.), S. 475-495.

Netz P., Steinkamp G. & Werner B. (1996): Psychisch gestörte ältere Menschen und ihre sozialen Netzwerke. Leske + Budrich, Opladen.

Sachverständigenrat für die Konzertierte Aktion im Gesundheitswesen (2001): Bedarfsgerechtigkeit und Wirtschaftlichkeit. Band III, Über-, Unter- und Fehlversorgung. Bonn.

Seitz R., König H.-H. & Stillfried, D.v. (1997): Grundlagen von Managed Care. In Arnold, M., Lauterbach K.W. & Preuß K.-J. (Hrsg.): Managed Care. Schattauer, Stuttgart, S. 3-23.

Turk F. (2004): Bürokratisch-korporatistische Rationierung im Deutschen Gesundheitswesen-system der „barmherzigen Lüge"? *www.labournet.de/diskussion/wipo/gesund/turk.pdf* (aufgesucht: 15. 07. 04).

„Altenhilfe ohne Heim? – Gerontopsychiatrische Netzwerke und Deinstitutionalisierung

F. Leidinger

Die Versorgung chronisch Kranker, behinderter und pflegebedürftiger Menschen in den modernen Industriestaaten vollzieht gegenwärtig einen epochalen Prozess der Deinstitutionalisierung. Die im 19. und 20. Jahrhundert fast weltweit aufgebauten Großeinrichtungen, Anstalten oder Heime werden seit mehreren Jahrzehnten in verschiedenen Etappen aufgelöst und durch andere Formen der Hilfe ersetzt. In Deutschland war dies bereits in den 50-er Jahren durch die Auflösung der ersten „Krüppelheime" zu erkennen. In Schweden sind in den 70-er Jahren und danach fast alle stationären Einrichtungen für die Unterbringung und Betreuung von geistig behinderten Menschen aufgelöst worden. In der Bundesrepublik Deutschland forderte auch die Sachverständigenkommission des Bundestages (Enquete-Kommission) die zunehmende Deinstitutionalisierung der psychiatrischen Versorgung und den Aufbau gemeindenaher Versorgungsformen [1].

Wie sieht es nun in der Altenhilfe in Deutschland aus?

Zu Beginn des 21. Jahrhunderts leben ungefähr 1% der deutschen Bevölkerung in Heimen, davon ca. 660.000 in Alten- und Pflegeheimen. Ein sehr großer Teil von ihnen ist psychisch krank, mehr als die Hälfte ist nach verschiedenen epidemiologischen Studien an einer demenziellen Störung erkrankt. Während die Heimträger bundesweit vor einer „gefährlichen Pflege" warnen, ist eine Verringerung der Betreuungsqualität für Demenzkranke in Heimen nicht mehr denkbar. Im Gegenteil ist davon auszugehen, dass in der Regel die Versorgung in den Heimen fachlich völlig unzureichend ist [2].

Wir können davon ausgehen, dass sich das Heimsystem auch im Bereich der Altenpflege überlebt hat. Es verdankt sein Überleben zurzeit noch der starren Systemgrenze zwischen ambulanter und stationärer Versorgung, die die für die Betroffenen so notwendige Betreuungskontinuität in medizinischer wie in pflegerischer Hinsicht immer wieder abbricht. Da das ambulante Hilfesystem in der Regel bei Überlastung nicht sinnvoll verstärkt wird, kommt es gerade in solchen Situationen häufig zu Kriseneinweisungen in ein Krankenhaus. Dort kann man aus nachvollziehbaren Gründen eine Rückkehr des Betroffenen nach Hause „nicht verantworten". Stattdessen wird die Heimunterbringung veranlasst.

In dieser Form zum Lückenbüßer eines defizitären Versorgungssystems geworden sind Heime gleichwohl schon bald nicht mehr bezahlbar. Die überörtlichen Träger der Sozialhilfe, die einen großen Teil der Heimkosten tragen, weisen seit Jahren warnend auf die Kostenexplosion in diesem Sektor hin, sie sind den steigenden Fallzahlen nicht länger gewachsen [3]. Auch die Pflegeversicherung wird in Zukunft keine steigenden Ausgaben im Heimsektor mehr tragen können. Die Frage der Eigenbeteiligung stellt sich kaum, da bereits heute die Mehrzahl der Heimbewohner die Kosten nicht selber bestreiten kann.

Während die Zahl der hochbetagten und potentiell pflegebedürftigen Einwohner weiter zunimmt, während gerade auch in dieser Gruppe die Zahl der Ein- und Zweipersonenhaushalte überwiegt, lehnen die Betroffenen wie die große Mehrheit aller Bürger eine Heimunterbringung für sich selbst in der Regel ab.

Die wenigen empirischen Befunde über die Gründe für die Heimübersiedlung alter pflegebedürftiger Menschen gehen davon aus, dass es in erster Linie Mängel in der informellen sozialen Unterstützung (z. B. durch Familie, sonstige soziale Kontakte, Lebensraum) und der Unterstützung durch soziale und medizinische Dienste sind, die für die Aufgabe des eigenen Haushaltes primär ausschlaggebend sind. Kein wesentlicher Faktor kommt dagegen der Schwere der Erkrankung, der Anzahl der Diagnosen oder dem Ausmaß der Hilfsbedürftigkeit bei alltäglichen Verrichtungen zu [4]. Auch dieser Umstand lässt erkennen, dass es für die Fortsetzung der bisherigen Gesundheits- und Sozialpolitik keine fachliche Begründung gibt.

Die Neuorientierung der Gesundheits- und Sozialpolitik sollte daher folgende Ziele ins Auge fassen:

-    Stärkung des Selbsthilfepotentials

-    Stärkung der sozialen Unterstützung kranker und behinderter Menschen durch informelle und formelle Netzwerke

- Entwicklung individueller Hilfeformen

- Rationalisierung des Ressourceneinsatzes (Orientierung der Hilfeleistung an der tatsächlichen Bedürftigkeit

- Differenziertes Angebot zur Sicherstellung von echten Wahlmög-
  lichkeiten.

In der psychiatrischen Versorgung hat bereits 1975 der Bericht der
Sachverständigenkommission (Psychiatrie-Enquete) viele der o. g.
Forderungen vorweg genommen. Für die Gerontopsychiatrie wurde
der Aufbau von Verbundsystem gefordert. Die Empfehlungen der Expertenkommission der Bundesregierung von 1988 sprechen vom sog.
Gerontopsychiatrischen Zentrum, eine Forderung, die nach wie vor
aktuell ist und inzwischen durch Ergänzungen und Erweiterungen zum
gerontopsychiatrischen Verbund weiterentwickelt wurde [5), 6)].

Ein solcher gerontopsychiatrischer Verbund zeigt folgende Grundei-
genschaften: Er organisiert ein differenziertes Hilfeangebot unterschiedlicher Träger, die sich einer gemeinsamen Philosophie (nämlich
der Community Care, der gemeindeorientierten Sorge) verschrieben
haben, die eine einheitliche Dokumentation und ein einheitliches Qualitätsmanagement beinhalten. Die Hilfen im gerontopsychiatrischen
Verbund sind gut zugänglich, aufsuchend und in diesem Sinne
niedrigschwellig. Insbesondere sollen Überlastungen und drohende
Notfälle rechtzeitig erkannt werden. Früherkennung gilt hier nicht einseitig als Früherkennung medizinischer Störungen zur Einleitung von
Behandlungsmaßnahmen, sondern als Aufmerksamkeit für Warnsig-
nale drohender Überforderung und Überlastung der Betroffenen. Für
jeden Hilfebedürftigen wird ein individueller Hilfeplan mit einer einheit-
lichen, auf ihn bezogenen Steuerung entwickelt. Die Hilfe wird multi-
professionell und interdisziplinär erbracht.

In der Begleitforschung zum Aufbau des Gerontopsychiatrischen
Zentrums Gütersloh konnte im Vergleich zu einem konventionellen
Versorgungsangebot gezeigt werden, dass der Aufbau eines Verbun-
des wesentliche Vorteile für die Leistungsfähigkeit bezüglich schwer
erkrankter bzw. schwer pflegebedürftiger Klienten zur Folge hat. So
hatten die tagesklinischen Patienten in dem Verbundsystem einen
höheren Gesamtscore bei der psychiatrischen Symptomatik (nach
AGP) gegenüber den vollstationären Patienten. Bei den ambulant betreuten Patienten war der Punktwert sogar am höchsten. Im Vergleich
zu den Patienten eines konventionellen Versorgungssystems war der

Gesamtscore bei den tagesklinischen Patienten (10,3 V/S 4,8) deutlich höher, für die Subskala Orientierungs- und Gedächtnisstörungen war der Unterschied signifikant (p = 0,03).

Beim Schwergrad der Hilfs- und Pflegebedürftigkeit hatten in dem Verbundsystem die tagesklinischen Patienten ebenfalls einen deutlich höheren Gesamtscore, im Vergleich zu den tagesklinischen Patienten des herkömmlichen Systems (7,0 V/S 1,8) signifikant höher war (p = 0,01) [7].

Die Befunde lassen annehmen, dass in verbundenen Netzwerken die verschiedenen Funktionsbestandteile der herkömmlichen stationären Versorgung in ihrer Leistungsfähigkeit wachsen können und somit dem gestiegenen Bedarf besser gerecht werden.

Der Netzwerkgedanke ist aus dem modernen sozialpolitischen Diskussionen nicht mehr wegzudenken. Die heutigen Erwartungen an eine gemeindeorientierte Sorge bestehen im Aufbau von Netzwerken aus verwandtschaftlichen, nichtverwandtschaftlichen Systemen mit den verschiedenen professionellen Hilfesystemen. Ihr Ziel ist es, das Empowerment der Betroffenen zu fördern. Mit diesem Begriff wird jene Form von Selbstbefähigung bezeichnet, die es den Betroffenen ermöglicht, sich in seiner Lage wieder als würdevolles Subjekt zu erleben, dessen Integrität als Mitglied der Gesellschaft von allen geachtet und respektiert wird und das sich mit seinen Beschränkungen und Behinderungen mit Mut und Stolz auseinandersetzen kann. Dass diese Erwartung nicht völlig blauäugig und naiv ist, zeigt die Tatsache, dass trotz vielfacher Kassandrarufe seit Jahrzehnten, die sich vor allem auf die sinkende Geburtenrate und den steigenden Anteil der älteren, potentiell hilfsbedürftigen Population an der Gesamtbevölkerung stützten, die Fähigkeit und das normative Bewusstsein, einander solidarisch beizustehen in der Gesellschaft nicht geschwunden ist. Die Ergebnisse der Familienforschung zeigen vielmehr, dass vielfältige Formen der Unterstützung zwischen Verwandten nicht Nichtverwandten in der übergroßen Mehrheit hilfsbedürftiger Menschen dienen [8]. Die Aufgabe der Gerontopsychiatrie in der Bürgergesellschaft besteht daher zu allererst darin, das bürgerschaftliche Engagement „im Eigeninteresse mit anderen gemeinsam zu Gunsten aller gemeinsam" zu ermutigen [9].

Antoine de Saint Exupéry hat geschrieben: Wenn du ein Schiff bauen willst, so trommle nicht Männer zusammen, um Holz zu beschaffen, Werkzeuge vorzubereiten, Aufgaben zu vergeben und die Arbeit einzuteilen, sondern lehre die Männer die Sehnsucht nach dem weiten, endlosen Meer!

Für uns kann man diesen Satz so übersetzen:

Wenn du eine gerontopsychiatrische Versorgung aufbauen willst, so trommle nicht Personal zusammen, um diagnostische Manuale und Leitlinien zu verfassen, Betten und Tagesstätten für Pflege und Behandlung vorzubereiten und anderes Personal zu trainieren, sondern lehre sie die Utopie vom Leben im Alter mit oder ohne Krankheit, aber in Würde und Respekt ohne Angst vor Ausgrenzung und Isolation!

Literatur

Psychiatrie-Enquéte; (1975) d.i.: Bericht über die Lage der Psychiatrie in der Bundesrepublik Deutschland – Zur psychiatrischen und psychotherapeutisch/psychosomatischen Versorgung der Bevölkerung. Bonn (Bundestagsdrucksachen 7/4200 und 7/4201)

Dörner K, Hopfmüller E, Röttger-Liepmann B (Juni 2001) Aufforderung an die Fraktionen des Deutschen Bundestages, eine Kommission zur Enquéte der Heime" einzusetzen. Forschungsarbeitsgemeinschaft „Menschen in Heimen". Fakultät für Gesundheitswissenschaften. Universität Bielefeld

Landschaftsverband Rheinland (2001) Landschaftsverband Westfalen-Lippe (Hg.): Eingliederungshilfe heute. Broschüre. Köln/Münster

Netz P (1996) Psychisch kranke alte Menschen und soziale Unterstützung – vom Bürger zum Heimbewohner oder warum psychisch kranke alte Menschen in ein Heim übersiedeln. Mabuse-Verlag, Frankfurt am Main

Expertenkommission (1988) Empfehlungen der „Expertenkommission" der Bundesregierung zur Reform der Versorgung im psychiatrischen und psychotherapeutisch/psychosomatischen Bereich auf der Grundlage des Modellprogramms Psychiatrie der Bundesregierung vom 11.11.1988, Bonn

Leidinger F (1998) Eine neue Psychiatrie für die Alten! In: T. Bock, H. Weigand (Hg.): Hand-werks-buch Psychiatrie. 2. überarbeitete und ergänzte Auflage. Psychiatrie-Verlag. Bonn

Steinkamp G, Werner W (1997) Effekte eines gerontopsychiatrischen Zentrums auf das regionale Versorgungssystem psychisch gestörter älterer Menschen. Eine vergleichende empirische Analyse zweier Versorgungsregionen. Leske und Budrich, Opladen

Backes G. M (1992) „Akute Paradoxien in der Diskussion im Alter, Familien- und Generationenbeziehungen", Teil II in Schütz, R.N. et al. (HG): Altern in Deutschland. Erster Kongress der Deutschen Gesellschaft für Gerontologie und Geriatrie. Berlin: S. 159 ff

Keupp H (4/00) Eine sozialpsychologische Zeitdiagnose. Zukünfte des Individuums: Fitness für den Markt oder Selbstsorge in der Zivilgesellschaft. In: Gesprächspsychotherapie und personenzentrierte Beratung: S. 287

2 Inwieweit muss Gerontopsychiatrie historisch sein?

Einführung

H. Radebold

Inwieweit muss Gerontopsychiatrie historisch sein? D.h., inwieweit muss sie parallel zu der biografischen die historische Sicht nutzen, um psychische und psychosoziale Störungen, sowie möglicherweise auch körperliche Erkrankungen von über 60-jährigen PatientInnen zu verstehen und angemessen zu behandeln? Aufgrund des vor 14 Tagen begonnenen 2. Golfkrieges kommt dieser Frage eine beunruhigende Aktualität zu:

Der Irak-Krieg wird nach Schätzungen von Experten rund eine halbe Million Kinder traumatisieren. „Nach unseren Erfahrungen aus anderen Kriegsgebieten brauchen davon etwa 5.000 eine intensive psychologische Einzelbehandlung", sagt der Beauftragte des UN-Kinderhilfswerkes Unicef im Irak, Carel de Rooy, der jetzt in Genf ist. Die restlichen Kinder können in Gruppen mit Spezialmethoden behandelt werden, damit sie wieder in die Schule gehen und ein halbwegs normales Leben führen können. (Süddt. Zeitung, 29.30.03.03)

Damit wird jetzt in der Öffentlichkeit anerkannt, dass insbesondere traumatisierte Kinder (natürlich auch Jugendliche und Erwachsene) entsprechende Hilfe benötigen, um mit den akuten Folgen zu Recht zu kommen. Da bisher Kinder und Jugendliche diese Hilfestellung nicht erhielten – auch für Afghanistan und den Irak ist dies zu prophezeien – müssen wir uns aufgrund unserer eigenen Erfahrungen nach möglichen diesbezüglichen lebenslangen Auswirkungen auf das Erwachsenenleben und auch auf die Phasen des höheren und hohen Alters fragen.

Die Debatte über die psychosozialen Folgen des 2. Weltkrieges für die deutsche (und auch österreichische) Bevölkerung wurde 1999 durch Sebald mit seinem Buch *Luftkrieg und Literatur* angestoßen. Sie wurde durch die im Frühjahr 2002 erschienene Novelle von Günter Grass *Im Krebsgang* öffentlich. Das im Herbst 2002 publizierte Buch von Jörg Friedrich *Der Brand Deutschland im Bombenkrieg 1940-1945* führte bis heute zu anhaltenden heftigen Kontroversen.

Um diese historische Sicht zu nutzen, müssen wir uns zunächst vergewissern, welche Kohorten über 60-Jähriger aktiv und/oder passiv am Dritten Reich und 2. Weltkrieg überhaupt beteiligt sein konnten:

Tabelle 1:   Mögliche aktive und/oder passive Betroffenheit durch das Dritte Reich/den 2. Weltkrieg

heute	geboren	am Ende des 2. Weltkrieges
90-Jährige (0,5 Millionen)	1913	32 Jahre alt
80-Jährige (zur Zeit 3 Millionen lebend)	1923	22 Jahre alt
70-Jährige	1933	12 Jahre alt
60-Jährige (18,8 Millionen)	1943	2 Jahre alt

Die Frage nach den damaligen langfristigen Folgen stellt offenbar sowohl für die bundesrepublikanische Gesellschaft als auch für die Wissenschaft ein Tabu-Thema dar. Wir durften weder nach den langfristigen Folgen von Ausbombung, Vertreibung oder Verlust von nahen Angehörigen unter der Zivilbevölkerung (ca. 2 Mill. durch direkte Kriegshandlungen und Vertreibung, sowie 0,5 Mill. durch Bombenangriffe) noch nach den Folgen bei den bei Kriegsende durch Russen und Franzosen vergewaltigten Frauen (geschätzt allein für Berlin ca. 100.000) noch nach anhaltenden posttraumatischen Belastungsstörungen bei ehemaligen jungen Soldaten (ganz im Gegensatz zu den mindestens 20 entsprechenden ausländischen Untersuchungen) fragen. Entsprechend erwiesen sich diesbezüglich bisher in Deutschland (und auch in Österreich) die Psychiatrie und insbesondere die Gerontopsychiatrie, die Entwicklungspsychologie der Lebensspanne wie auch Psychoanalyse und Psychosomatik als weitgehend ahistorisch. Die Berliner Altersstudie (BASE) untersuchte zwar genau biografische und politische Erlebnisse, psychische Symptome und Störungen und körperliche Erkrankungen, forschte aber bis heute nach keinem möglichen Zusammenhang. Die Interdisziplinäre Studie des

Erwachsenenalters (ILSE) erhob zwar 1993/94 Daten zu möglichen Kindheitsbelastungen, diese wurde jedoch erst im Herbst 2002 im Rahmen einer noch nicht veröffentlichten Diplom-Arbeit ausgewertet. Nach einer im Dezember 2002 durchgeführten repräsentativen Bevölkerungsbefragung (Brähler et al. 2003) leiden weiterhin 15% der ausgebombten Menschen dieser Jahrgänge an Angstattacken, Frauen deutlich mehr als Männer. Gleichzeitig erwies sich das seelische Wohlbefinden geringer. Bei Vertriebenen lag die körperliche Funktionstüchtigkeit deutlich unter der der Nicht-Flüchtlinge. Dazu klagten sie eher über Depressionen. Insgesamt erwies sich ihre Lebensqualität deutlich beeinträchtigt. Laut allen Befragungen sind fast 70% der Deutschen gegen diesen Krieg. Die Deutschen werden als *kriegskritisch* angesehen. Warum kann nicht vielen Ländern der Welt eindeutig klargemacht werden, dass wir unverändert *kriegserfahren* sind!

Die jetzt notwendige – auch durch diesen Workshop versuchte – Debatte und die Hinweise auf unsere Forschungsdefizite verringern nicht unsere deutsche Schuld an den Folgen des Nationalsozialismus und des 2. Weltkrieges noch unsere Scham darüber, was unsere Väter und auch Mütter dachten und taten. Entscheidend ist jedoch zumindestens für die, die bei Kriegsende noch Kinder und Jugendliche waren, dass es kein *halbiertes Leid* gibt.

Literatur

Brähler, E. Decker, O. Radebold, H. (2003). Beeinträchtigte Kindheiten und Jugendzeit im 2. Weltkrieg – Fassbare Folgen bei den Geburtsjahrgängen 1930-1945, psychosozial 26 (Heft 92 im Druck, Erscheinungsdatum im Mai 2003).

Friedrich, J. (2002). Der Brand. Deutschland im Bombenkrieg 1940-45. München.

Grass, G. (2002). Im Krebsgang. Göttingen.

Radebold, H. (Hrsg.) (2003). Kindheiten im II. Weltkrieg und ihre Folgen, psychosozial 26 (Heft 92, erschienen im Mai 2003).

Sebald, W. (1999). Luftkrieg und Literatur. München.

Kriegskindheiten (II. Weltkrieg und Nachkriegszeit) und anhaltende Folgen

H. Radebold

Einleitung

Seit 35 Jahren erforsche ich die psychotherapeutischen Behandlungsmöglichkeiten Älterer. Zunächst gehörten sie zu den Geburtsjahrgängen 1905-1930. Als ich mich ab 1985 im Rahmen eines langfristigen Forschungsprojektes für *Veränderungs-* und damit *Entwicklungsmöglichkeiten* von *45-70-Jährigen* mit Hilfe von Psychoanalysen/langfristigen Psychotherapien interessierte, suchten zu meinem großen Erstaunen mehr Männer als Frauen der damaligen Altersgruppe von 45 bis 60 Jahren – also geboren ab 1935 – gezielt um eine Behandlung nach. Insgesamt handelte es sich um 11 Männer und 7 Frauen (10 langfristige klassische Psychoanalysen (Radebold 2000) und 8 langfristige Psychotherapien).

Durch welche Merkmale lassen sie sich charakterisieren?

Geboren zwischen 1935 und 1947 gehörten sie zu der Altersgruppe, die in Kriegs- und direkter Nachkriegszeit Kind waren.

Alle verfügten über die Erfahrung eines in der Regel langfristig abwesenden Vaters und wiesen fast alle (mit einer Ausnahme) eine durch die Ereignisse der Kriegs- und Nachkriegszeit deutlich beeinträchtigte Entwicklung auf (dazu gehörten Ausbombung mit Evakuierung, mehrfache Bombenangriffe, Flucht, Hunger, schwere, nicht behandlungsmögliche körperliche Erkrankungen, materielle Not, bis hin zur völligen Verarmung, Aufwachsen in einer ablehnenden bis feindlichen, zumindestens bezüglich Sprache, Religion, sozialen Umständen unbekannten Welt in allerdings unterschiedlicher Kombination und Intensität).

In der Regel auffallend gut „funktionierend" zeigten sie, soweit klärbar, in ihrer Kindheit verhältnismäßig wenige Verhaltensauffälligkeiten (z.B. Schulschwierigkeiten oder funktionelle Symptome). Die Kindheit der vor dem Krieg und zu Kriegsbeginn Geborenen endete abrupt spätestens mit Kriegsende. Die Kindheit der ab der Mitte des Krieges Geborenen war von Anfang an weitgehend beeinträchtigt bzw. gestört.

Die heute als so typisch angesehene Pubertät mit ihren zwiespältigen Gefühlen, der Identitätssuche und mit ihren Abgrenzungskonflikten fehlte praktisch völlig. Schulbesuch – sobald er wieder möglich war – und Ausbildung/Studium erfolgten eher ohne größere Schwierigkeiten.

Ihr jüngeres Erwachsenenalter brachte neben dem Aufbau der Existenz, der Entwicklung von Partnerschaften, Familiengründung mit Übernahme väterlicher und mütterlicher Aufgaben nur in gewissem Umfang neurotische Konflikte und sich darauf beziehene funktionelle/psychosomatische Störungen mit sich. Entsprechend benötigte nur ein geringer Teil eine (damals schon mögliche) psychotherapeutische Hilfestellung – dazu in der Regel nur kurzfristig. Allerdings wiesen alle Partnerschaften – wenn überhaupt dauerhaft eingegangen – deutliche Beziehungsstörungen auf; der überwiegende Teil wurde getrennt.

Alle Patienten und Patientinnen litten unter einer auffallend eingeschränkten und verunsicherten Identität. Sie verfügten über kein verlässliches Gefühl im Sinn von „dies bin unverwechselbar ich". Sich in der Regel nicht selbst mögend, waren sie sich im unklaren über ihre Wünsche und Bedürfnisse; dazu erlebten sie sich in ihren diesbezüglichen möglichen Phantasien eingeschränkt.

Entscheidende Bedeutung kam in der Kriegskindsituation ihren delegierten – nur teilweise unbewusst gebliebenen – Familien-Aufträgen zu: Die erstgeborenen oder einzig vorhandenen Kinder wurden in die Position der „Großen" eingesetzt und dadurch frühzeitig parentifiziert, d.h. die Jungen zum Mann-Ersatz und die Mädchen zur engsten Vertrauten gemacht. Diese Rollen- und Statuszuschreibung macht die Kinder zunächst stolz und erfreut sie (auch in der Konkurrenzsituation zu vorhandenen Geschwistern), aber überfordert sie aufgrund der Folgen und Anforderungen völlig (mit Übernahme entsprechender Funktionen, Verantwortungen, Mitarbeit, sich Kümmern um Haushalt und Finanzen etc.). Außerdem erfuhren sie so teilweise eine zu große, häufiger grenzüberschreitende Nähe zu ihren Müttern – unterstützt noch durch die räumliche Enge nach dem Krieg. Weiterhin sollten sie als besonders tüchtige, fleißige, artige und guterzogene Kinder den phantasierten, vermuteten oder auch (während des Urlaubs durch Feldpostbriefe) geäußerten (Ideal-) Bildern der Väter entsprechen, insbesondere bei lang anhaltender oder dauernder Abwesenheit dieser Väter: „wenn das dein Vater wüsste", „dein Vater würde stolz auf dich sein". Damit suchten sich diese Mütter natürlich gleichzeitig eine moralische Unterstützung für ihre Erziehungsmaßnahmen.

Die geschilderten äußeren Einwirkungen schufen offenbar im Erleben dieser Kinder häufiger eine Atmosphäre der Verzweiflung, teilweise bis hin zu einer apathischen Resignation; auf jeden Fall „funktionierte" man. Diese Reaktionen lassen sich auf unterschiedliche Ursachen zurückführen: In den Familien bestand oft das Gebot bzw. das Verbot überhaupt zu trauern, insbesondere über die lange abwesenden oder gefallenen/vermissten Väter und anderen Angehörigen, die durch Zerstörung und/oder Vertreibung verlorene Heimat und die so eingeschränkte Kindheit. Man hoffte auch, dass die von den Kindern doch so deutlich wahrgenommenen Schrecken vor ihnen verbergen zu können und setzte darauf, dass sie doch „alles Leid und Kummer so nicht mitbekommen hätten". Dazu wurde aufgrund dieses so großen Leides der Erwachsenen von beiden Seiten das der Kinder für weniger bedeutsam eingeschätzt. Auf das Schweigen der Erwachsenen oder auch auf das ständige Überschüttetwerden mit den Erzählungen der Erwachsenen reagierten diese Kinder mit Rückzug in die Abenteuerwelt der Trümmer und machten sich offenbar gegenseitig Mut durch das Erzählen der selbsterlebten abenteuerlichen Erfahrungen. Jede Gruppe (nicht Betroffene, teilweise Betroffene und intensiv Betroffene) behielt ihre Leidensgeschichte gut bei sich verborgen – so können sich viele Angehörige dieser drei Gruppen bis heute nicht vorstellen, dass andere andere Erfahrungen gemacht haben. Ihre Väter – wenn überhaupt zurückgekehrt – blieben „Geschlagene und Verlierer" – in deutlichem Gegensatz zu den überlebten Soldaten der Siegermächte. Die zusätzlichen weitreichenden negativen Auswirkungen dieser Zeit auf Partnerschaften der Eltern und der Familie wurden von diesen Kindern ebenfalls deutlich registriert.

Warum kamen sie erst jetzt?

Bei den bewussten Gründen für die Suche für eine Behandlung handelte es sich kaum um akute neurotische Konflikte und/oder isolierte psychosomatische Erkrankungen, sondern eher um Gefühle einer allgemeinen Unklarheit über die eigene Person und die Lebenssituation mit dem Gefühl einer chronischen Überforderung bzw. Überlastung und gleichzeitig diffusen funktionellen/psychosomatischen Beschwerden. Zitat: *Ich stecke im Nebel und weiß nicht, was um mich herum los ist.* Der Lebenssituation in Kriegszeit und Nachkriegszeit und insbesondere der väterlichen Abwesenheit bei gleichzeitiger intensiver Bindung an die Mutter wurde sowohl in den ersten Gesprächen als auch während der Behandlungsphase keine Bedeutung zugemessen. Eindeutig bewusst war allerdings der Wunsch nach einer langfristigen Einzelbehandlung bei einem *erfahrenen älteren Mann.*

Vergegenwärtigen wir uns an dieser Stelle noch einmal der Größenordnung der beschädigenden und teilweise deutlich traumatisierenden Ereignisse und das Ausmaß möglicher Betroffenheit (siehe Tabellen 1-4, siehe auch Frey, Schmitt 2003).

Tabelle 1:   Zusammenfassung 1

Im Zweiten Weltkrieg kam jeder 8. männliche Deutsche (vom Kind bis zum Greis) ums Leen; vermutlich 4,71 Mill. Todesfälle.
In den Ostgebieten kam jede 5. männliche Person ums Leben.
Von den eingezogenen Männern fielen
von den 20-25 Jährigen 45%
von den 25-30 Jährigen 56%
von den 30-35 Jährigen 36%
von den 35-40 Jährigen 29%
Die Geburtsjahrgänge ab 1920 (bezogen auf die Rekrutenzahlen) wiesen in der Regel Todesquoten von mehr als 30% auf.
Mehr als 2 Mill. Zivilisten kamen auf der Flucht und während der Vertreibung ums Leben (mehr als die Hälfte Frauen und Kinder); ca. 0,5 Mill. durch die Bombardierung.
Im Bundesgebiet wurden Ende 1950 über 2,1 Mill. „Kriegsbeschädigte" des I. und II. Weltkrieges registriert.
Nach Dörr 1998, Overmanns 1999, Friedrich 2002

Tabelle 2:   Zusammenfassung 2

Die Gefallenen/Vermissten hinterließen mehr als 1,7 Mill. Witwen, sowie fast 2,5 Mill. Halbwaisen und Vollwaisen. Ungefähr ein Viertel aller Kinder wuchs nach dem II. Weltkrieg auf Dauer ohne Vater auf.

Im Frühjahr 1947 befanden sich noch 2,3 Mill. Kriegsgefangene in den Lagern der Alliierten und 900.000 in sowjetischen Lagern. 1947 wurden weitere 350.000 entlassen, 1948 rund 500.000 und 1949 weitere 280.000.

Tabelle 3:   Zusammenfassung 3 – Kindheitsverläufe in Kriegszeit (und Nachkriegszeit bis 1948)

Durch den Krieg und seine Folgen kaum beeinträchtigt aufgewachsene Kinder mit anwesendem Vater (sichere stabile familiale, soziale, materielle und wohnliche Verhältnisse (45-55%?)

Kinder mit zeitweiliger väterlicher Abwesenheit und zeitweilig eingeschränkten Lebensbedingungen (25-30%?)

Kinder mit langanhaltender oder andauernder väterlicher Abwesenheit bei in der Regel gleichzeitig langanhaltenden beschädigten Lebensumständen (20-25%)

Tabelle 4:   Zusammenfassung 4

A. Endgültig abwesende Väter

Zwischen Zeugung und Ende des 3. Lebensjahres ihres Kindes gefallen, vermisst oder in Kriegsgefangenschaft/Lazarett verstorben.
Zwischen dem 4. und 10. Lebensjahr ihres Kindes gefallen, vermisst oder in Kriegsgefangenschaft/Lazarett verstorben.
Nach dem 10. Lebensjahr ihres Kindes gefallen, vermisst oder in Kriegsgefangenschaft/Lazarett verstorben.

B. Zeitweise abwesende Väter

Nach langer Kriegsteilnahme (teilweise schon 1939/40 eingezogen) und/oder langer Kriegsgefangenschaft (u.U. bis 1950/54) zu unterschiedlichen Zeitpunkten der Entwicklung ihres Kindes zurückgekehrt – teilweise chronisch krank oder versehrt. Ein Teil stirbt später an den Kriegsfolgen; viele Ehen werden außerdem geschieden.

C. Zurückgekehrte und dauerhaft innerlich abgekapselte Väter

Meine aufgrund dieser Behandlungen formulierte – und auch hier zur Diskussion gestellte – These (Radebold 2000) lautet:

Eine in Kriegs- und Nachkriegszeit beschädigte Kindheit hinterließ langfristig anhaltende und weitreichende psychische Folgen, insbesondere hinsichtlich der Identitätsentwicklung. Je nach Beginn der Abwesenheit des Vaters (zu unterschiedlichen Zeitpunkten von der Geburt bis zu der Pubertät, s. Tabelle 4) mangelte es an Triangulierungs-Möglichkeiten ohne Ausgleich und protektive Einflüsse aufgrund des Erlebens anderer brauchbarer Männer. Die Großväter waren teils im II. Weltkrieg gefallen, teils kamen sie auf der Flucht um, oder waren krank und hilfsbedürftig.

Zusätzlich liessen sich bei den bei mir behandelten PatientInnen neurotische Konflikt- und Familienkonstellationen erkennen, deren Ausmaß und Auswirkungen ohne die beschädigenden Einflüsse nicht sicher beurteilbar sind.

Diese These und meine Behandlungserfahrungen wurden durch eine 1999 vorgelegte Untersuchung auf der Grundlage der repräsentativen Mannheimer Kohortenstudie zur Epidemiologie psychogener Erkrankungen in der Bevölkerung bestätigt. Aufgrund retrospektiv erhobener Daten zur Bedeutung der Abwesenheit des Vaters ergab sich folgender Befund: sowohl im Gruppenvergleich besonders günstiger und ungünstiger Langzeitverläufe wie auch bei der Untersuchung aller Langzeitverläufe zwischen 1979 und 1994 bestand ein *statistisch bedeutsamer Zusammenhang zwischen einer mindestens 6-monatigen Abwesenheit des Vaters während der ersten 6 Lebensjahre und der psychogenen Beeinträchtigung im späteren Leben.* Beim Geburtsjahr 1935 waren 16% der Väter verstorben und insgesamt in 58,4% über 6 Monate abwesend, beim Jahrgang 1945 noch 41,2% über 6 Monate abwesend und erst beim Jahrgang 1955 nur noch 11,8%. Ebenso weist die Katamnesestudie der Deutschen Psychoanalytischen Vereinigung (DPV) in 63% der nachuntersuchten PatientInnen dieser Jahrgänge erhebliche traumatisierende Einflüsse aus (siehe auch Schlesinger-Kipp 2003).

Für Sie vielleicht nicht selbstverständlich ließen sich alle diese PatientInnen gut behandeln. Insbesondere führten die langfristigen Psychoanalysen zu einer sicheren Identitätsbildung (für diesbezügliche Befunde s. Radebold, 2000).

Abschließend möchte ich vier eigene Erfahrungen benennen, die mir charakteristisch bei diesem Thema erscheinen:

Zunächst fielen mir die doch deutlichen Gemeinsamkeiten dieser Patientengruppe nicht auf. Sie erschlossen sich erst in einem biografischen Vergleich. Ich verstand es erst später als Abwehr meiner eigenen Kindheitsgeschichte – ich wollte gerade die Entwicklungsmöglichkeiten dieser Altersgruppe fördern!

Auf die gleichzeitige Behandlung von mehreren dieser Kinder mit einer beschädigten Kriegskindheit reagierte ich selbst zunächst deprimiert, erstarrte zunehmend und zog mich zurück. Die dann begonnene begleitende Selbstanalyse verhalf mir dazu, die eigenen, bisher verdrängten, abgespaltenen und schmerzlichen Anteile meiner Kriegskindgeschichte zu verstehen und als Teil meiner Biografie und Identität jetzt endgültig zu akzeptieren.

Durch die Behandlung dieser PatientInnen habe ich erneut und ver-
tieft sowohl unsere eigene Geschichte der letzten 80 Jahre besser
verstanden.

Bei meiner letzten Patientin dieser Gruppe wollte ich offenbar nicht
mehr akzeptieren, dass sie auch zu dieser Gruppe gehört. Ich „ver-
gaß" lange Zeit die diesbezüglichen wichtigen Daten ihrer Biografie.
Offenbar wollte ich jetzt endlich *ein „Kind" aus dieser Zeit ohne Be-
schädigungen* behandeln.

Aufgrund unseres inzwischen erworbenen Kenntnis-, Erfahrungs- und
Forschungsstandes sind für mich Entwicklungspsychologie der Lebensspanne, Psychogerontologie, Gerontopsychiatrie wie auch Al-
ternspsychotherapie und Gerontopsychosomatik *ohne Berücksichtigung der historischen Dimension* längst unvorstellbar.

Literatur

Dörr, M. (1998). „Wer die Zeit nicht miterlebt hat...". Frauenerfahrungen im
    Zweiten Weltkrieg und in den Jahren danach, Frankfurt/Main, Campus.

Frey, C., Schmitt, M. (2003). Kindheitsbelastungen und psychische Störungen
    im Erwachsenenalter, psychosozial 26 (Heft 92 im Druck, erscheint
    Mai 2003).

Friedrich, J. (2002). Der Brand. Deutschland im Bombenkrieg 1940-1945,
    München, Propyläen.

Overmans, R. (2000). Deutsche militärische Verluste im Zweiten Weltkrieg,
    München, Oldenbourg.

Radebold, H. (2000). Abwesende Väter. Folgen der Kriegskindheit in Psycho-
    analysen, Göttingen, Vandenhoeck&Ruprecht.

Radebold, H. (Hrsg.) (2003). Kindheiten im II. Weltkrieg und ihre Folgen. psy-
    chosozial 26 (Heft 92, im Druck, Erscheinungsdatum Mai 2003).

Schlesinger-Kipp, G. (2003). Psychoanalytische Behandlung von Kriegs-
    kindern, psychosozial 26 (Heft 92, im Druck, Erscheinungsdatum Mai
    2003).

Der Zusammenhang zwischen belastenden und fördernden biographischen Erfahrungen und der aktuellen psychogenen Beeinträchtigung Älterer[1]

G. Driesch, G. Schneider, G.Heuft, A. Kruse & H.G. Nehen

Zusammenfassung

Im Rahmen der von der Deutschen Forschungsgemeinschaft (DFG) geförderten ELDERMEN-I-STUDIE wurden 156 ≥ 60jährige PatientInnen eines internistisch-geriatrischen Akutkrankenhauses u.a. mittels eines halbstrukturierten, biographischen Interviews von durchschnittlich 2,5 Stunden Dauer am Ende ihrer stationären somatischen Behandlung untersucht. Neben der umfassenden somatischen Befunderhebung bildete dies Interview die Grundlage für die Experteneinschätzung der aktuellen psychogenen Beeinträchtigung (Beeinträchtigungs-Schwere-Score, BSS, Schepank 1995). In der Studie wurde der Frage des Zusammenhanges zwischen den belastenden und fördernden biographischen Erfahrungen und der aktuellen psychogenen Beeinträchtigung Älterer nachgegangen. Für das Ausmaß der aktuellen psychogenen Beeinträchtigung im Alter (BSS) ist das Verhältnis von subjektiv erlebter hoher Belastung und geringer Förderung insbesondere in der Kindheit und Jugend relevant.

---

[1] ELDERMEN-I-STUDIE – Einfluß von Biographie und psychosozialen Faktoren auf den lebensalterbezogenen psychischen Durcharbeitungsprozeß bei erkrankten alten Menschen (gefördert durch die Deutsche Forschungsgemeinschaft; Az: He 1898/2-1; He 1898 2-2)

Schlüsselwörter

Trauma – Belastung – Förderung – Alter – psychogene Beeinträchtigung (BSS)

Einleitung und Fragestellung

Im Rahmen der Life-event- und Traumaforschung wird die Bedeutung belastender biographischer Erfahrungen für die psychische Gesundheit von Patienten untersucht. Eine Differenzierung von objektiver Belastung (Expertensicht) und subjektivem Erleben von Belastung und Förderung wird selten durchgeführt. Im Rahmen der ELDERMEN-I-STUDIE (1994-1997) wurde insbesondere der Frage nachgegangen, welcher Zusammenhang zwischen der erlebten subjektiven Förderung bzw. Belastung und der psychogenen Beeinträchtigung Älterer besteht. Die Daten wurden in Bezug gesetzt zum Alter und der aktuellen körperlichen Beeinträchtigung (ADL = Activities of Daily Living Scale; Lawton & Brody 1969).

Abbildung 1:   Der Zusammenhang biographischer Erfahrungen und der aktuellen psychogenen Beeinträchtigung (BSS) im Alter

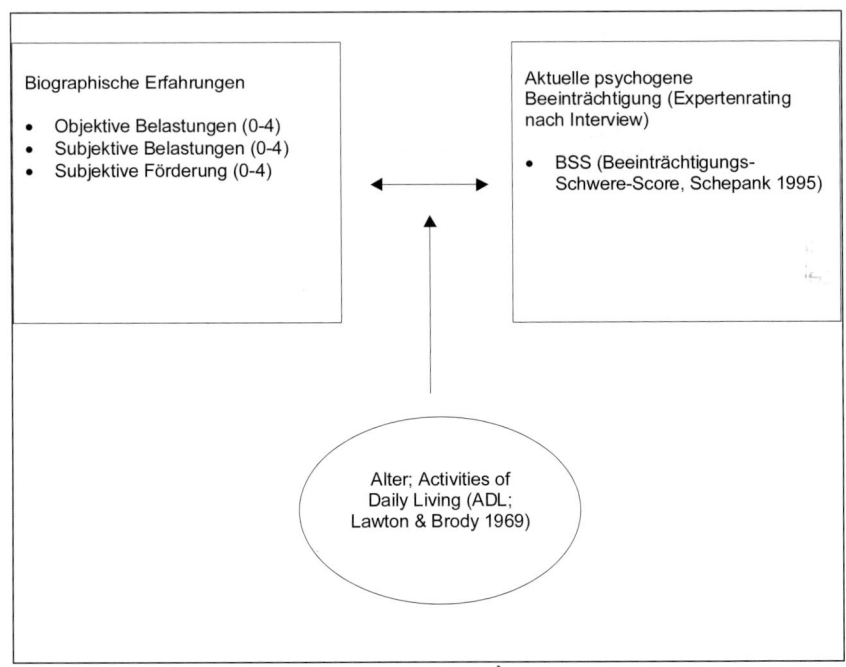

Methodik

Die untersuchte Stichprobe umfaßte 156 geriatrische ¤60jährige (Geburtsjahrgang 1936 und älter) PatientInnen am Abschluß ihrer stationären internistisch-geriatrischen Behandlung, 51 Männer und 105 Frauen. Die Ausschlußkriterien für die Teilnahme an der Untersuchung waren: Demenz, Psychosen, schwerste körperliche Erkrankungen und eine manifeste Abhängigkeit von Alkohol oder Benzodiazepinen.

Das semistrukturierte, biographische Interview umfaßte durchschnittlich 2,5 Stunden und wurde von psychotherapeutisch und psychiatrisch geschulten Ärztinnen durchgeführt. Es gliederte sich in fünf Lebensabschnitte A-E und die gegenwärtige Lebenssituation. Die fünf Lebensabschnitte orientierten sich nicht an starren Altersgrenzen, sondern waren soziologisch-dynamisch an inhaltlichen Veränderungen der Lebenssituation und Wechseln der sozialen Rolle ausgerichtet: (A) Die Kindheit, (B) die Schulzeit, (C) die Ausbildung, (D) das mittlere Erwachsenenalter und (E) die Zeit nach der Berentung bzw. dem Auszug des letzten Kindes. Für jeden einzelnen Lebensabschnitt wurden relevante Themenbereiche des Interviews definiert: Vater, Mutter, wirtschaftliche Lage, Schule, Gesundheit, Freunde, Partnerschaft, Kinder, Beruf, Körpererleben etc. Anhand von Tonbandaufzeichnungen wurde die objektive und subjektive Belastung und die subjektive Förderung in den einzelnen Themenbereichen und dann in jedem Lebensabschnitt von zwei Ratern unabhängig voneinander und anschließend im Konsensusrating als Experteneinschätzung quantifiziert. Die Quantifizierung der Belastungen und Förderung erfolgte im fünfstufigen Rating von 0 „gar nicht belastet/gefördert" bis 4 „sehr stark belastet/gefördert". Für ein traumatisches Erlebnis im Erwachsenenalter nach ICD-10 (Dilling et al. 1993) wurde stets eine objektive Belastung von 4 eingeschätzt.

Die Einschätzung des Ausmaßes psychogener und psychosomatischer Beeinträchtigung erfolgte mit dem Beeinträchtigungs-Schwere-Score (BSS) (Schepank 1995), der zuvor in Zusammenarbeit mit der Mannheimer Arbeitsgruppe für ≥ 60jährige Menschen adaptiert worden ist (Schneider et al. 1997). Er erfaßt die Beeinträchtigung durch eine psychogene, nicht-körperlich verursachte Erkrankung auf den drei Dimensionen „körperlich", „psychisch" und „sozial-kommunikativ" (siehe Abbildung 2).

Abbildung 2:   Der Beeinträchtigungs-Schwere-Score (Schepank 1995)

---

1. Körperlicher Beeinträchtigungsgrad (0-4):
(Schmerzen, Gangstörungen, Dysphagien etc.)

Gar nicht: 0
Geringfügig: 1
Deutlich: 2
Stark: 3
Extrem: 4

2. Psychischer Beeinträchtigungsgrad (0-4):
(Depression, Zwangssymptome etc.)

Gar nicht: 0
Geringfügig: 1
Deutlich: 2
Stark: 3
Extrem: 4

3. Sozialkommunikativer Beeinträchtigungsgrad (0-4)
(Substanzmittelmißbrauch, -abhängigkeit, Sexualstörungen etc.)

Gar nicht: 0
Geringfügig: 1
Deutlich: 2
Stark: 3
Extrem: 4

BSS-Gesamtscore: (0-12)

Bei allen Patienten wurde das biographische Alter und die ADL (Activities of Daily Living Scale; Lawton & Brody 1969) erfaßt. Für die Diskussion des Zusammenhanges zwischen biographischen Erfahrungen und psychogener Beeinträchtigung wurde der Einfluß von Alter und ADL kontrolliert (siehe Abbildung 1).

Ergebnisse

Objektive Belastungen / Traumata und psychogene Beeinträchtigung im Alter

Tabelle 1 und 2 fassen den Zusammenhang von objektiv erlebten Belastungen/Traumata und dem BSS für alle 156 Patienten zusammen. Die Lebensabschnitte A und B (Tabelle 1) sowie C und D (Tabelle 2) werden jeweils gemeinsam betrachtet.

Tabelle 1:   Objektive Belastungen in Kindheit und Schulzeit (Lebensabschnitt A und B)

156 Patienten MW: Mittelwert	N	Alter (J) MW	ADL MW	BSS MW	BSS-„Fall" N (%)
Obj. Belastung < 3	99	76,5	10,4	2,7	22 (22,2)
Obj. Belastung = 3 (incl. Traumata)	57	72,9	7,2	3,6	21 (36,8)
Signifikanz p = 0,10 (*), p = 0,05 *, p = 0,01 **	t-Test: **	(*)	*	Chi²: *

Von 156 Patienten erlitten 57 Patienten in ihren Lebensabschnitten A und B („Kindheit" und „Schulzeit") objektive Belastungen, die von den beiden Ratern im Konsensusrating auf ≥ 3 eingeschätzt wurden. 99 Patienten erlitten keine solchen schweren Belastungen in diesen Lebensabschnitten. Die objektiv belastete Gruppe war mit 72,9 Jahren jünger und mit einem ADL-Wert von 7,2 funktionell weniger beeinträchtigt als die nicht belastete Gruppe. Mit einem BSS-Mittelwert von 3,6 erwies sich die belastete Gruppe signifikant stärker psychogen beeinträchtigt als die Gruppe der nicht-belasteten Patienten. Auch der Anteil der „BSS-Fälle" mit einem BSS-Wert ≥ 5 und einer ICD-10 Diagnose (Kapitel F) war signifikant höher.

Tabelle 2:   Objektive Belastungen und Traumata in der Ausbildungszeit
              und dem mittleren Erwachsenenalter (C und D)

156 Patienten MW: Mittelwert	N	Alter (J) MW	ADL MW	BSS MW	BSS-„Fall" N (%)
Kein Trauma	124	75,4	9,6	3,1	36 (29,0)
Trauma	32	74,3	7,8	2,8	7 (21,9)
Signifikanz	t-Test: n.s.	n.s.		n.s.	Chi²: n.s.

In den Lebensabschnitten C und D („Ausbildung" und „mittleres Erwachsenenalter") sind im untersuchten Patientenkollektiv die Zusammenhänge zwischen den Traumatisierungen und der psychogenen
Beeinträchtigung im Alter nicht signifikant.

Subjektive Belastung / Förderung psychogene Beeinträchtigung im Alter

Anders als in der Life-event- und Traumaforschung wurde neben der
objektiven Belastung (Lebensabschnitt A und B) und Traumatisierung
(Lebensabschnitt C und D) auch die subjektive Bewertung der objektiven Belastungen und die subjektiv empfundene Förderung in der gleichen Lebensphase erfaßt. Der Einfluß der subjektiv empfundenen
Förderung im objektiv belasteten Lebensabschnitt wird für die Lebensabschnitte A und B in Tabelle 3 und für die Lebensabschnitte C
und D in Tabelle 4 zusammengefaßt.

Tabelle 3:   Förderung objektiv belasteter Patienten in Kindheit oder Schulzeit (A oder B)

57 Patienten MW: Mittelwert	N	Alter (J) MW	ADL MW	BSS MW	BSS-„Fall" N (%)
Obj. Belastung = 3 (incl. Traumata)	57	72,8	7,2	3,6	21 (36,8 %)
davon: Subj. Belastung > Subj. Förderung in belastetem Abschnitt	32	72,3	7,1	4,1	15 (47 %)
Subj. Belastung = Subj. Förderung in belastetem Abschnitt	25	73,6	7,4	2,9	6 (24 %)
Signifikanz p = 0,10 (*) p = 0,05 *	t-Test:	n.s.	n.s.	(*)	Chi²: (*)

Tabelle 4:   Förderung objektiv belasteter oder traumatisierter Patienten in
der Ausbildungszeit und im mittleren Erwachsenenalter (C und
D)

32 Patienten MW: Mittelwert	N	Alter (J) MW	ADL MW	BSS MW	BSS-„Fall" N (%)
Trauma in C oder D	32	74,3	7,7	2,7	7 (21,9 %)
davon: Subj. Belastung > Subj. Förderung im traumatisierten Abschnitt	21	73,5	4,9	3,3	6 (28,6 %)
Subj. Belastung = Subj. Förderung im traumatisierten Abschnitt	11	75,9	13,1	1,7	1 (9,1%)
Signfikanz p = 0,10 (*) p = 0,05 *	t-Test:	n.s.	*	*	Chi²: n.s.

Die 57 in den Lebensabschnitten A und B objektiv schwer belasteten
Patienten teilten sich auf in 25 Patienten, die im gleichen Lebensabschnitt (A oder B), in dem eine schwere Belastung stattfand, von einer
nennenswerten, vergleichbar hohen, gleichzeitigen subjektiven Förde-

rung berichteten und 32 Patienten, bei denen die Intensität der subjektiven Förderung unter der subjektiv empfundenen Belastung lag. Der BSS-Mittelwert lag in der subjektiv stärker belasteten Gruppe mit 4,1 höher als mit 2,9 in der subjektiv stärker geförderten Gruppe. Aufgrund der kleineren Fallzahlen wird das Ergebnis jedoch nur eingeschränkt signifikant (p ≥ 0,10).

Für die 32 Patienten, die in den Lebensabschnitten C oder D ein Trauma erlitten hatten, war das Vorhandensein oder Fehlen einer subjektiv empfundenen Förderung von signifikanter Bedeutung für das Ausmaß psychogener Beeinträchtigung. Die 11 Patienten, die in dem Lebensabschnitt (C oder D), in dem eine Traumatisierung stattfand, eine nennenswerte subjektive Förderung (¤3) erhielten und wahrnahmen, hatten einen signifikant niedrigeren BSS-Wert als die weniger geförderten, ebenfalls traumatisierten 21 Patienten. Bemerkenswert ist die mit 13,1 deutlich höher liegende funktionelle Behinderung (ADL) der Patienten mit niedrigerer psychogener Symptomatik.

Diskussion

In der ELDERMEN-I-STUDIE wurde der Zusammenhang von belastenden und fördernden biographischen Umweltfaktoren und der psychogenen Beeinträchtigung im Alter untersucht. Anhaltende objektive und subjektiv als schwer erlebte Belastungen, besonders in Relation mit geringer subjektiver Förderung, zeigten z.T. signifikante Zusammenhänge mit einem höheren Ausmaß psychogener Beeinträchtigung im Alter (siehe Tabellen 1-4).

Unter methodischen Aspekten kann u.a. kritisch angefügt werden, dass ausschließlich stationäre, internistisch behandelte Patienten untersucht wurden. Auch kann die Validität biographischer Erhebungen angezweifelt werden. Die Daten stationärer Patienten sind zwar nicht auf die der älteren Allgemeinbevölkerung übertragbar, doch nur durch diesen Untersuchungsansatz konnte das Ausmaß der somatogen-somatischen und somatogen-psychischen Beeinträchtigung sicher erfaßt werden. Hinsichtlich der Validität biographischer Angaben konnten Untersuchungen zum „autobiographischen Gedächtnis" zeigen, dass die Ereignisse besser erinnert wurden, die unter hoher emotionaler Beteiligung erlebt wurden (Keller 1996). Unsere Arbeitsgruppe geht davon aus, dass dies sowohl für die positiv als auch für die negativ konnotierten biographischen Erfahrungen gilt. Die Ergebnisse unterstützen die Annahme biographiezentrierter Forschung, dass die Relation der von den Patienten erinnerten belastenden und fördernden Ereignisse von großer subjektiver Bedeutung für die seelische Gesundheit im Alter sind (Heuft et al. 2000).

Literatur

Dilling H, Mombour W, Schmidt H (1993) Internationale Klassifikation psychischer Störungen: ICD-10 Kapitel V (F), Klinisch-diagnostische Leitlinien, Huber, Bern, Göttingen, Toronto

Heuft G, Kruse A, Radebold H (2000) Lehrbuch der Gerontopsychosomatik und Alterspsychotherapie. Ernst Reinhardt, München

Keller B (1996) Rekonstruktion von Vergangenheit: Westdeutscher Verlag. Opladen

Lawton MP, Brody EM (1969) Assessment of Older People: Self Maintaining and Instrumental Activities of Daily Living. Gerontologist 9:179-186

Schepank H (1995) Der Beeinträchtigungs-Schwere-Score (BSS): Ein Instrument zur Bestimmung der Schwere einer psychogenen Erkrankung. Beltz Test, Göttingen

Schneider G, Heuft G, Senf W, Schepank H (1997) Die Adaptation des Beeinträchtigungs-Schwere-Score (BSS) für die Gerontopsychosomatik und Alterspsychotherapie. Z psychosom Med Psychother 43:261-279

3 Ethische und forensische Fragen

Tötung auf Verlangen?

H. Lauter

Zum zweiten Mal innerhalb eines Jahrhunderts ist das Euthanasie-
thema Gegenstand einer Diskussion, welche Fachwelt und Öffentlichkeit gleichermaßen beschäftigt. Längst hat diese Kontroverse von den
abstrakten Überlegungen der Moralphilosophen, Theologen und Juristen unmittelbar auf die konkrete medizinische Praxis übergegriffen
und bezieht nunmehr in einigen anderen Ländern auch psychisch
Kranke in ärztliche Tötungshandlungen ein, die ja schon früher einmal
zum Opfer eines irregeleiteten und ausufernden Euthanasiedenkens
geworden sind. Der Psychiater kann sich also der Frage nicht länger
entziehen, ob es einem Arzt unter bestimmten Umständen gestattet
sein darf, das Leben eines schwer leidenden Patienten aktiv zu beenden oder hieran mitzuwirken und ob zumindest die ausdrücklich geäußerte Bitte des Betroffenen eine derartige Hilfeleistung sittlich zu
rechtfertigen vermag. Der Versuch einer Antwort muss vor allem von
denen erwartet werden, deren berufliche Aufgabe in der ärztlichen
und pflegerischen Betreuung schwererkrankter Menschen am Lebensende besteht. So bildet dieses Thema den Anfang unseres Kon-
gresses und wird auch in dessen Verlauf noch öfters zur Sprache
kommen.

Divergierende Auffassungen zur Euthanasiefrage

Die heutige Gesellschaft ist in der Euthanasiefrage tief gespalten.
Verschiedene Meinungsumfragen in der Bundesrepublik[1] ergaben
65%ige bis 80%ige Zustimmungsraten für eine aktive Euthanasie. Da
das Antwortverhalten der Befragten von der Methodik der Erhebungs-

---

[1] Umfragen des Instituts für Demoskopie Allensbach 1973 und 2001, Forsa- Umfrage
2000, Emnid- Umfragen 1997, 1998, 2000.

technik abhängt, mag das öffentliche Meinungsbild in Wirklichkeit differenzierter sein. Vermutlich werden ärztliche Verlangenstötung und Suizidbeihilfe von einem Drittel der Bevölkerung einschränkungslos befürwortet und von einem weiteren Drittel grundsätzlich abgelehnt, während das letzte Drittel seine Zustimmung von der jeweiligen Krankheitssituation und von der Verfügbarkeit alternativer Behandlungsverfahren abhängig macht.

Fragt man die betroffenen Patienten selbst, so ziehen 27% der Krebskranken[2], 53% der HIV-Infizierten[3] und 56% der an einer amyotrophen Lateralsklerose[4] Erkrankten eine Tötung auf Verlangen oder eine ärztliche Suizidbeihilfe ernsthaft in Erwägung. Unter den hierfür maßgeblichen Beweggründen spielen die Schwere der Erkrankung, unerträgliche Schmerzen oder andere körperliche Beschwerden meist eine relativ geringe Rolle; viel bedeutsamer ist die Angst vor einem Verlust von menschlicher Würde und Selbstkontrolle, vor den deformierenden Auswirkungen körperlicher und geistiger Hinfälligkeit auf die Persönlichkeit oder vor völliger Abhängigkeit und den hierdurch bedingten Belastungen anderer Personen. Die Betroffenen wollen auch angesichts des nahenden Todes das zum Ausdruck bringen und zu Ende führen, was ihrem eigenen Leben persönliche Bedeutung verlieh. Wenn ihnen dies nicht mehr möglich ist, möchten sie ihr Dasein vorzeitig beenden und hierbei die Hilfe eines Arztes in Anspruch nehmen.

Die Bereitschaft von Ärzten und Pflegekräften, einem derartigen Tötungswunsch zu entsprechen, hängt stark von dem jeweiligen medizinischen Berufsfeld und von den kulturellen Normen der Gesellschaft ab, unter denen sich ihre Tätigkeit vollzieht.

Für die Bundesrepublik liegt ein Umfrageergebnis von ärztlichen und pflegerischen Mitgliedern der Deutschen Gesellschaft für Palliativme-

---

[2] Emanuel EJ, Fairclough DL, Daniels ER, Claridge BR (1996): Euthanasia and physician-assisted suicide: attitudes and experiences of oncology patients, oncologists and the public. Lancet 347, 1805-1810.

[3] Breitbart W, Rosenfeld BD, Passik SD (1996): Interest in physician-assisted suicide among ambulatory HIV- infected patients. Am. J. Psychiat. 153, 238-242.

[4] Ganzini L, Johnston WS, Mc Farland BH, Tolle SW, Lee MA (1998): Attitudes of patients with amyotrophic lateral sclerosis and their care givers toward assisted suicide. New Engl. J. Med. 339, 967-973.

dizin[5] vor, denen eine nicht repräsentatives Vergleichskollektiv von anderen Ärzten und Pflegenden gegenübergestellt wurde.

Abbildung 1: Ergebnisse einer Fragebogenerhebung bei ärztlichen und pflegerischen Mitgliedern der Deutschen Gesellschaft für Palliativmedizin und anderen Ärzten und Pflegenden (nach Müller-Busch et al., 2003)

Zustimmung oder teilweise Zustimmung zu einer gesetzlichen Regelung, die Ärzten erlauben würde, bei Patienten mit fortgeschrittener, unheilbarer Erkrankung auf deren Verlangen eine AKTIVE EUTHANASIE durchzuführen	
Ärztliche Mitglieder der DGP	9,6%
Andere Ärzte:	26,3%
Pflegende Mitglieder der DGP	16,2%
Andere Pflegende	65,3%
Zustimmung oder teilweise Zustimmung zu einer gesetzlichen Regelung der ÄRZTLICHEN SUIZIDBEIHILFE unter gleichen Voraussetzungen	
Ärztliche Mitglieder der DGP	25,2%
Andere Ärzte:	41,1%
Pflegende Mitglieder der DGP	28,2%
Andere Pflegende	76,1%

Wie aus Abbildung 1 ersichtlich, wurde eine gesetzliche Regelung, die dem Arzt bei schwerer und unheilbarer Erkrankung die Verabreichung eines tödlichen Medikaments erlaubt, von 9,6% der in der Palliativmedizin tätigen Ärzte und von 16,2% der in diesem Bereich eingesetzten Pfleger eindeutig oder zumindest teilweise unterstützt. Gerade diejenige Berufsgruppe, die am unmittelbarsten mit tödlich Erkrankten kon-

---

[5] Müller-Busch HC, Klaschik E, Oduncu FS, Schindler T, Woskanjan S (2003): Euthanasie bei unerträglichem Leid? Eine Studie der Deutschen Gesellschaft für Palliativmedizin zum Thema Sterbehilfe im Jahre 2002. Zzur Publikation bei der Zeitschrift für Palliativmedizin eingereichtes Manuskript.

frontiert ist, weist also eine starke Zurückhaltung in Bezug auf die aktive Euthanasie auf. Dagegen liegt die Zustimmung für eine solche Maßnahme bei den Mitarbeitern anderer medizinischer Fachrichtungen erheblich höher; 26,3% der befragten Ärzte und sogar 65,3% des Pflegepersonals befürworteten eine Legalisierung der Tötung auf Verlangen. Die gleichen Unterschiede zwischen diesen Berufsgruppen zeigen sich auch bei der Einstellung zur ärztlichen Suizidbeihilfe.

Ganz anders liegen die Verhältnisse in den benachbarten Niederlanden[6]. Dort erklärten 54% der befragten Ärzte bereits 1990 –also lange vor der Legalisierung der Euthanasie –, dass sie schon einmal eine Tötung auf Verlangen oder eine Suizidbeihilfe geleistet hatten und weitere 34% waren grundsätzlich hierzu bereit. Bei der Befragung holländischer Psychiater[7] hielten 64% der Kollegen eine ärztliche Suizidbeihilfe sogar bei psychisch Kranken für vertretbar und 44% konnten sich Situationen vorstellen, in denen sie selbst einem psychiatrischen Patienten Suizidbeistand leisten würden.

Solchen ärztlichen Handlungsbereitschaften steht in unserem Land die Rechtsordnung der Bundesrepublik entgegen, die eine Tötung auf Verlangen unter Strafe stellt und die an sich rechtlich zulässige Suizidbeihilfe durch Hilfeleistungs- und Garantenpflichten Dritter einschränkt. Viele einflussreiche Persönlichkeiten sind aber der Auffassung, dass diese starren Bestimmungen im Widerspruch zum Recht jedes Menschen stehen, auch über das eigene Lebensende selbstbestimmt verfügen zu können und leiten hieraus die Forderung ab, ärztliche Verlangenstötung und Suizidbeihilfe unter bestimmten Voraussetzungen zu legalisieren und damit einen Schritt zu vollziehen, der bereits Eingang in die Rechtsprechung und Gesetzgebung einiger anderer Staaten gefunden hat.

---

[6] Van der Maas PJ, van Delden JJM, Pijnenborg L, Looman CWN (1991): Euthanasia and other medical decisions concerning the end of life. Lancet II, 669-674.

[7] Groenewoud JH, van der Maas PJ et al. (1997): Physician-assisted death in psychiatric practice in the Netherlands. New Engl. J. Med. 336, 1795-1801.

Aktive Sterbehilfe und ärztliche Berufsethik

Aber selbst wenn Tötungshandlungen auf der Grundlage einer privaten Vereinbarung nicht mehr im bisherigen Umfang durch gesetzliche
Verbote verhindert oder eingeschränkt würden, muss man sich fragen
ob denn auch dem Arzt und sogar nur ihm eine solche Befugnis zuge-
standen werden darf. Dem steht ein ärztliches Berufsverständnis entgegen, das den im Gesundheitsdienst Tätigen weitergehendere sittliche Verpflichtungen abverlangt, als sie von anderen Bürgern erwartet
werden müssen. In den Grundsätzen der Bundesärztekammer[8] und
Verlautbarungen vieler medizinischer Berufsverbände[9] [10] [11]wird daher
zum Ausdruck gebracht, dass nicht nur die aktive Sterbehilfe sondern
auch die Suizidbeihilfe dem ärztlichen Ethos widerspreche und zwar
ganz unabhängig davon, ob solche Handlungen einem Nichtarzt erlaubt seien.

Aber die ärztliche Berufsethik, auf die sich medizinische Standesor-
ganisationen berufen, ist stets einem Spannungsfeld von Beständi-
gem und Veränderbarem ausgesetzt. Dies liegt nicht nur an der e-
normen Erweiterung der medizinischen Technologie, sondern vor allem an den unterschiedlichen Erwartungen, die an die Heilkunde he-
rangetragen werden. Das Wohl des Patenten, an dem sich ärztliches
Handeln orientiert, lässt sich bei schwierigen Entscheidungssituationen nicht von vorneherein durch uniforme Festlegungen paterna-
listisch definieren. Es hängt von den individuellen Weltbildern, Wertvorstellungen und Lebenszielen des einzelnen Patienten ab. Die ethischen Maximen, die zur sittlichen Legitimation ärztlichen Handelns
herangezogen werden – also Wohl und Wille des Kranken oder vor-
aussichtlicher Schaden und Nutzen einer medizinischen Intervention –

---

[8] Grundsätze der Bundesärztekammer zur ärztlichen Sterbebegleitung 1998. In: Deutsches Ärzteblatt 95 (1998) C 1690ff.

[9] Resolution der Deutschen Gesellschaft für Chirurgie zum Umfang und zur
Begrenzung der ärztlichen Behandlungspflicht in der Chirurgie. Abgedruckt in:
A. Holderegger (Hrsg.)(2000): Das medizinisch assistierte Sterben. Zweite Auflage, S.
374-384.

[10] Medizinisch-ethische Richtlinien der Schweizerischen Akademie der Medizinischen
Wissenschaften für die ärztliche Betreuung sterbender und zerebral schwerst geschä-
digter Patienten. In: Schweiz. Ärztezeitung 76 (1995), 1223-1225.

[11] Deklaration des Weltärztebundes zur Euthanasie (1987). In: Weltärztebund (1999):
Handbuch der Deklarationen. Stand Oktober 1999.

enthalten konkurrierende Wertvorstellungen, deren Priorität den Veränderungen gesellschaftlicher Einstellungen unterliegt. Jede berufs-
ethische Norm muss daher im Wandel der Zeit immer wieder neu geprüft werden.

Dennoch wird der Arztberuf sicher nicht nur von einem primär sachau-
tonomen und wertneutralen Regelwerk bestimmt, dem zur Ergänzung
ethische Leitprinzipien von außen übergestülpt werden. Es gibt vielmehr einige der Heilkunde immanente, wertbeständige sittliche
Grundsätze, die Ausdruck einer spezifisch ärztlichen Moral darstellen
und bisher alle technischen Wandlungen der Medizin überdauert haben[12]. Sie enthalten keine Aussage darüber, was in einer konkreten
Entscheidungssituation jeweils sittlich geboten ist. Sie legen nur das
fest, was mit einem solchen Tun unvereinbar ist und dem Arzt in keinem Fall erlaubt sein darf. Die Medizin verfügt bekanntlich über einen
schriftlich überlieferten, der Ärzteschule des Hippokrates zugeschrie-
benen Text[13], der ähnlich wie der biblische Dekalog von dem negativen Primat des Verbotenen ausgeht. Er legt dem Arzt drei unbedingte
Verpflichtungen auf: keine Verabreichung tödlicher Medikamente,
auch wenn dies verlangt wird, keine sexuelle Beziehungen zu Patienten und kein Bruch der Vertraulichkeit. Jede dieser drei Forderungen
nimmt Bezug auf eine spezifische Verletzlichkeit, der die Arzt-Patient-
Beziehung von jeher ausgesetzt war.

Das in dieser hippokratischen Ethik vertretene und in dem Selbst-
verständnis der heilberuflich Tätigen verankerte Tötungsverbot soll
den Arzt auch in der nachhippokratischen Ära vor der Gefahr schüt-
zen, sich durch diejenigen beiden Beweggründe zur aktiven Lebensbeendigung eines Patienten verleiten zu lassen, die von den Befür-
wortern einer solchen Handlung als Rechtfertigung von Euthanasie
und Suizidbeihilfe herangezogen werden: die Respektierung des Patientenwillens und das Mitleidsmotiv.

---

[12] Dörner K (2001): Der gute Arzt. Lehrbuch der ärztlichen Grundhaltung. Schattauer
Verlag, Stuttgart.

[13] Der hippokratische Eid. In: Wolfslast G, Conrads Ch. (2001): Textsammlung Sterbehilfe. Springer-Verlag. S. 253.

Der Schutz des Patienten vor mangelnder Selbstbestimmbarkeit und vor einer Verkennung seiner Willensrichtung

Was zunächst den Patientenwillen betrifft, so setzt der Wunsch nach vorzeitiger aktiver Lebensbeendigung die Fähigkeit des Betreffenden zu einer selbständigen, freiverantwortlichen und dauerhaften Entscheidung voraus. Eine schwere und tödlich verlaufende Krankheit führt aber meist zu einer Abhängigkeit von anderen Menschen und hat zur Folge, dass der Betroffene den oft unmerklichen Einflüssen von Ärzten und Angehörigen sehr viel stärker ausgesetzt und gesellschaftlichen Einstellungen leichter zugänglich ist als in gesunden Tagen.

Zu diesen äußeren Faktoren, welche die Entscheidungsfähigkeit am Lebensende beeinflussen können, treten in vielen Fällen noch schwerwiegende psychische Beeinträchtigungen in Form von Vigilanzminderungen oder kognitiven Defiziten als Folge akuter oder chronischer Hirnschädigungen und vor allem depressive Symptome, die häufig mit schweren körperlichen Krankheitsprozessen vergesellschaftet sind. Depressivität und Hoffnungslosigkeit sind die beiden Merkmale, die am stärksten mit dem Wunsch nach ärztlicher Lebensbeendigung korreliert sind[14]. Ein hoher Anteil von Krebskranken und Patienten mit anderen terminalen Erkrankungen leidet an deutlich ausgeprägten depressiven Störungen; in etwa 10-20% dieser Fälle liegen die diagnostischen Kriterien einer typischen „major depression" vor[15 16]. Es ist für einen Arzt schon kaum möglich, den Schweregrad einer Depression unabhängig von den Symptomen einer körperlichen Krankheit und vom Vorliegen einer Suizidalität zu bestimmen. Angesichts der hohen Kriteriums- und Beobachtungsvarianz, die mit der Feststellung der Einwilligungsfähigkeit in Bezug auf verschiedenartige

---

[14] Breitbart W, Rosenfeld B, Pessin H, Kaim M, Funesti-Esch J, Galietta M, Nelson CJ, Brescia R (2000): Depression, hopelessness, and desire for hastened death in terminally ill patients with cancer. JAMA 284, 2907-2911.

[15] Breitbart W, Passik SD (1993): Psychiatric aspects of palliative care. In: Oxford Textbook of Palliative Medicine. D. Doile & N. McDonald (eds.). Oxford Medical Publication pp. 609-626.

[16] Chochinow HM, Schwartz L (2002): Depression and the will to live in the psychological landscape of terminally ill patients. In Foley K, Hendin H (editors): The case against assisted suicide. For the right to end-of-life care. Johns Hopkins University Press, Baltimoire and London, S. 261-277.

Entscheidungen verbunden sind, lässt sich aber vor allem keine valide Aussage darüber treffen, unter welchen konkreten Voraussetzungen das Selbstbestimmungsvermögen eines depressiven Patienten hinsichtlich seines Euthanasiewunsches zu bejahen oder zu verneinen ist[17]. Solange diese Wissensdefizite nicht durch klinisch-empirische Forschungsergebnisse beseitigt sind, lässt sich die Selbstbestimmtheit des Patienten im Zweifelsfall nicht ausreichend klären, schon gar nicht im Rahmen einer einmaligen psychiatrischen Konsiliaruntersuchung[18]. Damit entfällt bei depressiv Erkrankten eine wesentliche Voraussetzung für die ethische Legitimation ärztlicher Tötungshandlungen.

Aber selbst wenn an der Freiverantwortlichkeit des Willensentschlusses in einem konkreten Fall kein Zweifel besteht, so wäre das Recht auf Selbstbestimmung am Lebensende nur dann mit einem Recht auf die Tötung durch einen anderen Menschen gleichzusetzen, wenn sich die hierfür erforderliche ärztliche Tötungshandlung ebenfalls sittlich rechtfertigen ließe[19]. Der Respekt vor dem Patientenwillen kann hierfür keine ausreichende Grundlage sein. Das Autonomieprinzip ist zwar ein unverzichtbarer Leitgedanke der medizinischen Ethik. Sein Sinn kann sich aber ins Gegenteil verkehren und sogar tödlich werden, wenn man ihn aus dem Gleichgewicht mit anderen sittlichen Leitvorstellungen herauslöst[20]. Es versteht sich ja von selbst, dass ein Arzt nicht jedem beliebigen Wunsch nach einem medizinischen Eingriff und erst recht nicht dem Todesverlangen eines anderen Menschen unreflektiert und bedenkenlos nachkommen darf, wenn er nicht zum bloßen Handlanger des Patientenwillens werden will.

Der um Verlangenstötung oder Suizidbeihilfe gebetene Arzt muss daher sorgfältig prüfen, welche Beweggründe den Patienten zu seiner Bitte veranlasst haben und ob sich diese Zielsetzung nicht ebenso gut

---

[17] J. Vollmann (1998): Ärztliche Lebensbeendigung und Patientenselbstbestimmung. Eine medizinethische Stellungnahme. DMW 123, 93-96.

[18] L. Ganzini, D.S. Fenn, M.A. Lee, R.T. Heintz, J.D. Bloom (1996): Attitudes of Oregon psychiatrists toward physician- assisted suicide. Am. J. Psychiatry 1531469-1475.

[19] Callahan D (2002): Reason, self-determination, and physician-assisted suicide. In Foley K, Hendin H (editors): The case against assisted suicide. For the right to end-of-life care. Johns Hopkins University Press, Baltimore and London, S. 52-68.

[20] Dörner K (2002): a.a.O.

oder sogar besser auf einem anderen Wege erreichen lässt[21]. Nimmt man eine solche ernsthafte Abwägung vor, so stellt sich fast immer heraus, dass dem Wunsch nach vorzeitiger aktiver Lebensbeendigung das verzweifelte Bedürfnis nach einem Mehr an ärztlicher und mitmenschlicher Zuwendung zugrunde liegt. Wenn ein tödlich erkrankter Patient weiß, dass er auch in der Sterbephase noch mit einer wirksamen Schmerzbekämpfung und mit dem notwendigen ärztlichen, pflegerischen und psychologischen Beistand rechnen kann und dass der Arzt mit seinem Einverständnis auf lebenserhaltende Behandlungsmaßnahmen verzichten wird, falls diese lediglich zu einer Leidensverlängerung führen, so wird ein dauerhaftes Tötungsverlangen nur noch selten geäußert. Mehrere empirische Längsschnitterhebungen haben gezeigt, dass der Wunsch nach vorzeitiger Herbeiführung des Todes starken zeitlichen Schwankungen unterliegt und bei ausreichender ärztlicher Symptomkontrolle und Sterbebegleitung in der Regel nicht persistiert[22].

Der Schutz des Patienten vor einem unreflektierten, tödlichen Mitleidsdenken

Das Tötungsverbot bewahrt den Arzt aber auch davor, einem irrationalen, unreflektierten Mitleidsdenken anheim zu fallen, das den Inhalt und die Tragweite sittlicher Verpflichtungen verkennt und nicht der Kontrolle von Vernunft und ärztlichem Verantwortungsgefühl unterliegt. Das Mitgefühl mit leidenden Menschen ist ein in der Gesinnung des Arztes tief verwurzelter Impuls. Er ist aber keine ausreichende Grundlage für die Durchführung einer Verlangenstötung oder für die Beihilfe zum Suizid. Andernfalls könnte eine solche medizinische Intervention einem Leidenden ja nicht nur deshalb verwehrt werden, weil er die Fähigkeit zur Selbstbestimmung verloren hat und seinen Todeswunsch nicht mehr zu äußern vermag. Damit wäre dann auch der nichtfreiwilligen Euthanasie der Weg bereitet, und das Mitleid könnte zu einem tödlichen Motiv werden, das nicht so sehr auf die Er-

---

[21] Bascom PB, Tolle SW (2002): Responding to requests of physician-assisted suicide. JAMA 288, 91-98.

[22] Emanuel EJ, Fairclough DL, Emanuel LL (2000): Attitudes and desires related to euthanasia and physician- assisted suicide among terminally ill patients and their caregivers. JAMA 284, 2460-2468.

lösung des anderen sondern mehr auf die Erlösung vom anderen abzielt[23] [24]. Es gibt keine objektive Methode, mit der sich die Schwere
eines Leidenszustandes messen lässt. Wer dennoch glaubt, das Leiden eines anderen nur durch dessen Tötung beseitigen zu können,
vollzieht damit einen Richtspruch über die Fortexistenz eines Men-
schenlebens, der einem professionellen Urteil nicht zugänglich ist und
ausschließlich auf seiner subjektiven persönlichen Werthaltung beru-
hen kann[25] [26]. Er weicht damit aber auch von der primären Zielsetzung ärztlichen Handelns ab, die ja auf die Erhaltung und Wiederherstellung der leibseelischen Ganzheit des Organismus gerichtet ist.
Wer einen anderen Menschen tötet, vernichtet ja nicht nur dessen
Leib, sondern auch ihn selbst als eine Person, die in diesem Leib in
Erscheinung tritt und sich in allen ihren Vollzügen durch ihn verwirklicht[27].

Die Aufrechterhaltung des öffentlichen Vertrauens in den ärztlichen Berufsstand

Das Tötungsverbot schützt also den Arzt wie auch den Patienten davor, dass die Mittel medizinischer Technik zu einem tödlichen Zweck
eingesetzt werden. In der zunehmend anonymen Welt der heutigen
Medizin kann sich das Vertrauen des Kranken immer seltener auf ein
langjährig gewachsenes persönliches Verhältnis stützen, sondern
muss auf einer verlässlichen Vorhersage ärztlichen Handelns beru-
hen. Diese Voraussetzung ist nur dann gegeben, wenn sowohl das
Recht des Patienten auf Selbstbestimmung als auch die Pflicht des
Arztes zur ethischen Selbstbegrenzung seines Handelns gewahrt

---

[23] K. Dörner (1988): Tödliches Mitleid. Gütersloh 1988.

[24] K. Heinrich (1991): Alter und Krankheit – Die Vernichtung des Unerträglichen?
Fortschritte Neur. Psychiat. 59, 151-154.

[25] Kass LR (1985): Toward a more natural science, Free Press, New York

[26] Kass LR (2002): „I will give no deadly drug": why doctors must not kill. In Foley K,
Hendin H (editors): The case against assisted suicide. For the right to end-of-life care.
Johns Hopkins University Press, Baltimoire and London, S. 17-40.

[27] Th. Fuchs: Was heißt töten? Die Sinnstruktur ärztlichen Handelns bei passiver und
aktiver Euthanasie. Ethik in der Medizin 9 (1997), 78-90. S.87.

bleibt. Ein unheilbar Kranker, der sich nicht sicher sein kann, ob der Arzt nur sein Leiden lindern will oder ihm auf seine Bitte hin auch eine tödliche Injektion geben würde, hätte keine Gewissheit darüber, ob dieser Arzt den Motiven seines Wunsches sorgfältig nachgeht, alle anderen Behandlungsalternativen in Erwägung zieht oder gegebenenfalls auch ohne seine Bitte von der ihm verliehenen Tötungslizenz Gebrauch machen würde. Sobald das ärztliche Tötungsverbot fallen gelassen wird, lassen sich keine allgemein verbindlichen und ausreichend kontrollierbare Regeln für das Verhalten des Arztes in schwerwiegenden Entscheidungssituationen am Lebensende mehr aufstellen. Niemand wäre dann vor einer missbräuchlichen Anwendung dieser Regeln geschützt. Mag auch die Beziehung des Patienten zu einem ihm persönlich bekannten Arzt dadurch nicht beeinträchtigt werden, so wäre mit der Durchbrechung des Tötungstabus das Verhalten der Ärzte beim nahenden Lebensende im konkreten Einzelfall nicht mehr vorhersehbar. Dies würde die Stellung des Arztes in der Gesellschaft grundlegend verändern und das Vertrauen der Öffentlichkeit in die Verlässlichkeit des ärztlichen Berufsstandes erheblich gefährden[28].

Der Schutz der Gesellschaft vor Missbrauch und Ausweitung der Euthanasiepraxis

Die gesellschaftlichen Folgen einer gesetzlichen Lockerung des ärztlichen Tötungsverbots lassen sich aus zwei epidemiologischen Erhebungen entnehmen, die 1990 und 1995 in Holland durchgeführt wurden[29 30]. In diesen Jahren waren zwar ärztliche Verlangenstötung und Suizidbeihilfe noch nicht durch die Gesetzgebung legalisiert, wurden aber von der Strafverfolgung ausgenommen, sofern bestimmte vom Niederländischen Ärzteverband festgelegte und teilweise unscharf definierte Sorgfaltskriterien erfüllt waren und der Arzt den Vollzug der

---

[28] Kass L (2002): a.a.O.

[29] Van der Maas PJ, van Delden JJM, Pijnenborg L, Looman CWN (1991): a.a.O.

[30] Van der Maas PJ, van der Wal, G, Haverkate I et al. (1996): Euthanasia, physician-assisted suicide, and other medical practices involving the end of life in the Netherlands, 1990 – 1995. New England Journal of Medicine 335, 1699-1705.

Tötungshandlung einer offiziellen, zu diesem Zweck eingerichteten Kontrollinstanz gemeldet hatte.

Abbildung 2: Medizinische Entscheidungen am Lebensende in den Niederlanden (nach Van der Maas et al., 1991, 1996)

	1990	1995
Gesamtzahl der Sterbefälle	128.786 (100%)	135.675 (100%)
Hiervon		
1. Tötung auf Verlangen	2.300 (1,8%)	3.200 (2,4%)
2. Ärztliche Suizidbeihilfe	400 (0,3%)	400 (0,3%)
3. Nichtfreiwillige aktive Euthanasie	1.000 (0,8%)	1.000 (0,7%)
4. Hochdosierte Opiattherapie mit der Absicht, das Leben zu beenden:		
freiwillig	ca. 900 (0,7%)	ca. 400 (0,3%)
unfreiwillig	ca. 450 (0,35%)	ca. 1.500 (1,2%)
Gesamtzahl der Fälle von aktiver Euthanasie	5.050 (3,9%)	6.500 (4,9%)
Gesamtzahl der Fälle von unfreiwilliger aktiver Euthanasie	1.450 (1,15%)	2.500 (1,9%)

Wie aus der ersten Spalte der Abbildung 2 ersichtlich, stieg die absolute Zahl der aktiven Tötungen auf Verlangen des Patienten von 2300 im Jahre 1990 auf 3200 im Jahre 1995 an, und ihr relativer Anteil an sämtlichen Todesfällen erhöhte sich von 1,8% auf 2,4%, was einer Zunahme um 27% entspricht. Mehr als die Hälfte der Ärzte hielt es für vertretbar, Patienten auch von sich aus auf die Möglichkeit einer Euthanasie hinzuweisen.

Die Häufigkeit der ärztlichen Suizidbeihilfe (Spalte 2) blieb mit 0,3% aller Todesfälle relativ gering.

In beiden Berichtsjahren erfolgte bei jeweils 1000 Patienten eine aktive Euthanasie ohne Zustimmung des Betroffenen (Spalte 3). Ein Viertel der befragten Ärzte gab an, selbst schon einmal eine nichtfreiwillige Euthanasie vorgenommen zu haben; dies wurde mit Überlegungen begründet, die sich auf die Aussichtslosigkeit einer weiteren Behandlung, die Lebensqualität der Patienten, ihre Zukunftschancen oder die Belastbarkeit der Familienangehörigen bezogen.

1990 wurde bei 1350 und 1995 bei ca. 1900 Erkrankten eine hochdosierte Opiattherapie mit dem ausdrücklichen Ziel einer Lebensverkürzung durchgeführt (Spalte 4); in rund 450 bzw. etwa 1500 Fällen erfolgte diese Form der aktiven Euthanasie auf nichtfreiwilliger Grundlage.

Die Gesamtzahl direkter aktiver Tötungshandlungen (Spalte 5) lag 1990 bei jährlich 5050, 1995 bei 6500 Patienten. Dies entspricht knapp 4% bis 5% sämtlicher Todesfälle. Eine nichtfreiwillige Euthanasie (Spalte 6) wurde in jeweils 1450 bzw. 2500 Fällen vorgenommen[31] [32]. Bei etwa einem Viertel der Patienten, bei denen eine nichtfreiwillige Euthanasie oder eine hochdosierte Schmerzbehandlung mit Tötungsabsicht auf nichtfreiwilliger Grundlage erfolgte, beruhte die fehlende Zustimmung des Patienten nicht auf dessen Entscheidungsunfähigkeit[33]. Es handelte sich somit um eine unfreiwillige Maßnahme, da in diesen Fällen die Möglichkeit zur Erkundung des Patientenwillens bestand, hiervon jedoch kein Gebrauch gemacht wurde.

1990 meldeten die Ärzte entgegen den rechtlichen Bestimmungen nur 18% der Euthanasiefälle den zuständigen Behörden, und 1995 war diese Rate trotz einer Erleichterung des Meldeverfahrens lediglich auf 41% angestiegen. Eine ausreichende öffentliche Kontrolle der Tötungshandlungen war also nach wie vor nicht gewährleistet.

---

[31] Hendin H (1997): Seduced by death. Doctors, patients, and the Dutch cure. W.W.Norton & Company. New York, London.

[32] Hendin H (2002): The Dutch experience. In Foley K, Hendin H (editors): The case against assisted suicide. For the right to end-of-life care. Johns Hopkins University Press, Baltimoire and London, S. 97-121.

[33] Zimmermann-Acklin (2000): Das niederländische Modell---ein richtungweisendes Konzept? In Holderegger A (Hrsg.): Das medizinisch assistierte Sterben. 2. erweiterte Auflage. Universitätsverlag Freiburg i. Ue., Verlag Herder, Freiburg i. Br. S. 345-364.

Diese Erfahrungen zeigen, dass der Ersatz eines generellen Tötungstabus durch eine rechtliche Neuregelung auf der Grundlage von unscharf definierten Sorgfaltskriterien einem Missbrauch ärztlicher Tötungshandlungen und einer ausufernden und weitgehend unkontrol-
lierbaren Entwicklung der Euthanasiepraxis Vorschub leistet. Hat man
erst einmal die ärztliche Suizidbeihilfe unter bestimmten Voraussetzungen für rechtlich und ethisch zulässig erklärt, so gibt es keine ü-
berzeugenden Gründe mehr, denjenigen Patienten eine aktive Euthanasie zu verwehren, die zur selbständigen Durchführung der tödlichen
Finalhandlung nicht mehr in der Lage sind. Die freiwillige Euthanasie
zieht zwangsläufig die nichtfreiwillige Euthanasie nach sich; die Euthanasie bei Sterbenden und bei Patienten mit terminalen Krankheitsprozessen weitet sich zur Tötung von Personen aus, deren Tod in ab-
sehbarer Zeit nicht zu erwarten ist und deren Leiden gar nicht auf einer körperlichen Krankheit beruht.
Das Tötungsverbot schützt den Patienten vor einer technischen Instrumentalisierung des Todes, vor der paternalistischen Entscheidungsmacht des Arztes und vor einem ökonomisch bedingten gesellschaftlichen Druck

Mit dem Fortschreiten der Tötungslawine tritt die Beachtung der Patientenautonomie als rechtfertigendes Handlungsmotiv in den Hintergrund, während der paternalistischen Entscheidungsmacht des Arztes
über Leben und Tod kaum noch Grenzen gesetzt sind. Die Euthana-
sieidee, die durch den Protest gegen eine lebensverlängernde Apparatemedizin einen mächtigen Auftrieb erhielt, scheint also heute wieder dem gleichen Denkmodell einer medizinischen Beherrschung und
technischen Instrumentalisierung des Todes zu folgen. Es müsste eigentlich erwartet werden, dass eine aufgeklärte Gesellschaft diese
Dammbruchgefahr frühzeitig erkennt und dem weiteren Abgleiten auf
der schiefen Bahn wirksam entgegenzutreten vermag. Aber hierauf ist
kein Verlass. Die Geschichte der Euthanasiebewegung zeigt, dass
das öffentliche Interesse an diesem Thema immer dann zunimmt,
wenn in Zeiten wirtschaftlicher Rezession die ökonomischen Ressourcen und die sozialen Sicherungssysteme mit dem wachsenden
Bedarf an Gesundheitsleistungen nicht mehr Schritt halten können.
Wir nähern uns heute einer demographischen Zeitenwende, in der die
60-jährigen und älteren die Mehrheit der Bevölkerung bilden wer-

den[34]. Diese Änderung der Bevölkerungspyramide hat voraussichtlich erhebliche soziale Spannungen zur Folge[35], und die materiellen Interessen der Jüngeren und Gesünderen könnten eine unheilvolle Verbindung mit der Forderung nach einer Legalisierung der aktiven Sterbehilfe eingehen. Wäre die Länge des letzten Lebensabschnitts erst einmal wählbar geworden, so würde damit wohl ein wachsender Druck auf viele chronisch kranke, behinderte, hinfällige und altersgebrechliche Menschen ausgeübt werden, ihre Angehörigen und Mitbürger durch einen scheinbar freiwilligen, in Wirklichkeit aber sozial verhängten Suizid oder Gnadentod von finanziellen Aufwendungen zu entlasten, was auch durch eine vorab erteilte Willenserklärung erreicht werden könnte. Tote sind natürlich billiger als Pflegebedürftige.

Palliativmedizin und der Hospizgedanke: aktive Hilfe auf der letzten Wegstrecke des Lebens statt aktiver Sterbehilfe

Die Gefahr, die mit dem Übergreifen dieser Entwicklung auf andere Nationen und auf unser eigenes Land verbunden ist, bringt uns näher an die Kernfrage der Euthanasie heran: ob nämlich das Leiden tödlich Erkrankter und Sterbender das Recht eines Arztes begründen kann, das Leben eines Patienten aktiv zu beenden. Schon wenn wir uns diese Frage stellen, wird uns bewusst, dass weder mit einem Verbot noch mit der Zulässigkeit der Euthanasie das sehr viel größere Problem gelöst werden kann, auf welchem Wege denn eine menschenwürdige Fürsorge derjenigen Kranken zu gewährleisten ist, die ihrem Lebensende entgegengehen[36]. Der Ruf nach einer Legalisierung von ärztlicher Verlangenstötung und Suizidbeihilfe wäre nur dann berechtigt, wenn wir auf die verständliche Angst vor einem qualvollen unwürdigen Sterben oder vor einer sinnlosen medizinischen Lebensverlängerung keine andere Antwort wüssten als die eines Tötungsaktionismus.

---

[34] H. Birg (2001): Die demographische Zeitenwende. Der Bevölkerungsrückgang in Deutschland und Europa. München: Beck-Verlag, Beck´sche Reihe 1426.

[35] M. Miegel (2002): Die deformierte Gesellschaft. Wie die Deutschen ihre Wirklichkeit verdrängen. 5. Auflage. Propyläen Verlag, Berlin, München.

[36] Kass LR (2002): a.a.O.

Dies ist aber nicht der Fall. Die Unheilbarkeit einer Krankheit muss weder Hoffnungslosigkeit noch therapeutische Resignation zur Folge haben. Wenn ein Patient an einer weit fortgeschrittenen tödlich verlaufenden Krankheit leidet, die nicht mehr auf kurative Maßnahmen anspricht, so treten die palliativen Aspekte der Behandlung in den Vordergrund der ärztlichen Zielsetzung. Linderung von Beschwerden und Begleitung des Kranken gehören zwar seit jeher zu den Aufgaben eines Arztes. Aber erst in den letzten zwanzig Jahren ging aus dieser Tradition ein eigenständiger Zweig der Heilkunde, die Palliativmedizin, hervor[37] [38]. Sie geht von einem ganzheitlichen Behandlungsansatz aus, der sich die Grundprinzipien der Hospizbewegung zu eigen macht und darauf abzielt, die Autonomie und Würde des Patienten aufrechtzuerhalten und seine Lebensqualität zu verbessern, ohne den Tod zu verzögern oder zu beschleunigen. Der kommunikative Charakter dieses Konzepts bezieht auch Angehörige und nichtprofessionelle Helfer mit ein, wirkt der Einsamkeit des Sterbenden entgegen und gibt ihm die Sicherheit, dass er sein Leben mit der Hilfe eines kompetenten multidisziplinären Teams und in der Solidarität einer fürsorglichen Gemeinschaft zu Ende führen kann. Palliativmedizin ist also nichts anderes als eine aktive Lebenshilfe im Vorfeld des Sterbens und stellt damit eine bedeutsame Alternative zur aktiven Euthanasie dar.

Zu den Fachrichtungen, die sich an der interdisziplinären palliativmedizinischen Patientenversorgung beteiligen sollten, gehören auch Psychiatrie und Psychotherapie, weil die Vertreter dieses Fachgebiets über eine besondere Kompetenz im Bereich der Krisenintervention, im Umgang mit psychosozialen Problemen und suizidalen Intentionen sowie in der Erkennung und Behandlung von psychiatrischer Komorbidität verfügen. Gerade für die Gerontopsychiatrie hätte aber eine engere Zusammenarbeit mit der Palliativmedizin den Vorteil, aus den Erfahrungen, Anregungen und Behandlungstechniken dieser Nachbardisziplin gemeinsame Fragestellungen, Qualitätsstandards und therapeutische Konzepte zu entwickeln, die den unzähligen, in Pflegeheimen verstreuten Demenzpatienten in den Endstadien ihres Krankheitsprozesses zugute kämen.

---

[37] Klaschik E, Nauck F, Radbruch L, Sabatowski R (2000): Palliativmedizin--- Definitionen und Grundzüge. Internist 41, 606-611.

[38] Klaschik E, Nauck F, Ostgathe C, Hoffmann-Menzel H (2002): Palliativmedizin---eine ärztliche Verpflichtung. Anaestesiol Reanimat 27, 68-74.

Die Legalisierung aktiver ärztlicher Tötungshandlungen ist unvereinbar mit dem Ziel einer quantitativ und qualitativ ausreichenden palliativmedizinischen Versorgung.

Erhebungen im amerikanischen Bundesstaat Oregon, wo die ärztliche Suizidbeihilfe unter bestimmten Umstände rechtlich erlaubt ist, haben ergeben, dass fast die Hälfte der Patienten, die von dieser Möglichkeit Gebrauch machen wollten, ihr Gesuch wieder zurückzogen, nachdem eine palliative Intervention erfolgt war[39]. Auch die neue holländische und belgische Gesetzgebung macht die Zulässigkeit von aktiver Euthanasie und Suizidbeihilfe davon abhängig, dass es nach Auffassung des Hausarztes keine andere Möglichkeit der Leidensminderung für den Patienten gibt. Aber diese Bestimmung könnte ja ärztliche Tötungshandlungen nur dann begrenzen, wenn die praktizierenden Kollegen mit den palliativmedizinischen Alternativen vertraut wären und solche Angebote auch tatsächlich in dem erforderlichen Umfang zur Verfügung stünden. Solange die medizinische Verlangenstötung als eine der Palliativmedizin gleichwertige therapeutische Option angesehen wird, fehlt jedoch der gesellschaftliche Impuls, den Defiziten im Bereich der palliativmedizinischen Versorgung entgegenzuwirken. Die Euthanasie bleibt dann die leichter zugängliche Alternative. Die Legalisierung der aktiven Sterbehilfe erschwert und verhindert also die erheblichen Anstrengungen, die unbedingt erforderlich sind, um einen quantitativen und qualitativen Standard der Palliativmedizin zu erreichen, welcher den Bedürfnissen tödlich Erkrankter gerecht wird und allen im Gesundheitsdienst Tätigen die notwendigen Kenntnisse und Erfahrungen auf diesem Gebiet vermittelt.

Abschließende Überlegungen

Die Erfolge der medizinischen Technologie in den letzten fünfzig Jahren können nicht darüber hinwegtäuschen, dass die Sterblichkeit ein Teil menschlichen Schicksals ist. Der Arzt muss den Tod bekämpfen, solange dies in seiner Macht liegt. Schreitet aber die Krankheit unaufhaltsam fort und lässt sich ihr tödlicher Verlauf nicht mehr aufhalten,

---

[39] Ganzini L, Nerlson HD, Schmidt TA, Kraemer DF, Delorit MA, Lee MA (2000): Physicians´ experiences with the Oregon Death with Dignity Act. New Engl. J. Med. 342, 557-563.

soll er sich auf palliative Maßnahmen beschränken, das Leben des Patienten nicht mit allen Mitteln verlängern und dem Sterben Raum geben, wenn lebenserhaltende Maßnahmen lediglich zusätzliches i-atrogenes Leiden nach sich ziehen würden. Die absichtliche Herbei-führung des Todes gehört dagegen nicht zum ärztlichen Aufgabenbe-reich. Es mag zwar sicher Ausnahmesituationen geben, in denen sich der Arzt aufgrund des lang gewachsenen persönlichen Vertrauens-verhältnisses zu einem Patienten über seine Standespflichten hin-wegsetzen und eine Suizidbeihilfe leisten darf. Aber die moralische Bewertung einer konkreten Handlung und die normative Statuierung ethischer Verbindlichkeiten sind nicht dasselbe. Eine exzeptionelle Einzelentscheidung, die aufgrund besonderer Umstände von der star-ren Einhaltung bestimmter Normen zugunsten anderer ethischer Wer-te absieht, darf nicht zum Rang einer neuen objektiven Norm erhoben und muss nicht durch gesetzliche Regelungen abgesichert werden.

Nicht die Legalisierung der Euthanasie ist das Gebot der Stunde, sondern die Bereitschaft der politischen Entscheidungsträger eine Medizin zu unterstützen und zu fördern, die dazu in der Lage ist, die Menschenwürde unheilbar Kranker und Sterbender bis zum Ende ih-res Lebens aufrechtzuerhalten. Wenn wir als Ärzte hieran mitwirken, werden wir der beruflichen Verantwortung für unsere Patienten ge-recht. Aber vielleicht tragen wir damit auch zu einer gesellschaftlichen Kultur des Lebens und Sterbens bei, die auf den Prinzipien mit-menschlicher Fürsorge und Solidarität beruht und die Schwachen vor der Übermacht der Starken schützt.

Palliativmedizin und ethische „Konflikt"beratung – Beobachtungen und Beispiele aus der Arbeit eines ambulanten Hospiz- und Palliativberatungsdienstes

S. Raischl

Vorbemerkungen

Hospiz und Sterbehilfe

Hospiz betrachtet das Sterben als einen Teil des Lebens, als einen Vorgang, der weder verkürzt noch künstlich verlängert werden soll. Diese lebensbejahende Grundhaltung schließt aktive Sterbehilfe aus. Zur Würde des Menschen gehört, daß er zu jeder Zeit als Person ernstgenommen wird. Diese Haltung erfordert Wahrhaftigkeit im Umgang mit den Kranken, die als Gleichberechtigte und Vorangehende geachtet werden. Hospiz steht in all seinen verschiedenen Formen für die Förderung von Maßnahmen, die das Leiden eines Menschen in seiner letzten Lebensphase lindern helfen. Sollten sich trotz aller palliativmedizinischen Maßnahmen die körperlichen Beschwerden nicht lindern lassen, ist es mit dem Hospizgedanken vereinbar, Maßnahmen mit dem Ziel der Bewußtseinsminderung zu treffen, bis der Patient die Auswirkungen der Symptome nicht mehr feststellen kann. Ist dieses Ziel erreicht, darf die Dosis der Medikamente nicht weiter gesteigert werden, sonst würde ein Arzt den Tod des Menschen verfolgen. Ein aktives Beenden menschlichen Lebens ist mit dem Hospizgedanken nicht vereinbar!

Meist noch schwerwiegender als körperliche Beschwerden sind in der letzten Lebensphase psychosoziale Probleme. Manches Leid kann trotz intensiver menschlicher Zuwendung oder auch therapeutischer

Hilfe nicht oder kaum mehr gelindert, geschweige denn gelöst werden. Hospiz heißt in der Situation, trotzdem mitzugehen und zur Seite
zu stehen, soweit Betroffene es annehmen und Begleiter es leisten
können. Angesichts der Verzweiflung eines Menschen wiegt für Hos-
pizmitarbeiter die Unantastbarkeit menschlichen Lebens schwerer, als
mitzuhelfen, ein Leben zu beenden. Wäre die aktive Sterbehilfe gesetzlich erlaubt, hätte dies mit hoher Wahrscheinlichkeit zur Folge,
dass Politik und Gesellschaft keine weiteren Anstrengungen für die
Verbesserung und Erhaltung von Lebensqualität Sterbender unternehmen würden.

Keine Patentlösungen für alle und für jeden Fall

So heiß das Thema Patientenverfügung und Vorsorgevollmachten
heute auch diskutiert werden mag, so sicher ist auch, dass viele Menschen sich mit diesen Themen nicht auseinandersetzen, seien sie
jetzt 30 Jahre alt und gesund, 50 Jahre und todkrank oder 85 Jahre
und nach einem Schlaganfall im Pflegeheim. Selbst bei unseren Hospizpatienten macht nur jeder 5. bis 6. eine klare Aussage zum Behandlungsabbruch. Dabei gehören Hospizpatienten zu den Menschen, die sich bereits grundsätzlich mit palliativer Begleitung und
Betreuung einverstanden erklären. Es wäre fatal, würde von allen, die
z.B. in ein Pflegeheim kommen, eine solche Vorsorgemaßnahme gefordert.

Die entscheidenden Fragen lauten: Wie können wir Betroffenen helfen, ihren Willen in Ruhe zu bilden und klar zu äußern? Wie können
wir daran mitarbeiten, den geäußerten Willen so abzusichern, dass alle Beteiligten dem gut und sicher folgen können? Es geht um einen
sensiblen, zurückhaltenden und individuell abgestimmten Umgang mit
diesen höchstpersönlichen Entscheidungsprozessen.

Neue Kultur des Gesprächs, der Auseinandersetzung und des Miteinanders notwendig

Je weniger Menschen in unserer Gesellschaft sich mit Tod und Sterben auseinandersetzen, desto weniger reden sie darüber. Wer sich
mit anderen nicht auseinandersetzt, behaupte ich, kann sich in dem

Spannungsfeld schwerer Erkrankung kaum eine tragfähige eigene Meinung bilden und damit Entscheidung treffen. Selbstbestimmung ist auch hier nicht losgelöst von der Tatsache, dass wir als Mitmenschen aufeinander ver- und angewiesen sind. Wie viele Menschen trauen niemand mehr? Wer soll in Fragen um Leben und Tod jemand vertreten, der niemandem mehr traut? Das Geflecht unserer Beziehungen und psychischen wie sozialen Verstrickungen scheint eher undurchdringlicher zu werden. Wenn wir nicht anfangen, unsere Gedanken zum Thema miteinander auszutauschen und ins Gespräch zu kommen, werden bloße Verfügungen auch keine Sicherheiten schaffen, sondern eher andere zu bloßen Handlangern von abstrakt formulierten Behandlungswünschen machen. Ob das menschlich befriedigen wird? Ich behaupte, isoliert Niedergeschriebenes ist kein Zeichen ernsthafter Auseinandersetzung. Wer sich nicht mitteilt, nimmt seine Verantwortung für sich nicht ernst und läßt die anderen – Angehörige und Fachkräfte – „im Regen stehen". Verantwortung am Ende des Lebens will geteilt werden. Wenn ich von meinen Angehörigen erwarte, dass sie mich sterben lassen, dass sie mir keine lebensverlängernde Hilfe mehr leisten oder Hilfe nicht holen bzw. unterbinden oder gar Geräte abstellen, dann muß ich meinen Beitrag als Grundlage dazu leisten. Meine Vertreter müssen mit dieser Erfahrung weiterleben. Es wäre sehr wünschenswert, würden mehr Menschen Verantwortung für ihr eigenes Leben und Sterben übernehmen und diese Entscheidung – mindestens so wichtig! – mit anderen teilen und mitteilen.

Als Hospizbewegung versuchen wir unseren Teil zu dieser Entwicklung beizutragen.

Arbeitsweise des Ambulanten Hospiz- und Palliativberatungsdienstes

Das Team des AMBULANTEN HOSPIZ- UND PALLIATIVBERATUNGS-DIENSTES (AHPB) des Christophorus Hospiz Vereins e.V. München hat sich intensiv mit der Frage der Selbstbestimmung im Sterben und der Umsetzung des dargestellten Hospizgrundsatzes beschäftigt. Das Team besteht aus 4 sozialpädagogischen und 4 medizinisch-pflegerischen Palliativfachkräften und 140 aktiven ehrenamtlichen Helferinnen und Helfern. Darüber hinaus arbeiten auf Honorarbasis eine Kunst- und eine Atemtherapeutin sowie zwei Trauerbegleiter mit. Wir binden uns in das Netzwerk von Fachstellen mit ein. Wie wir konkret in unserer Praxis arbeiten, möchte ich nun für drei Bereiche erläutern.

1 Patienten mit schwerer, fortschreitender Erkrankung, die noch entscheidungsfähig sind

2 Typische Konfliktsituationen auf Pflegestationen

3 Anmerkungen zu stellvertretenden Entscheidungen

Zu 1. Entscheidungsfähige Patienten mit schwerer, fortschreitender Erkrankung[1]

Als Grundsatz gilt: ist der Patient bei vollem Bewußtsein und ist erkennbar, daß er nach ärztlicher Aufklärung die Folgen seiner Entscheidung einschätzen kann, darf der Arzt keine Maßnahme ohne seine ausdrückliche Zustimmung ergreifen. Andernfalls macht er sich – auch in lebensrettender Absicht – einer „Körperverletzung" schuldig.[2]

Eine Patientenverfügung im Fall schwerer Erkrankung sollte individuell auf die konkrete Behandlungssituation eingehen. Wenn es sich um eine klare Diagnose und einen konkret erkennbaren Krankheitsverlauf handelt, ist es von entscheidender Bedeutung, dass die tatsächlichen Konsequenzen der Behandlungsentscheidung bedacht und besprochen werden. Es ist besonders wichtig, mit dem Patienten und seinen Angehörigen vertrauensvoll und offen über die Diagnose und den weiteren Krankheitsverlauf zu sprechen. Schließlich sollte ein „Paket" von Patientenverfügung und Vorsorgevollmacht „geschnürt" werden. Die Vorsorgevollmacht sollte auch hier nur im Ausnahmefall durch eine

---

[1] Vgl. J. Raischl, Patientenverfügung für Schwerkranke, Vorsorgevollmacht und Betreuungsverfügung. Leitfaden für Ärzte und andere Fachleute, CHV München 2000.

[2] Bundesärztekammer, GRUNDSÄTZE ZUR ÄRZTLICHEN STERBEBEGLEITUNG vom 11. September 1998, IV: Bei einwilligungsfähigen Patienten hat der Arzt den aktuell geäußerten Willen des angemessen aufgeklärten Patienten zu beachten, selbst wenn sich dieser Wille nicht mit den aus ärztlicher Sicht gebotenen Diagnose- und Therapiemaßnahmen deckt. Das gilt auch für die Beendigung schon eingeleiteter lebensverlängernder Maßnahmen.

Betreuungsverfügung ersetzt werden. Die ernsthafte Auseinandersetzung mit der Lebens- und Krankheitssituation ist also ebenso wichtig wie eine möglichst konkrete Benennung von Behandlungswünschen bzw. Unterbleibenswünschen. Die pauschale Verwerfung von irgendwelchen „Apparaten", „Intensivmedizin" oder „Lebensverlängerung" ist nicht hilfreich. Der Patient sollte gut über mögliche Komplikationen aufgeklärt sein und spezifisch seinen Behandlungswunsch dazu angeben. In diesem Prozeß ist die Mitwirkung des behandelnden Arztes nicht zu ersetzen. Das kann nicht ohne den behandelnden Arzt oder sonstige kompetente Gesprächspartner, z.b. eine palliative Fachpflegekraft, geschehen. Diese Gesprächspartner sollten in der Verfügung genannt werden.

Maßnahmen zur künstlichen Ernährung, Infusionstherapie, Beatmung oder Dialyse, Verabreichung von Medikamenten[3] sollte besondere Aufmerksamkeit zukommen. Es ist nicht ausreichend, einzelne Maßnahmen in der Verfügung abzulehnen. Gerade auch positive Behandlungs- und Betreuungswünsche, wie z.b. Ausschöpfung aller pflegerischen und palliativmedizinischen Möglichkeiten einschließlich optimaler Schmerztherapie, sollten explizit benannt werden. Formal ist eine schriftliche Niederlegung sehr zu empfehlen. Die handschriftliche Form ist nicht erforderlich, allerdings die eigenhändige Unterschrift des Patienten und die Unterschrift des Arztes oder anderer Fachkräfte, die die Beteiligung am Beratungsprozeß und die Entscheidungsfähigkeit des Patienten bestätigen. Ist der Patient blind oder nicht fähig, eigenhändig zu unterschreiben, reicht es in der Regel, zwei Zeugen unterschreiben zu lassen, die die Zustimmung des Patienten bestätigen. Das Hinzuziehen eines Notars ist meist überflüssig, kann manchmal aber zweckmäßig sein. Unerläßlich ist die konkrete Vorbesprechung dieser rechtlichen und ethischen Grundlage mit allen betreuenden Personen, auch Hilfskräften. Es sollen unnötige Unsicherheiten vermieden werden. Auch das Hinterlegen der Verfügung auf Palliativstationen, in Krankenhäusern oder Intensivstationen kann nach Absprache und im Einzelfall sehr sinnvoll sein.

Ein sinnvoller Leitfaden für Fachpersonal könnte also sein:

---

[3] Vgl. Bundesärztekammer, Handreichungen Für Ärzte zum Umgang mit Patientenverfügungen, Punkt 3.2 *Ärztliche Maßnahmen.*

- Aufklärung im Sinne einer behutsamen Konfrontation mit der gegebenen Diagnose und den zu erwartenden Komplikationen bzw. dem möglichen weiteren Krankheitsverlauf;

- Zeit einräumen, damit der Patient seine Gedanken besprechen und niederschreiben kann;

- Weiteres Beratungsgespräch zu den zu erwartenden Komplikationen (bei Unsicherheiten stehen Ärzte von Palliativstationen und Palliativberatungsdienste zur Beratung zur Verfügung[4]);

- Schriftliches Protokoll des Konsenses in der Form eines „Notfallplanes". Die erforderlichen Medikamente müssen verordnet und bereitgestellt werden; [5]

- Das Vollmachtsformular wird vorgestellt. Sollte der Patient keine Vertrauensperson bevollmächtigen können, ist eine Betreuungsverfügung in Verbindung mit der Patientenverfügung eine ausreichende Absicherung.

- Aufklärungsgespräch mit den nächsten und wichtigsten Betreuungspersonen einschließlich dem beteiligten Pflegedienst;

- Hinterlegen der schriftlichen Unterlagen vor Ort und in Kopie bei den Patientenunterlagen. Die Weitergabe der Verfügung an andere Fachstellen in Absprache mit dem Patienten kann wichtig sein.

Ein Beispiel sei hier noch angefügt:

---

[4] In München hat der CHV seit Jahren einen *Arbeitskreis Palliativmedizin* ins Leben gerufen, in den Fragen zur Behandlung von Symptomen schwerer Erkrankungen eingebracht werden können. Protokolle der Sitzungen dieses Arbeitskreises werden mittlerweile an über 100 Ärzte verschickt.

[5] Folgende Broschüren können Sie über den CHV beziehen: E. Albrecht, *Atemnot. Palliative Behandlung,* Hrsg. Palliativstation Vinzenz-Pallotti-Hospital, Bensberg 1995.; E. Albrecht/C. Bausewein/A. Beyer/M. Thies, *Konzept zur Schmerzbehandlung,* Hrsg. CHV, München 1997; G.D. Borasio/B. Hirsch/E. Wolf, *PEG. Eine Information für Patienten, Angehörige und Betreuer,* Hrsg. CHV, München 1997; E. Albrecht/M. Weinzierl, *Gastrointestinale Probleme bei Schwerstkranken,* Hrsg. CHV, München 1991; allgemein ist M. Zenz/I. Jurna, *Lehrbuch der Schmerztherapie. Grundlagen, Theorie und Praxis für Aus- und Weiterbildung,* Wissenschaftliche Verlagsgesellschaft mbH Stuttgart 1993, zu empfehlen.

Herr Mustermann

geboren am 1.1.27, wohnhaft in...

Diagnose: Prostata Carzinom, Multiple Knochenmetastasen, Hirnfiliae

Eine kurative Behandlung ist nicht mehr möglich. Auch weitere Radiatio wurde
ausgeschlossen.

Derzeit besteht die palliative Therapie:

MST 120 mg 2 x 1; Novalgin 4 x 40 Tropfen

Fortecortin 2 x 4 mg; Aldactone 1 Tablette

Psyquil 2 x 1 Tablette; Laxoberal 6 Tropfen

Agarol 1 Eßl.; Calcium 1000 mg 1 x

Im Wissen um meine Diagnose und der palliativmedizinischen Möglichkeiten bitte ich
weiterhin um ausreichende Schmerztherapie und um Vermeidung von Kranken-
hauseinweisungen. Es ist mein Wunsch zu Hause zu sterben.

Mögliche Komplikationen / Vom Patienten gewünschte Behandlung

Starke Schmerzen : 1 Ampulle Morphin (20 mg subcutan)

Appetitlosigkeit und in deren Folge Gewichtwsverlust: Keine künstliche Ernährung oder
Infusionstherapie, Cortisonerhöhung

Ort, Datum und Unterschrift des Patienten

Name, Praxis und Unterschrift des behandelnden Arztes

Auf diese Weise haben alle Beteiligten die Gewähr, dass in Notsituationen dieser geäußerte Behandlungswunsch respektiert wird. Nur ein
detaillierter Notfallplan gibt auch dem Notarzt, der gerufen wird, eine
klare Richtlinie des Handelns.

Hören Sie ein weiteres Beispiel: Frau D., damals 86 Jahre alt:

Ich, Frau D., geb. am 1.1.1919, lebe derzeit im Wohnbereich des Altenheims X. Ich leide seit 15 Jahren an **schwersten Durchblutungsstörungen beider Beine.** *In dieser Zeit habe ich zusammen mit allen behandelnden Ärzten mich darum bemüht, daß ich meine Beine behalten kann. Ich habe mich 16 Operationen unterzogen, davon alleine fünf in den letzten acht Wochen. Mein einziges Bestreben war, eine Amputation zu vermeiden. Ich bin aber durch Ärzte darüber aufgeklärt worden, daß bei einem erneuten Beinarterienverschluß ein Erhalt meiner Beine nicht möglich sein wird. Ich weiß genau, daß ohne Amputation der Beine es zu einem Absterben der Beine kommen wird. Ich weiß, daß von den absterbenden Beinen aus eine Vergiftung des Körpers eintreten wird. Ich weiß, daß dies mit schrecklichen äußeren Umständen und unerträglichen Schmerzen verbunden sein wird. Ich weiß, daß die von nekrotischem Gewebe ausgehende Vergiftung sehr bald tödlich sein kann. In all diesem Wissen bekunde ich, daß ich auf keinen Fall eine Amputation der Beine wünsche und mit dem bald eintretenden Tod einverstanden bin.*

Ich weise alle Personen, die sich um mich kümmern, an, jegliche Krankenhauseinlieferung zu verhindern, die der Beinamputation dienen soll. Ich verbiete ausdrücklich jedem Arzt, der meine Behandlung übernehmen soll, daß er eine Amputation meiner Beine durchführt. Im Falle des Zuwiderhandelns bevollmächtige ich hiermit Herrn Rechtsanwalt C. Strafanzeige gegen alle Ärzte zu erstatten, die dieser Anweisung zuwiderhandeln. Diese Erklärung habe ich reiflich überlegt. Sie beruht auf mehreren Gesprächen mit genannten Personen und meinen Erfahrungen im Zuge der Arterienverschlußerkrankung meiner Beine.

Ort/Datum und Unterschriften von Frau D., die Bestätigung der Ärztin und des Rechtsanwalts

Die Beendigung einer lebenserhaltenden Maßnahme auf Wunsch des entscheidungsfähigen und vom Arzt aufgeklärten Patienten (z.B. das Abstellen eines Beatmungsgeräts) ist sowohl aus juristischer als auch aus medizinischer und ethischer Sicht keine aktive Sterbehilfe.[6] Kann der Arzt aus welchen Gründen auch immer diesem Wunsch nicht folgen, müßte er die Behandlung abgeben.

Ist die Patientin nicht mehr entscheidungsfähig, so ist der in der Patientenverfügung festgelegte Wille des Patienten für den Arzt verbindlich.[7] Das gilt nur dann nicht, wenn dem Arzt konkrete Anhaltspunkte

---

[6] Vgl. dazu G.D. Borasio, Beendigung der Beatmung bei Patienten mit amyotropher Lateralsklerose. Medizinische, juristische und ethische Aspekte, in: Medizinische Klinik 91(Suppl. 2): 51-52, 1996.

[7] Vgl. Hufen, S. 853: „Ohne Einwilligung ist jede Heilbehandlung als Eingriff in Art. 2 II GG zu werten. Nicht in der Unterlassung der Behandlung liegt also ein Eingriff, sondern in deren ungerechtfertigter oder nicht erwünschter Fortsetzung.... Eindeutig eine Form der einwilligungsbedürftigen Behandlung ist... jede Form der künstlichen Ernährung durch eine Magensonde...“

vorliegen, die auf eine Veränderung des Patientenwillens schließen lassen.[8] Dies gilt parallel natürlich auch für alle anderen Fachkräfte wie z.b. Pflegedienste im ambulanten Bereich, die nicht selten die einzigen sind, die den Patienten täglich sehen und in große Unsicherheiten geraten.

Noch ein anderes Beispiel für eine Patientenverfügung bzw. einen Notfallplan:

Frau Mustermüller, geb. am 1.1.1926, wohnhaft in...

Diagnose: Amyotrophe Lateralsklerose (ALS)

Es ist mein ausdrücklicher Wunsch, daß, wenn es sich um Symptome der ALS handelt, ich nicht ins Krankenhaus komme. Ich bin über den weiteren Verlauf meiner Erkrankung aufgeklärt und möchte grundsätzlich keine lebensverlängernden Maßnahmen, d.h. ich wünsche im Notfall ausschließlich palliative Betreuung und Behandlung.

Sollte ich mir durch einen Sturz eine Verletzung oder einen Knochenbruch zuziehen, brauche ich selbstverständlich adäquate Behandlung, evtl. auch im Krankenhaus. Aber auch dort gelten meine Wünsche, was die ALS betrifft.

Mögliche Komplikationen und vom Patienten gewünschte Behandlung

Atembeschwerden: 1 Tavor expidet 1,0 mg unter die Zunge legen, auf keinen Fall einen Luftröhrenschnitt und keine künstliche Beatmung.

Atemlähmung: Ich möchte durch die natürlich entstehende CO_2 Narkose friedlich einschlafen dürfen! 1. Zur Linderung soll Tavor expidet 1,0 mg unter die Zunge gegeben werden. 2. Tritt nach 10 Minuten keine entscheidende Besserung ein, soll noch eine zweite Tavor expidet 1,0 mg nachgegeben werden. 3. Tritt immer noch keine Linderung der Atemnot ein, soll 1 Zäpfchen MSR 10 mg gegeben werden. Tavor und Morphin dürfen zur dauerhaften Symptomkontrolle 4 stdl. gegeben werden.

Schluckstörungen: Ich lehne eine PEG grundsätzlich ab. Sollte trotz guter Mundpflege Durstgefühl auftreten, bitte ich um maximal 0,5 l Kochsalz oder Laevulose Infusion subkutan.

Sollten Komplikationen auftreten, die in dieser Verfügung nicht bedacht werden konnten, bitte ich vor Einleitung irgendeiner Maßnahme um Verständigung folgender Personen:

....

Ort, Datum und Unterschrift des Patienten
Name, Praxis und Unterschrift des behandelnden Arztes

---

[8] Vgl. Bundesärztekammer, HANDREICHUNGEN FÜR ÄRZTE ZUM UMGANG MIT PATIENTENVERFÜGUNGEN, unter 1.2. *Vorsorgevollmachten.*

Zu 2. Entscheidungsunfähige Patienten in Pflegeheimen

Eine 75jährige Frau erleidet plötzlich einen Schlaganfall, erholt sich nach mehreren Monaten nicht mehr davon und wird pflegebedürftig auf eine Pflegestation eines Altenheimes eingewiesen. Die Patientin ist teilweise verwirrt und spricht kaum, äußert aber immer wieder den Wunsch, sterben zu dürfen. Es kommt dazu, dass sich weitere Notsituationen einstellen. Die Patientin muss immer wieder ins Krankenhaus. Da sie keine anderweitige Vorsorge getroffen hat, wird eine ihrer beiden Töchter zur rechtlichen Betreuerin für den Bereich der Vermögenssorge eingesetzt. Die Töchter hören zwar den Wunsch der Mutter ebenso wie das Pflegepersonal, fühlen sich jedoch überfordert, weitere Behandlungsvorschläge der Ärztin abzulehnen. Schließlich wird eine parenterale Ernährung durchgeführt, „um sie nicht verhungern und verdursten zu lassen". Niemand wagt einen Schritt über das normale Procedere hinaus. Ein unauflösliches Dilemma? Die Entscheidungsfähigkeit der 75j. Frau wird in Zweifel gezogen, behaupte ich, weil sie sich so äußert. Juristisch wäre in diesem Fall eindeutig die Entscheidung des dafür Bevollmächtigten für den Arzt bindend. Kann der Arzt die Entscheidung dieser Personen nicht rechtzeitig einholen oder gibt es niemand, dann ist nach einem Urteil des Bundesgerichtshofs so zu handeln, wie es dem „mutmaßlichen Willen" des Patienten in der konkreten Behandlungssituation entspricht.

Entscheidend ist der mutmaßliche Wille des Patienten, wie er sich nach sorgfältiger Abwägung aller Umstände darstellt. Hierbei sind frühere mündliche oder schriftliche Äußerungen ebenso zu berücksichtigen wie seine religiösen Überzeugungen, seine sonstigen persönlichen Wertvorstellungen, seine altersbedingte Lebenserwartung oder das Erleiden von Schmerzen.[9]

Dieses Urteil wird durch die GRUNDSÄTZE ZUR ÄRZTLICHEN STERBEBEGLEITUNG der Bundesärztekammer vom 11. September 1998 sowie die dazugehörigen HANDREICHUNGEN FÜR ÄRZTE ZUM UMGANG MIT PATIENTENVERFÜGUNGEN vom Herbst 1999 bestätigt. Finanzielle Gesichtspunkte dürfen nach allgemeinen Wertvorstellungen keinen

---

[9] Urteilsbegründung im sog. Kemptener Fall 1994: Urteil vom 13.9.94 – 1 StR 357/94 (Landgericht Kempten) = BGH St 40, 257-272.

Ausschlag geben, ebenso wenig wie eine rein äußerliche Beurteilung „lebensunwerten Lebens".[10]

Aus unserer Praxiserfahrung zeigt sich, dass selbst bei Vorliegen einer ausreichenden Vollmacht oder einer rechtlichen Betreuung für den Bereich der Gesundheitssorge das Eruieren des mutmaßlichen Patientenwillens unerläßlich ist. Es scheint uns sehr wichtig, dass alle unmittelbar Beteiligten, also gesetzliche Vertreter, alle nächsten Angehörigen (Kinder, Partner, Eltern), die Pflegekräfte auf einer Pflegestation, sonstige Vertrauenspersonen von dem behandelnden Arzt in den Beratungsprozess miteinbezogen werden sollten, um eine breite Basis Für und wider ganz konkrete Behandlungsschritte abzuwägen. Schriftliche (eidesstattliche) Erklärungen von vertrauten Menschen können bei dieser sorgfältigen Abwägung hilfreich sein. Mündliche Erinnerungen müssen klar datierbar sein und von mehreren bestätigt werden können.

Wir beschäftigten uns 2001/2002 in einem kleinen Kreis von Fachkräften mit der Frage, wie in Konfliktsituationen ein guter Weg gefunden werden kann. Entscheidend ist letztlich, wie eine Facheinrichtung mit dieser und ähnlichen Situationen umgehen kann. Wir brauchen für den Bereich der Pflegeheime nicht nur Aufsichts- und Beschwerdeorgane, sondern klar autorisierte und qualifizierte Fachgremien, die in diesen schwierigen Prozessen juristisch, ethisch, medizinisch-pflegerisch und psychosozial vermitteln und beraten können. Eine Kommune (wie München) bzw. ein Landkreis müßte es schaffen, dafür Mittel und Wege zu finden.

Freilich geht es in den Pflegeheimen ganz zentral um die Integration der täglichen Patientenbeobachtung und Pflege. Die Erarbeitung eines Notfallplans auf einer Pflegestation hängt wesentlich von den internen Strukturen und Übergängen ab. Die konkrete Notfallplanung müßte aus der sorgfältig begleiteten Aufnahme und individuellen Betreuung der Patientin bzw. Bewohnerin heraus geschehen. In unserem kleinen Ethikkreis sind wir gerade dabei, eine Art Checkliste zu erarbeiten, die aufbauend auf die laufende Dokumentation und Übergabe auf Station in guter Kooperation mit dem behandelnden Arzt durchgearbeitet werden sollte. Das Ergebnis muß ja knapp und übersichtlich gefaßt und übergeben werden können.

---

[10] Vgl. Hufen, S. 852.

Ein Beispiel aus der Beratungspraxis einer Kollegin, die für medizi-
nisch-pflegerische Fragen zuständig ist: es geht um die Anlage einer
PEG-Sonde bei einem dementen Patienten.

Zunächst gilt es zu klären, ob der Betroffene im Laufe seines Lebens
sich zu dieser Frage geäußert hat oder ob er eine Patientenverfügung
erstellt hat. Dies war hier – wie meistens – nicht der Fall. Wir raten
dann zur Anlage einer PEG, doch fühlen sich die Angehörigen unend-
lich entlastet, wenn sie hören, daß alleine die künstliche Ernährung
oder Flüssigkeitszufuhr nicht über Leben oder Sterben entscheidet.
Die Frage ist doch, wie wird die PEG verwendet? Sie kann die Verabreichung von Medikamenten durchaus erleichtern und sowohl Angehörige als auch Pflegende vor der Angst bewahren, daß der Betroffene verhungern oder verdursten muß. Nur muß, wenn die PEG gelegt
wurde, sehr genau darauf geachtet werden, daß nicht zu viel Nahrung
oder zu viel Flüssigkeit gegeben wird. Ersteres hat meist Erbrechen
oder Durchfälle, zweiteres multiple Ödeme bis hin zum Lungenödem
zur Folge. Wir weisen darauf hin, daß gute Mundpflege gegen das
Durstgefühl dringend notwendig ist, auch wenn Flüssigkeit gegeben
wird. Es ist erstaunlich, daß in dieser meist emotional geführten Diskussion um Ernährung und Flüssigkeitsgabe bei Sterbenden selten
beachtet wird, welche sonstigen lebensverlängernden Maßnahmen
betroffen sein könnten? Natürlich kann es ein Hinweis sein, wenn ein
dementer Mensch Essen und Trinken verweigert. Spürt er, daß sein
Leben zu Ende geht? Doch wenn wir dies ernst nehmen, so ist es
doch auch wichtig darauf zu schauen welche Medikamente er noch
bekommt. Sind nicht eher diese Medikamente die eigentliche Lebensverlängerung?

Auch hier, wie in all den anderen Situationen muß die individuelle Situation des Menschen, seine Biographie, sein mutmaßlicher Wille im
Team erarbeitet werden, alle Maßnahmen müssen unter der Frage
der Zielrichtung beleuchtet werden, um so für den Einzelnen zu einer
Lösung zu kommen.

Zu 3. Stellvertretende Entscheidungen: Chancen und Probleme von Vollmachten und rechtlichen Betreuungen[11]

Die Kombination von Patientenverfügung und Vollmacht ist in der Regel, insbesondere auch im Falle schwerer Erkrankung die beste Absicherung. Nur für den Fall, daß es keine Vertrauensperson gibt, die bevollmächtigt werden könnte, tritt anstelle der Vollmacht die Betreuungsverfügung. Diese Vorsorgevollmacht sollte möglichst wörtlich als Vorlage aus der Broschüre des Bayerischen Staatsministeriums der Justiz übernommen werden. Werden nicht alle Bereiche ausdrücklich darin benannt, kann es zu sehr unguten Konkurrenzsituationen mit einem gesetzlichen Betreuer bzw. dem Vormundschaftsgericht kommen. Außerdem kann durch die Überprüfung wertvolle Zeit verloren gehen.

Bevollmächtigte und Betreuer haben als Vertreter des Patienten so zu entscheiden wie es dessen Wohl entspricht. Dabei sind sie an die Wünsche gebunden, die der Patient in seiner Patientenverfügung niedergelegt hat. [12]

In wieweit Bevollmächtigte und Betreuer beim Abbruch einer lebenserhaltenden Maßnahme die Zustimmung des Vormundschaftsgerichts einholen müssen, wird von den Gerichten nicht einheitlich beurteilt. Viele Gerichte lehnen die sog. analoge Anwendung von §1904 BGB auf Fälle passiver Sterbehilfe ab und verweisen die Anfrage zurück an die Ärzte und Angehörigen. Dass sich die Vormundschaftsrichter aus diesem Konflikt heraushalten möchten, ist nachvollziehbar und sinnvoll. Die Ablehnung einer analogen Anwendung des §1904 bestätigt

---

[11] Vgl. in diesem Zusammenhang den Beitrag des Juristen Karlo Heßdörfer, Patientenverfügung – das Recht auf Selbstbestimmung bis zum Tod, in G. Everding und A. Westrich, Würdig leben bis zum letzten Augenblick. Idee und Praxis der Hospiz-Bewegung, Verlag C.H. Beck 2001, S. 100-111.

[12] Vgl. den bemerkenswerten Artikel des Verfassungsrechtlers Prof. Dr. Friedhelm Hufen, *In dubio pro dignitate. Selbstbestimmungsrecht und Grundrechtsschutz am Ende des* Lebens, in: Neue Juristische Wochenschrift 54(12/2001) 849-857, S. 852: „Wenn der Mensch selbst frei entscheiden kann, dann ist derjenige, der bei fehlender Entscheidungsfähigkeit an seiner Stelle entscheidet, immer verpflichtet, sich zu fragen, wie der nich mehr Entscheidungsfähige selbst entscheiden würde, wenn er gefragt werden könnte. Auch hier geht es also um keineswegs um einen ʹobjektivierbaren Willenʹoder gar um ʹallgemeine Wertvorstellungen der Gemeinschaftʹ, sondern um den vermuteten Ausdruck des eigenen Selbstbestimmungsrechts."

sich in der neuesten, erstmals höchstrichterlichen Entscheidung des OLG Schleswig vom 12.12.2002.[13]

Die beste Lösung scheint mir in der ausdrücklichen Bevollmächtigung auch für den Fall therapiebegrenzender oder -abbrechender Maßnahmen zu liegen.[14]

Axel W. Bauer weist in einem bemerkenswerten Beitrag zur Intensivmedizin darauf hin, dass es häufig um eine Gradwanderung zwischen Paternalismus und moralischer Intuition geht. „Die eigentlich nahe liegende Frage nach emotionalen Reaktionen im Zusammenhang mit intensivmedizinischer Tätigkeit wurde erst neuerdings von dem Medizinpsychologen Wilfried Laubach am Uniklinikum Leipzig untersucht. Gerade im Zusammenhang mit Therapiebegrenzung und Therapieweiterführung in Fällen mit infauster Prognose werden auf ärztlicher Seite immer wieder Unsicherheit, Angst, Scham, Ärger, Wut, Zerrissenheit, Erschrecken, aber auch Gleichgültigkeit und allgemeine Unzufriedenheit festgestellt." Bauer stellt fest, dass vielfach keine den Belastungen adäquate Bewältigungsmöglichkeit vorlag.[15]

Auf Seiten der Angehörigen ist es nicht anders, meist noch schlimmer. Auch eine Bevollmächtigung oder Betreuung kann die psychischen Belastungen unter Umständen nur dann mindern, wenn sie in vertrauensvolle Gespräche und eine schriftliche Formulierung der Patientenwünsche eingebunden ist.

Ich erinnere mich an mehrere Ehepartner, die nach jahrzehntelanger Lebensgemeinschaft eine solche Entscheidung kaum ertragen konnten und kurz danach einen schweren Zusammenbruch erlitten haben. Die Übernahme einer derartigen Vollmacht verlangt große Verantwortlichkeit und Belastbarkeit.

---

[13] Aktenzeichen 2 W 168/02; 7 318/02 (93) LG Lübeck; 4 XVII 7591 M AG Lübeck.

[14] Vgl. Vorsorge, S. 15: „Sie darf die Einwilligung zum Unterlassen oder Beenden lebensverlängernder Maßnahmen erteilen."

[15] Axel W. Bauer, Therapiebegrenzung und Therapieabbruch. Ein ethisches und juristisches Dilemma in der Intensivmedizin, in Zeitschrift für medizinische Ethik 47 (2/2001)139-151, S. 147.

Schlußbemerkung: Es geht um unser aller Hoffnung

Die heutige Inflation des Lebens, die mit der Entwicklung der Hochleistungstechnologie in der Medizin der letzten Jahrzehnte die Grenzen immer weiter hinausschieben kann, spielt dem Tod in die Hände. Auf der einen Seite geht es im Gesundheitsbetrieb um die Verlängerung des Lebens um jeden Preis. Auf der anderen Seite erhoffen sich viele auch eine bewußte Beschleunigung des Sterbens. Beide Haltungen weichen der Annahme des Todes letztlich aus. Diese Standpunkte spiegeln sich auch in der öffentlichen Diskussion wider, wo eine „Deutsche Gesellschaft für Humanes Sterben" vehement eine Öffnung hin zur aktiven Sterbehilfe fordert und auf der anderen Seite manche Hospiz- und Kirchenvertreter jede Art von Therapiebegrenzung oder -abbruch als Euthanasie brandmarken wollen. Gibt es nicht einen Weg der Mitte, einen Weg maximaler Selbstbestimmung und -verantwortung, der zugleich auf die Einbindung in die menschliche Gemeinschaft größten Wert legt?

Was ist unsere menschliche Hoffnung angesichts dieses „skandalösen Geschehens", des Sterbens? Was wäre ein ehrlicher Umgang mit dieser Realität? Wie können wir darüber kommunizieren, bei all der Ambivalenz und Anstößigkeit, die meist bleiben wird?

Menschliche Hoffnung definiert sich nicht an der Frage, wie lange, sondern mit welcher Lebensqualität wir leben.

Perkutane endoskopische Gastrostomie: Immer ein Segen oder ärztlich erzwungene Lebensveränderung

A.-K. Meyer

Die PEG ist für Patienten, die oral nicht in der Lage sind, ausreichend Flüssigkeit und Nährstoffe aufzunehmen, die darunter leiden und leben wollen, ein Segen, jedoch leider auch immer wieder ein missbrauchter Segen. Im New England Journal of Medicine wurde in einer Erhebung beschrieben, dass in den USA vier Millionen Demenzkranke zu versorgen seien, jeder 2. bis 3. Arzt davon ausgeht, dass ein Recht auf Flüssigkeits- und Nahrungszufuhr in ausreichenden Mengen lebenslang besteht. Das Abstellen von Beatmungsgeräten und das Aussetzen der Dialysebehandlung wurde im Allgemeinen akzeptiert, obwohl hierdurch ein Überleben des Patienten nicht möglich war. Für das Recht auf Flüssigkeits- und Nahrungszufuhr mussten hingegen 70 Prozent der dementen Patienten fixiert werden. Randomisierte Studien, die belegen, dass bei Dysphagie die gefürchteten Aspirationen durch enterale Ernährung vermindert werden können, fehlen bis zum heutigen Datum. Die Kirche bejaht die künstliche Ernährung, solange sie mehr nützt als schadet. Jeder wird zustimmen, jedoch ist diese Aussage wenig hilfreich für das ärztliche Handeln. Die Angehörigen wünschen nichts, was quält, und wir alle werden emotional zustimmen. Die Bundesärztekammer spricht von Recht auf Stillen von Hunger und Durst, erwähnt aber nicht das Recht auf enterale Ernährung. Und was wünscht der Patient? Denn nur der Patientenwille ist entscheidend, doch wir wissen alle, wie schwer oft gerade dieser Wille zu ermitteln ist.

Bei einer Befragung an 421 Heimbewohnern ohne wesentlich kognitive Einschränkungen sprachen sich zwei Drittel eindeutig gegen eine enterale Ernährung aus. Meines Erachtens zu Recht, denn durchgeführte Studien konnten keine Lebensverlängerung beweisen. Technisch ist die PEG-Anlage ein invasiver, aber einfach zu erlernender und mit geringer Komplikationsrate durchzuführender Eingriff. Die Mortalität liegt bei 0,5 Prozent und die schwerwiegenden Komplikationen bei einem Prozent (z.B. nekrotisierende Fasciitis, Perforation, Hämorrhagie). Die Zeitaufwand für diesen Eingriff beträgt ungefähr 10 Minuten.

Auch wenn die PEG aus medizinischer Sicht ein kleiner Eingriff ist, ist sie für den Patienten mit großer, oft dauerhafter Wirkung auf seine persönliche Integrität verbunden. Wir Ärzte sind verpflichtet, Leben zu erhalten, Leiden zu lindern und mitzuhelfen, das Leben für unsere Patienten wieder lebenswert zu gestalten. Gefragt sind Lebensqualität und Lebenszufriedenheit, nicht bloße Quantität in Jahren. Trotz unserer Garantenpflicht sind wir nicht befugt, den Patienten eine individuelle Entscheidung abzunehmen, denn nicht jeder wünscht im fortgeschrittenen Alter und/oder fortgeschrittenen Stadium einer Erkrankung eine bloße Lebensveränderung mit allen technischen Mitteln, und dieses müssen wir respektieren.

Damit der Patient sich mündig entscheiden kann, braucht er Beratung, und diese geht nicht en passant. Die Beratung braucht Ruhe und Zeit, in der über Nebenwirkungen, Risiken und Nutzen möglichst neutral aufgeklärt wird. Dieses bedarf ärztlicherseits persönlicher Erfahrung und eigener Kompetenz. Die Aufklärung über mögliche Alternativen ist ganz besonders wichtig. Auch die Einbeziehung von Angehörigen und Pflegenden hilft, eine tragfähige Meinung auszubilden. Grundsätzlich ist die Indikation zur PEG gegeben, wenn orale Flüssigkeits- und Nährstoffaufnahme nicht ausreichend möglich sind. Beispielhaft zu nennen sind Tumoren im HNO- und oberen Gastrointestinaltrakt oder Dysphagien z.B. nach Apoplex oder bei M. Parkinson. Viel schwieriger ist die Entscheidung bei psychiatrischen Erkrankungen, wie bei der Demenz.

Immer wieder gilt es, die Frage zu beantworten, wann ist ein Leben gelebt? Demonstriert der Patient, der Flüssigkeit und Nahrung konsequent ablehnt, nicht auch, dass er nicht mehr leben will? Ist dies ein Patientenwille, den wir zu aktzeptieren haben? Zur Ermittlung des mutmaßlichen Willens hilft eventuell ein Patiententestament oder helfen die Wünsche, die der Patient in Gesprächen mit Angehörigen geäußert hat.

Rechtlich sind wir verpflichtet, bei Patienten, die zur Willensäußerung oder zum Erkennen der Tragweite ihrer Entscheidung nicht fähig sind, ein Betreuungsverfahren beim Vormundschaftsgericht anzuregen. Verantwortung können wir hiermit allerdings nicht abgeben. Meines

Erachtens ist es wichtig, dass die zur Verfügung stehenden Alternativen wirklich ausgeschöpft sind. Die parenterale Ernährung ist invasiv und begrenzt praktikabel, eine Interimslösung, genau wie die Applikation von Flüssigkeit und Nährstoffen über die nasogastrale Sonde. Maximal 14 Tage erscheinen akzeptabel. Es besteht die Gefahr der Ausbildung von Druckulzerationen und willentlichen sowie unwillentlichen Dislokationen der Sonde. Die Möglichkeiten der Schlucktherapie werden durch eine nasogastrale Sonde minimiert. Subkutane Flüssigkeitsgaben werden besonders in Pflegeeinrichtungen immer wieder relativ unproblematisch durchgeführt, unter den Bedingungen eines Akutkrankenhauses ist dieses eher schwierig. Viel wichtiger ist es, dass die Möglichkeiten der oralen Ernährung wirklich ausgeschöpft sind. Beispielsweise sind zu nennen: Wunschkost, Lieblingssüßigkeiten, Nahrungssuplements, angepasste Nahrungskonsistenz, Schlucktherapie durch Logopäden, Esstraining durch Ergotherapeuten, geeignete Hilfsmittel wie Griffverdickung oder Tellerranderhöhung.

Und allen voran die Zuwendung durch Pflegende. Das braucht Zeit (20 Minuten sind für ein Mittagessen schnell vergangen), und diese Zeit erscheint mir oft der limitierende Faktor zu sein. Gleichwohl, knappe Stellenschlüssel können nicht der Grund für eine PEG-Anlage sein. Das ist ethisch nicht vertretbar. Denn so wird die PEG (m.E. immer noch grundsätzlich ein Segen) missbraucht als Instrument der Ressourcenoptimierung. Anstellen der Nahrungspumpe als einzige menschliche Zuwendung, wo doch Essen und Trinken einen solchen hohen sozialen und kommunikativen Stellenwert haben? Der Alarm der Pumpe am Ende des Stationsflures ist unbemerkt? Die Aspiration bei Reflux oder Erbrechen unbemerkt? Absaugen durch den Notarzt in regelmäßigen Abständen?

Ich habe deutlich überzeichnet, um die schwierige Situation darzulegen, und ich möchte auf keinen Fall missverstanden werden: Die Pflegenden kümmern sich zumeist in aufopfernder Art und Weise, stoßen aber immer an die beschriebenen zeitlichen Grenzen.

Die Entscheidung zur Empfehlung für die PEG-Sonde sollte, wenn es irgend geht, interdisziplinär im Team der Behandler unter ärztlicher Verantwortung entschieden und auch getragen werden, wenn vorab definitiv alle alternativen Therapieoptionen ausgeschöpft sind. Die PEG ist Teamwork. Das Legen der PEG ist dabei das wenigste, die Versorgung des Patienten über die PEG im Verlauf ist maßgeblich.

Ich weiß wohl, dass dies im niedergelassenen ärztlichen Bereich schwierig ist.

Auch wenn man als Krankenhausarzt glauben mag, dass in Deutschland nur im Krankenhaus gestorben wird, sterben 50 Prozent der Patienten zu Hause und werden von niedergelassenen Kollegen nicht eingewiesen. Diese Begrenzung des ärztlichen Tuns ist etwas Normales, Regelhaftes und allseits Akzeptiertes, und dieses Handeln, ohne zu handeln, hat viel Gutes. Es hilft u.a., dass die so segenreiche PEG nicht zur Patentlösung wird und eventuell durch unkritischen Einsatz in Verruf gerät.

Ich schließe mit dem Satz: Das Sagen hat der Patient!

Perkutane endoskopische Gastrostomie (PEG-Sonde) bei dementen Patienten – ist sie eher schädlich oder nützlich? – Eine Erhebung in gerontopsychiatrischen Kliniken in Deutschland

L.M. Drach, G. Stoppe & die AG Gerontopsychiatrie der Leiter öffentlicher psychiatrischer Krankenhäuser

Einführung

Die Frage, ob demenzkranke Patienten mittels einer Ernährungssonde mit Nahrung und Flüssigkeit versorgt werden sollten, ist umstritten. Dafür spricht, daß nach einer Medline-Recherche der Autoren im März 2003 seit dem „klassischen" Review von Finucane, Christmas und Travis (1999) zwar 61 Arbeiten zu diesem Thema publiziert worden sind, von denen aber 53 Meinungsäußerungen insbesondere zu ethischen Problemen der Sondenernährung darstellen. Bei den anderen acht Arbeiten handelte es sich um sieben empirische Arbeiten (s. Tabelle 1) sowie um ein weiteres Review (Li 2002).

Tabelle 1: Empirische Arbeiten seit 1999

Autoren	Jahr	Zahl und Art der Patienten	Art der Sonde
Mitchell et al.	2000	94 „kognitiv beeinträchtigte alte Menschen"	nicht spezifiziert
Gessert et al.	2000	4997 „Altenheimbewohner mit sehr schwerer und irreversibler kognitiver Beeinträchtigung"	nicht spezifiziert
Sanders et al.	2000	Konsekutive Serie von 361 Patienten, bei denen eine PEG-Sonde gelegt wurde	PEG
Meier et al.	2001	99 „hospitalisierte Patienten mit fortgeschrittener Demenz"	nicht spezifiziert
Pfitzenmeyer et al.	2002	57 „hospitalisierte oder institutionalisierte Patienten mit Sondenernährung aus geriatrischen Kliniken"	nicht spezifiziert
Mitchell et al.	2003	Kein Fokus auf Patienten, 1057 Pflegeheime, Zusammenhang zwischen Struktur der Heime und Häufigkeit von Sondenernährung	nicht spezifiziert
Odom et al.	2003	138 Notfallbehandlungen bei 33 dementen Patienten mit Ernährungssonden	PEG und Jejunostomie

Bis 1999 waren keine Studien ausschließlich mit dementen Patienten publiziert worden, seitdem auch nur drei (Gessert et al. 2000, Meier et al. 2001, Odom et al. 2003).

Es ist bekannt, daß Sondenernährung weder die Überlebenszeit verlängert (Meier et al. 2001, Pfitzenmeyer et al. 2002), noch die Aspiration verhindert. Im Gegenteil ist das Risiko einer Aspiration bei sondenernährten Patienten erhöht (Pick et al. 1996, Bourdel-Marchasson et al. 1997). Nach Sanders et al. (2000) beträgt die Mortalität bei sondenernährten Dementen im ersten Monat 54% und im ersten Jahr 90%. Auch die neuere Methode der PEG-Sonde ändert nach dieser Studie daran nichts und weist allgemeine Komplikationen auf, meist unbeabsichtigtes Lösen der Sondenbefestigung (Odom et al. 2003), aber auch Verstopfen oder Undichtigkeit der Sonde sowie Infektionen (Finucane, Christmas & Travis 1999). Eine spezifische Komplikation der PEG ist das „burried bumper syndrome" (Rino et al. 2002), bei dem die innere Befestigungsplatte der PEG-Sonde kurz nach dem

Eingriff vom dementen Patienten aus dem Magen bis in die innere Bauchwand gezogen wird und dann operativ entfernt werden muß.

Die Abheilung von Decubitalulcera wird durch Sondenernährung nicht begünstigt (Berlowitz et al. 1997), dagegen ist das Risiko fixiert zu werden bei einer nasogastralen Sondenernährung erhöht (Qill 1989).

Trotz dieser wenig ermutigenden Datenlage hielten wir es dennoch für möglich, daß in bestimmten Konstellationen eine Sondenernährung im Einzelfall sinnvoll ist, was begründen könnte, warum weiterhin offenbar PEG-Sonden bei dementen Patienten gelegt werden.

Ziele der Studie

Angesichts der unzureichenden deutschen Datenlage zum Zeitpunkt des Beginns der Studie war es ein Ziel, bessere Daten über den Schaden oder Nutzen von PEG-Sonden bei Demenzkranken zu gewinnen. Ebenso wichtig war es den Beteiligten, bessere Informationen über die ärztlichen Überlegungen und die Bedingungen zu erhalten, die bei *dementen* Patienten die Entscheidung pro oder contra PEG-Sonde beeinflussen. Wir wollten so zur Versachlichung einer emotional belasteten Debatte beitragen.

Methode

Mittels eines kurzen Fragebogens für den Arzt (s. Anhang) sollten in einem Erhebungszeitraum von vier Monaten zwischen dem 01.12.2001 und dem 31.03.2002 in allen 85 gerontopsychiatrischen Kliniken/Abteilungen des Arbeitskreises Gerontopsychiatrie der Träger der öffentlichen psychiatrischen Krankenhäuser alle Fälle von *Demenz*kranken erfaßt werden, bei denen eine PEG-Sonde *erwogen* wurde, egal ob die Entscheidung dann *für* oder *gegen* die PEG-Sonde fiel. Wegen der aus der Literatur bekannten kurzen Überlebenszeit dieser Patienten sollte dann nur drei Monate nach Entlassung von allen Patienten eine Katamnese erhoben werden.

Neben Geschlecht, Alter und Art der Demenz wurde der Schweregrad mit MMST-Score (Folstein, Folstein & McHugh 1975) und/oder GDS

(Reisberg et al. 1982) erhoben. Das Ergebnis wurde in vier Kategorien eingeteilt (Leicht, mittelschwer, schwer und schwerst). Die letzte Kategorie bedeutete MMST von 0 oder GDS von 7.

Daneben wurden die anderen für die Entscheidung wichtigen Diagnosen sowie die Haltung der Angehörigen und des Pflegepersonals zum Legen einer PEG-Sonde erfragt. Eine kurze Begründung des Arztes für die getroffene Entscheidung und der Verlauf bis zum Zeitpunkt der Entlassung/Verlegung aus der Gerontopsychiatrie wurden erfragt.

Bei der Katamnese sollte der Verlauf drei Monate nach Entlassung beschrieben werden. Die Frage, ob die PEG-Sonde wieder entfernt wurde und was ggf. daraufhin geschah, sollte beantwortet werden.

Zuletzt wurde vom Arzt eine globale Abschlußbeurteilung erbeten, ob die PEG-Sonde einen günstigen, keinen oder einen ungünstigen Effekt hatte.

Die statistische Bearbeitung erfolgte mit dem Programm BIAS 3.0 (Ackermann 1992). Dabei verwendeten wir wegen der geringen Stichprobengröße für die Auswertung der Vier-Felder-Tafeln Fisher´s exact test und für die Kontingenz-Tafeln Craddock-Flood´s Chi^2.

Ergebnisse

Insgesamt haben 13 Kliniken (s. Anhang), d.h. 15,3% der angeschriebenen, geantwortet und 51 (0 bis 10) häufig unvollständige Erhebungsbögen zurückgeschickt, wovon 50 Demenzkranke betrafen. Durch telefonische Rückfragen konnten viele Bögen vervollständigt werden. Bei insgesamt 31 Demenzkranken gelang es eine Katamnese zu erhalten.

Bei den insgesamt 50 gemeldeten Fällen von Demenzkranken waren in 32 Fällen PEG-Sonden gelegt worden, in 18 Fällen nicht. Bei den PEG-Patienten wurden in 24 Fällen Katamnesen erhoben, ohne PEG in sieben Fällen.

Das Durchschnittsalter aller 50 Patienten betrug 83,9 Jahre. Dabei waren die Patienten, die eine PEG-Sonde erhielten deutlich jünger (82,6 Jahre) als die ohne PEG (86,3 Jahre). Der Unterschied war aber nicht statistisch signifikant (Mann-Whitney U-Test).

Die Geschlechtsverteilung entspricht der Altersgruppe mit 37 Frauen
und 13 Männern. Eine PEG-Sonde erhielten 24 Frauen und acht
Männer, keine PEG-Sonde 13 Frauen und fünf Männer. Es findet sich
kein signifikanter Geschlechtsunterschied.

Die Demenz war – in den Fällen in denen dazu Angaben gemacht
wurden – in beiden Gruppen überwiegend schwer oder schwerst ausgeprägt (s. Tabelle 2). Es fand sich kein statistisch signifikanter Unterschied zwischen den beiden Gruppen.

Die Artdiagnose der Demenzen unterschied sich dagegen deutlich
zwischen beiden Gruppen. Während in der Gruppe mit PEG 13 mal
vaskuläre Demenz, dreimal gemischte Demenz, zweimal Demenz mit
Lewy-Körperchen, je einmal Creutzfeldt-Jakobsche Erkrankung und
Alkoholdemenz aber nur 12 mal Demenz vom Alzheimer-Typ diagnostiziert wurden, dominierte in der Gruppe ohne PEG die Alzheimer-
Demenz mit 16 Fällen. Dazu kamen zwei Fälle von vaskulärer Demenz aber keine der übrigen Demenzarten. Der Unterschied ist statistisch hoch signifikant (p = 0,0053, Chi^2 =12,715).

Ethische und forensische Fragen

Tabelle 2: Übersicht über die Fälle

Fall	PEG	Alter	Geschlecht	Demenz	Andere Diagnose	Schwere	Grund	Angehörige	Personal	Katamnese	Entfernt?	Globalurteil
1	+	86	weiblich	MIX	Niereninsuffizienz	mittelschwer	NFV	dafür	dafür	nein	nein	günstig
2	+	79	weiblich	VD und Alk.	Aspiration	schwer	SS	kein Votum	dafür	ja	nein	günstig
3	+	72	männlich	MIX	Hirninfarkt	mittelschwer	SS	dafür	dafür	nein	nein	günstig
4	+	80	männlich	VD	Hirninfarkt	?	NFV	dafür	dafür	ja	nein	günstig
5	+	82	weiblich	SDAT		?	NFV	dafür	dafür	nein	nein	günstig
6	+	76	männlich	Alk	Hirninfarkt	?	SS	kein Votum	dafür	ja	nein	günstig
7	+	88	weiblich	SDAT		schwerst	SS	dafür	dafür	ja, verstorben	nein	günstig
8	+	77	männlich	DLB		schwerst	SS	dafür	dafür	ja, verstorben	nein	günstig
9	+	97	weiblich	VD		schwer	NFV	dafür	dafür	ja, verstorben	nein	indifferent

Fortsetzung nächste Seite

Fortsetzung Tabelle 2:   Übersicht über die Fälle

Fall	PEG	Alter	Geschlecht	Demenz	Andere Diagnose	Schwere	Grund	Angehörige	Personal	Katamnese	Entfernt?	Globalurteil
10	+	97	weiblich	VD		mittelschwer	SS	dafür	dafür	ja, verstorben	nein	indifferent
11	+	83	weiblich	VD		mittelschwer	SS	dafür	dafür	ja, verstorben	nein	indifferent
12	+	80	männlich	SDAT		mittelschwer	NFV	dafür	dafür	ja, verstorben	nein	günstig
13	+	92	weiblich	VD		?	NFV	kein Votum	dafür	ja, verstorben	nein	ungünstig
14	+	86	weiblich	SDAT		mittelschwer	NFV	kein Votum	dafür	ja, verstorben	nein	ungünstig
15	+	76	weiblich	SDAT	Vergiftungswahn	mittelschwer	NFV	dagegen	dafür	ja	ja	günstig
16	+	78	weiblich	SDAT		mittelschwer	SS	kein Votum	dafür	ja	nein	günstig

Fortsetzung nächste Seite

Fortsetzung Tabelle 2: Übersicht über die Fälle

Fall	PEG	Alter	Geschlecht	Demenz	Andere Diagnose	Schwere	Grund	Angehörige	Personal	Katamnese	Entfernt?	Globalurteil
17	+	79	männlich	VD	Depression	mittelschwer	NFV	dagegen	dafür	ja	ja	günstig
18	+	76	männlich	VD	Bulbärparalyse	schwerst	SS	kein Votum	dafür	ja	nein	günstig
19	+	80	weiblich	VD	Hirninfarkte	schwer	SS	kein Votum	dafür	ja	nein	günstig
20	+	83	weiblich	SDAT	Depression	mittelschwer	NFV	kein Votum	dafür	ja	nein	günstig
21	+	89	weiblich	SDAT	Blind und taub	schwer	NFV	dafür	dafür	ja	nein	günstig
22	+	82	weiblich	VD		?	NFV	dafür	dafür	ja	nein	günstig
23	+	80	weiblich	SDAT		schwerst	SS	kein Votum	dafür	ja	nein	günstig
24	+	84	weiblich	VD		mittelschwer	SS	dafür	dafür	ja	nein	günstig

Fortsetzung nächste Seite

Fortsetzung Tabelle 2:   Übersicht über die Fälle

Fall	PEG	Alter	Geschlecht	Demenz	Andere Diagnose	Schwere	Grund	Angehörige	Personal	Katamnese	Entfernt?	Globalurteil
25	+	72	weiblich	SDAT		schwer	SS	dafür	dafür	ja	nein	günstig
26	+	90	männlich	MIX		schwerst	SS	kein Votum	dafür	ja, verstorben	nein	günstig
27	+	84	weiblich	SDAT		schwer	NFV	dafür	dafür	ja	nein	günstig
28	+	74	weiblich	CJD	Drei Wochen ZVK	schwerst	SS	dafür	dafür	nein	nein	günstig
29	+	84	weiblich	VD		schwer	SS	dafür	dafür	nein	nein	günstig
30	+	90	weiblich	VD		schwer	SS	dafür	dafür	nein	nein	günstig
31	+	76	weiblich	DLB		schwer	SS	dafür	dafür	nein	nein	günstig
32	+	87	weiblich	SDAT		schwer	SS	dafür	dafür	nein	nein	günstig
33	–	95	weiblich	SDAT	Aspirationspneumonie	schwerst	SS	kein Votum	dafür	ja, verstorben		
34	–	81	weiblich	VD	Aspirationspneumonie	schwerst	SS	kein Votum	dafür	ja, verstorben		
35	–	87	weiblich	SDAT	Aspirationspneumonie	schwerst	SS	kein Votum	dafür	ja, verstorben		

Fortsetzung nächste Seite

Fortsetzung Tabelle 2:   Übersicht über die Fälle

Fall	PEG	Alter	Geschlecht	Demenz	Andere Diagnose	Schwere	Grund	Angehörige	Personal	Katamnese	Entfernt?	Global-urteil
36	--	98	weiblich	SDAT	Dekompensierte Herzinsuffizienz, COPD	schwerst	?	kein Votum	dafür	ja, verstorben		
37	--	80	männlich	SDAT	Kachexie	schwer	?	dagegen	dafür	nein		
38	--	78	weiblich	SDAT	Subakuter Infekt	schwer	?	dagegen	dafür	nein		
39	--	95	weiblich	SDAT		schwerst	NFV	dagegen	dafür	nein		
40	--	78	männlich	SDAT		mittel-schwer	NFV	kein Votum	dafür	nein		
41	--	72	weiblich	SDAT		schwer	NFV	dagegen	dafür	nein		
42	--	88	weiblich	SDAT		?	NFV	dagegen	dafür	nein		
43	--	80	männlich	SDAT		leicht	NFV	dagegen	dafür	nein		

Fortsetzung nächste Seite

Ethische und forensische Fragen

Fortsetzung Tabelle 2:   Übersicht über die Fälle

Fall	PEG	Alter	Geschlecht	Demenz	Andere Diagnose	Schwere	Grund	Angehörige	Personal	Katamnese	Entfernt?	Global-urteil
44	--	78	männlich	SDAT	Aspirationspneumonie	schwerst	SS	dagegen	dafür	nein		
45	--	87	weiblich	SDAT	Sepsis	schwerst	SS	kein Votum	kein Votum	nein		
46	--	95	weiblich	SDAT		schwer	NFV	dagegen	dafür	nein		
47	--	95	weiblich	SDAT	MRSA-Infektion	schwerst	NFV	dagegen	dafür	nein		
48	--	88	weiblich	SDAT		mittelschwer	NFV	dagegen	dafür	ja		
49	--	94	weiblich	VD	Pneumonie	mittelschwer	NFV	dagegen	dafür	ja		
50	--	84	männlich	SDAT		?	NFV	dafür	dafür	ja		

Legende der verwendeten Abkürzungen (alphabetisch):

Alk.	=	Alkoholdemenz	CJD	=	Creutzfeldt-Jakob-Krankheit
COPD	=	Chronisch obstruktive Lungenerkrankung	DLB	=	Demenz mit Lewy-Körperchen
MIX	=	gemischte Demenz (SDAT und VD)	MRSA	=	Methicillin-resistente Staphylococcus aureus
NFV	=	Nahrungs- und/oder Flüssigkeitsverweigerung	SDAT	=	Senile Demenz vom Alzheimer-Typ
SS	=	Schluckstörung	VD	=	vaskuläre Demenz
ZVK	=	Zentraler Venenkatheder	?	=	Keine Angaben
+	=	mit PEG	--	=	ohne PEG

Die Gründe dafür, das Legen einer PEG-Sonde zu erwägen, unterschieden sich ebenfalls. Während in der PEG-Gruppe die Schluckstörungen mit 19 Fällen gegenüber der Nahrungs- und/oder Flüssigkeitsverweigerung mit 13 Fällen dominierten, überwog in der Gruppe, die keine PEG-Sonde erhielt, die Nahrungs- und/oder Flüssigkeitsverweigerung mit 10 Fällen gegenüber der Schluckstörung mit 5 Fällen. In drei Fällen blieb hier unklar, warum eine PEG-Sonde erwogen wurde. Auch dieser Unterschied ist statistisch signifikant (p=0,016, Chi^2 = 8,288).

Das Pflegepersonal war, wenn dazu Angaben im Fragebogen gemacht wurden (47 mal), immer für die PEG-Sonde. Die Angehörigen waren häufiger (22 mal) für als gegen (13 mal) die PEG-Sonde. Dabei fand sich ein hoch signifikanter Zusammenhang zwischen der Ablehnung der Angehörigen und der Entscheidung gegen die PEG-Sonde (p = 0,000002, Fisher´s exact Test).

Neun der 24 PEG-Patienten mit Katamnese sind innerhalb des Drei-Monats-Zeitraumes verstorben. Dagegen sind vier der sieben Nicht-PEG-Patienten mit Katamnese schon in der Klinik verstorben.

Innerhalb des Katamnese-Zeitraumes wurde die PEG-Sonde bei zwei Fällen wieder entfernt, da sie nicht mehr notwendig war.

Das klinische Globalurteil der behandelnden Ärzte nach drei Monaten war bei den PEG-Patienten 27 mal günstig und nur zweimal ungünstig, dreimal war es indifferent.

Ergebnisse zu den Motiven

Besonders interessant zur Erhellung der Motive für oder gegen das Legen einer PEG-Sonde sind die Angaben in freiem Text auf den Fragebögen.

Gründe gegen das Legen einer PEG-Sonde waren danach die Ablehnung durch die Patienten (auch in Betreuungsverfügung oder Patiententestament), schlechter Allgemeinzustand (achtmal), hohes Alter (siebenmal), schlechte Prognose (sechsmal), schwere Begleiterkrankungen mit Kontraindikation für das Legen einer PEG (fünfmal), Präferenz des Arztes oder der Angehörigen für die nasale Sonde (fünfmal) und Multimorbidität (zweimal).

Aus der Diskussion mit beteiligten Kollegen aus Baden-Würtemberg ergab sich noch ein rechtlicher Aspekt. Da dort die Notare als Betreuungsrichter fungieren und in manchen Teilen des Landes die Bearbeitungsdauern viel zu lange seien, würde in vielen Kliniken gar nicht mehr erwogen, PEG-Sonden bei dementen Patienten zu legen! Der wichtigste neue Aspekt bei der Entscheidung eine PEG-Sonde zu legen, war in vier Fällen von „Verweigerern" die Vermeidung des „Kampfes" mit den Patienten bei Versuchen eine ausreichende Nahrungs- und insbesondere Flüssigkeitszufuhr sicherzustellen. Die dann resultierende Entspannung für alle Beteiligten ging dann auch in das günstige Globalurteil der Behandler ein. Die bei weitem häufigste Motivation pro PEG war aber – wie schon oben dargestellt – die organische Schluckstörung.

Diskussion

Auffallend war zunächst die relativ geringe Zahl von nur 32 PEG-Sonden, die in den antwortenden Kliniken bei Demenzkranken im Erhebungszeitraum gelegt wurden. Die 13 Kliniken, die geantwortet haben, repräsentieren immerhin eine hohe vierstellige Zahl von stationären Patienten im Erhebungszeitraum. Andere Kliniken haben, nach mündlicher Auskunft der Kollegen, auch deswegen keine Fragebögen zurückgeschickt, da dort keine PEG-Sonden gelegt wurden. Somit scheint das Legen von PEG-Sonden bei Demenzkranken in gerontopsychiatrischen Kliniken in Deutschland eine seltene Intervention zu sein.

Die Aussagekraft der Studie wird aber durch die – gemessen an der Zahl der gerontopsychiatrischen Kliniken in Deutschland – kleine Zahl der Teilnehmer eingeschränkt. Die häufig unvollständig ausgefüllten Erhebungsbögen, die nur in ca. 2/3 der Fälle Katamnesen enthielten, schränken die Aussage noch zusätzlich ein.

Gespräche sowohl mit Kollegen, die Erhebungsbögen zuschickten, als auch mit solchen, die keine einsandten, wiesen auf eine Tendenz hin, entgegen der Intention der Studie eher die Fälle zu melden, bei denen PEG-Sonden gelegt wurden, als solche, bei denen dies nur erwogen wurde. Somit ist aus den eingegangen Fragebögen eher etwas über die Gründe zu erfahren, warum PEG-Sonden gelegt wurden und weniger warum sie *nicht* gelegt wurden.

Der – statistisch aber nicht signifikante – Altersunterschied zwischen den Patientengruppen korrespondiert mit den Angaben der behandelnden Kollegen, daß hohes Alter von Patienten ein Motiv gewesen sei keine PEG zu legen.

Die Schwere der Demenz scheint – entgegen der Erwartungen der Autoren – keinen Zusammenhang mit der Entscheidung aufzuweisen.

Dagegen scheint die Artdiagnose der Demenz die Entscheidung für eine PEG-Sonde dann zu fördern, wenn es sich um eine Demenz mit neurologischer Symptomatik handelt und die organische Schluckstörung zur Prüfung der Indikation für eine PEG-Sonde führte.

Dagegen führt die reine Nahrungs- und Flüssigkeitsverweigerung ohne eine die Demenz begleitende neurologische (oder psychiatrische) Erkrankung viel seltener zum Legen einer PEG-Sonde. Dann wird aber in einer kleinen Zahl der Fälle eine deutliche Entspannung der zuvor durch „Kampf" um die Nahrungs- und Flüssigkeitsaufnahme schwierigen Pflegesituation berichtet, was sowohl für den Patienten, als auch für das Pflegepersonal die Lebensqualität verbessert. Diese Erfahrung einer deutlichen Besserung der Pflegesituation ist möglicherweise auch ein Grund dafür, daß das Pflegepersonal immer für eine PEG-Sonde war.

Das überwiegend günstige Globalurteil der behandelnden Ärzte bei den PEG-Fällen verwundert zunächst angesichts des häufig letalen Verlaufs. Es mag aber auch auf diese Erfahrung einer entspannteren Pflegesituation zurückgehen.

Den Angaben in der Literatur entsprechend, ist die Mortalität sowohl mit als ohne PEG-Sonde hoch und es wird auch in der Regel nicht über dramatische Gewichtszunahmen oder ungewöhnlichen Besserungen von Decubiti berichtet. Dagegen wurden keine Komplikationen der PEG-Sonden berichtet, wie sie von der Literatur her zu erwarten gewesen wären. Allerdings wurde auch nicht explizit danach gefragt.

Die beiden Fälle, bei denen die PEG-Sonde im Katamnese-Zeitraum wieder entfernt wurde, sind auffällig. Diese Patientinnen wiesen eine deutliche psychiatrische Symptomatik auf, nämlich eine schwere Depression und einen Vergiftungswahn. In diesen beiden Fällen war die

Besserung offenbar dramatisch. Somit gilt nicht in jedem Fall der Spruch „Einmal PEG, immer PEG".

Zusammenfassend hat diese Studie die Angaben der empirischen Studien in der Literatur bis auf die Häufigkeit der Komplikationen bestätigt. Was die Motive bei der Indikationsstellung zur PEG-Sonde angeht, so scheinen organische Schluckstörungen am ehesten zum Anlegen einer PEG zu führen.

Im Gegensatz zu dem tendenziell eher pauschalisierenden Stand der ethischen Diskussion lassen sich möglicherweise doch bestimmte Konstellationen beschreiben, bei denen die Sondenernährung von Demenzkranken sinnvoll sein kann.

Anhang

Erhebungsbogen zu PEG-Sonden bei dementen Patienten

Bitte per Fax an 0385-520-3308   **Erhebungszeitraum: von 01.12.2001 bis 31.03.2002**

Der folgende Fragebogen soll die Beweggründe aufklären helfen, warum bei Patienten <u>mit einer Demenzerkrankung</u> eine PEG-Sonde gelegt oder nicht gelegt wird. Wir bitten darum, bei den nächsten 10 Patienten, bei denen eine PEG-Sonde gelegt bzw. erwogen, aber nicht gelegt wurde, den Bogen auszufüllen und an die oben angegebene Nummer zu faxen.

Betrifft Patient bei dem PEG   gelegt **0**   nicht gelegt **0** wurde

Angaben zum Patienten:

Alter: ....Jahre   Geschlecht   männlich **0**   weiblich **0**

spezielle Demenzdiagnose: Demenz vom Alzheimer-Typ   **0**
                                    vaskuläre Demenz   **0**
                                    frontotemporale Demenz   **0**
                                    Demenz mit Lewy-Körperchen **0**
                                    Alkoholdemenz   **0**
                                    andere, welche:..

Schweregrad der Demenz: MMST:.........Punkte   oder   GDS-Stadium:.............

Andere <u>für die Entscheidung wichtige</u> Diagnosen:

....

Wie war die Haltung der Angehörigen: wünschten PEG   **0**
                                              lehnten PEG ab   **0**
                                              kein Votum   **0**

Wie war die Haltung des Pflegepersonals: wünschten PEG   **0**
                                              lehnten PEG ab   **0**
                                              kein Votum   **0**

Kurze Begründung für die getroffene Entscheidung: PEG gelegt / nicht gelegt weil:

....

....

....

....

Verlauf zum Zeitpunkt der Entlassung / Verlegung aus der Gerontopsychiatrie:

....

Verlauf **drei Monate** nach der Entlassung / Verlegung aus der Gerontopsychiatrie:

....

War die PEG-Sonde wieder entfernt worden?   ja   nein

Wenn ja, was geschah danach:...

....

Globale Abschlußbeurteilung:
Die PEG-Sonde hatte einen günstigen **0**   keinen **0**   ungünstigen **0**   Effekt.

Beteiligte Ärzte und Kliniken (in alphabetischer Reihenfolge):

W. Borisch, Zentrum für Soziale Psychiatrie **Haina (Kloster)**

U. Diekmann, Niedersächsisches Landeskrankenhaus **Wunstorf**

H.-W. Dietl, Bezirkskrankenhaus **Haar**

P. Dlugosch, Westf. Zentrum f. Psychiatrie **Dortmund**

L. M. Drach, Carl-Friedrich-Flemming-Klinik **Schwerin**

K.-P. Feyler, Salus gGmbH **Bernburg/Saale**

W. Kohl, Zentrum für Soziale Psychiatrie **Heppenheim**

M. Koller, Niedersächsisches Landeskrankenhaus **Göttingen**

P. Moschke, Sächsisches Krankenhaus **Arnsdorf**

K. Nißle, Bezirkskrankenhaus **Kaufbeuren**

N. Seeger, Westf. Kliniken für Psychiatrie **Lippstadt** u. **Warstein**

M. Schüler, Bezirkskrankenhaus **Bayreuth**

K. Wächtler, Klinikum Nord / Ochsenzoll **Hamburg**

Literatur

Ackermann H (1992) Biometrische Analyse von Stichproben. BIAS 3.0. Epsilon. Hochheim, Darmstadt

Berlowitz DR, Brandeis GH, Anderson, Brand HK (1997) Predictors of pressure ulcer healing among long-term care residents. J Am Geriatr Soc 45: 30-34

Bourdel-Marchasson I, Dumas F, Pinganaud G, Emeriau JP, Decamps A (1997) Audit of percutaneous endoscopic gastrostomy in long-term enteral feeding in a nursing home. Int J Qual Health Care 9: 297-302

Finucane TE, Christmas C, Travis K (1999) Tube feeding in patients with advanced dementia. JAMA 282:1365-1370

Folstein MF, Folstein SE, McHugh PR (1975) Mini-Mental-State: a practical method for grading the cognitive state of patients for the clinician. J Psychiat Res 12: 189-198

Gessert CE, Mosier MC, Brown EF, Frey B (2001) Tube feeding in nursing home residents with severe and irreversible cognitive impairment. J Am Geriatr Soc 48:1593-1600

Li I (2002) Feeding tubes in patients with severe dementia. Am Fam Physician 65: 1605-1610

Meier DE, Ahronheim JC, Morris J, Baskin-Lyons S, Morrison RS (2001) High short-term mortality in hospitalized patients with advanced dementia: lack of benefit of tube feeding. Arch Intern Med 161:594-599

Odom SR, Barone JE, Docimo S, Bull SM, Jorgensson D (2003) Emergency department visits by demented patients with malfunctioning feeding tubes. Surg Endosc 17: 651-653

Pfitzenmeyer P, Manckoundia P, Mischis-Troussard C, D'Athis P, Michel M, Lussier MD, Derycke B, Hermet R, Collart M, Leurs P (2002) Enteral nutrition in French institutionalized patients: a multicentric study. J Nutr Health Aging 6: 301-305

Pick N, McDonald A, Bennett N, Litsche M, Dietsche L, Legerwood R, Spurgas R, LaForce FM (1996) Pulmonary aspiration in a long-term care setting: clinical and laboratory observations and an analysis of risk factors. J Am Geriatr Soc 44: 763-768

Quill TE (1989) Utilization of nasogastric feeding tubes in a group of chronically ill, elderly patients in a comunity hospital. Arch Intern Med 149: 1937-1941

Reisberg B, Ferris SH, de Leon MJ, Crook T (1982) The Global deterioration scale for assessment of primary degenerative dementia. Am J Psychiatry 139: 1136-1139

Rino Y, Tokunaga M, Morinaga S, Onodera S, Tomiyama I, Imada T, Takanashi Y (2002) The burried bumper syndrome: an early complication of percutaneous endoscopic gastrostomy. Hepatogastroenterology 49: 1183-1184

Sanders DS, Carter MJ, D'Silva J, James G, Bolton RP, Bardhan K (2000) Survival analysis in percutaneous endoscopic gastrostomy feeding: a worse outcome in patients with dementia. Am J Gastroenterol 95: 1472-1475

Darstellung von Rechtsfragen

K. Heßdörfer

Der Fortschritt in der Jurisprudenz hat mit dem Fortschritt in der Medizin nicht Schritt halten können. Zwar gibt es eine Reihe grundsätzlicher Urteile, die das Selbstbestimmungsrecht des Patienten gestärkt haben, doch kaum Gerichtsentscheidungen, die sich sensibel mit Grenzfällen auseinandersetzen.

Therapiebegrenzung am Lebensende

Nach ständiger Rechtsprechung des Bundesgerichtshofs (BGH) kann der entscheidungsfähige Patient nach ärztlicher Aufklärung allein über *Beginn* und *Ende* der Behandlung entscheiden. Das gilt auch dann, wenn das Leben des Patienten von dieser Behandlung abhängig ist, denn das Selbstbestimmungsrecht geht der ärztlichen Hilfeleistungspflicht grundsätzliche vor. Da der Patient in jeder Krankheitsphase das Behandlungsende bestimmt, kann legale passive Sterbehilfe nicht auf „Sterbende" begrenzt sein. Aktives Handeln schließt passive Sterbehilfe nicht aus. „Passiv" hat die Bedeutung von „dem natürlichen Krankheitsgeschehen seinen Lauf lassen". Das (aktive) Abstellen eines Beatmungsgeräts auf Wunsch des Patienten ist also legal.

Die Bundesärztekammer hält in den „Grundsätzen zur ärztlichen Sterbebegleitung" einen Therapieverzicht in Übereinstimmung mit dem Willen des Patienten in folgenden Fällen für vertretbar:

- wenn in der *Sterbephase* nur der Todeseintritt verzögert und die Krankheit in ihrem Lauf nicht mehr aufgehalten werden kann.

- bei Patienten mit *infauster Prognose*, die sich noch nicht im Sterben befinden, wenn die Krankheit weit fortgeschritten ist und eine lebenserhaltende Behandlung nur Leiden verlängert.

- bei Patienten mit schwersten *cerebralen Schädigungen*, wenn die Krankheit weit fortgeschritten ist, z.B. beim Ausfall weiterer Organfunktionen.

Auch wenn diese Voraussetzungen nicht vorliegen, muß der Arzt den Therapieverzicht eines entscheidungsfähigen Patienten respektieren. Ob ein dementer Patient noch entscheidungsfähig ist, wird oft zweifelhaft sein. Die „natürliche Einsichtsfähigkeit" (die keine Geschäftsfähigkeit voraussetzt) ist nur vorhanden, wenn der Patient noch versteht, welche Konsequenzen sein Handeln hat. Gedächtnislücken allein machen einen Patienten natürlich noch nicht entscheidungsunfähig; wenn er aber aufgrund der Gedächtnisschwäche von einer falschen Einschätzung seiner realen Lebenssituation ausgeht, wird er meist nicht mehr entscheidungsfähig sein. In Zweifelsfällen empfiehlt es sich, den Patienten in größeren Zeitabständen (möglichst bei gleicher emotionaler Ausgangslage) mehrmals zu befragen; widersprüchliche Antworten deuten auf Entscheidungsunfähigkeit hin. Sofern der Patient schon einen Stellvertreter (z.B. Betreuer) hat, sollte der Arzt stets auf eine konsentierte Entscheidung hinwirken.

Wer vertritt den entscheidungsunfähigen Patienten?

Der entscheidungsunfähige, meist hilflose Patient darf nach der Rechtsprechung des Bundesverfassungsgerichts nicht zum passiven Objekt der Medizin gemacht werden. Er hat ein Recht darauf, vor Fremdbestimmung geschützt zu werden.

Wenn für einen entscheidungsunfähigen Patienten eine medizinische Entscheidung ansteht, ist als erstes zu prüfen, ob der Patient für die *konkrete Krankheitssituation vorab* (in entscheidungsfähigem Zustand) mündlich oder schriftlich bereits eine Entscheidung getroffen hat. Verfassungsrechtlich geschützt ist auch das Recht auf „zukunftswirksame Festlegungen". Die Patientenentscheidung bleibt wirksam auch im Zustand der Bewußtlosigkeit. Da ein „erklärter Wille" in diesen Fällen vorliegt, ist es nicht notwendig, den „mutmaßlichen Willen" festzustellen.

Unser Recht bietet für die Vertretung des entscheidungsunfähigen Patienten zwei Möglichkeiten an: den rechtlichen *Betreuer* und den *Bevollmächtigten*. Der Unterschied liegt darin, daß der Betreuer vom

Vormundschaftsgericht ernannt und überwacht wird, während der Bevollmächtigte eine Vertrauensperson des Patienten ist, die er ohne Mitwirkung des Vormundschaftsgerichts durch Vollmacht selbst bestellen kann. Der Bevollmächtigte übt eine Art „verlängertes Selbstbestimmungsrecht" aus.

Der Vollmachtgeber muß geschäftsfähig, nicht nur entscheidungsfähig sein. Ist ein Bevollmächtigter für die Gesundheitssorge vom Patienten wirksam ernannt worden, so kommt die Bestellung eines Betreuers durch das Vormundschaftsgericht nicht mehr in Frage, denn rechtliche Betreuung ist stets subsidiär. Sowohl Betreuer wie Bevollmächtigter haben als „alter ego" verbindlich für den Patienten so zu entscheiden wie es seinem mutmaßlichen Willen entspricht.

Bei schwierigen medizinischen Entscheidungen wird der Arzt meist einen Konsens aller nahen Angehörigen anstreben; er darf aber nie aus dem Blick verlieren, daß nur die Entscheidung des legitimierten Stellvertreters rechtsverbindlich ist. Nahe Angehörige haben ohne Vollmacht nicht das Recht, einander zu vertreten (ausgenommen das Sorgerecht für minderjährige Kinder).

Wenn die Entscheidung eines Vertreters nicht rechtzeitig eingeholt werden kann, hat der Arzt ein „Notentscheidungsrecht". Er hat dann so zu handeln, wie es dem mutmaßlichen Patientenwillen entspricht.

Der mutmaßliche Wille

Das „Kemptener Urteil" des BGH (NJW 1995, S.204) wird oft dahingehend mißverstanden, daß immer dann, wenn der Patient bewußtlos ist, der Arzt den mutmaßlichen Willen festzustellen habe. Das trifft nicht zu; die Feststellung des mutmaßlichen Willens durch den Arzt ist stets „ultima ratio" für den Fall, daß weder eine Vorab- noch eine Vertreterentscheidung vorliegt (Beschluss des BGH vom 17.3.03-XII ZB 2/03).

Im klinischen Alltag ist es für den Arzt oft schwierig, akribisch den mutmaßlichen Willen zu ermitteln. Bei eiligen Entscheidungen („Notentscheidungsrecht") sollte der Arzt den Patientenwillen so sorgfältig ermitteln wie es die Situation zuläßt und im übrigen darauf hin wirken, daß möglichst schnell ein Betreuer bestellt wird, der ihm diese Aufgabe abnimmt. Ein guter Arzt wird aber v.a. in schwierigen Situationen dem Betreuer helfen, (ggf. in einer „Ethikrunde") die Entscheidung zu finden, die dem Willen und Wohl des Kranken am besten entspricht.

Als Kriterien für den aktuellen mutmaßlichen Willen nennt der BGH schriftliche oder mündliche Äußerungen, religiöse Überzeugungen, persönliche Wertvorstellungen sowie Einstellung zu Schmerzen und Behinderungen. Maßgebend sind also die individuellen Vorstellungen, Wünsche und Ängste des Patienten und nicht das, was objektiv aus ärztlicher Sicht das Beste für ihn wäre.

Eine einzelne mündliche Äußerung des Patienten aus früherer Zeit (z.b. anläßlich einer Fernsehsendung über Komapatienten) wird nicht immer ein zuverlässiger Hinweis auf den mutmaßlichen Willen sein. Wenn sich aber derartige Äußerungen wie ein „roter Faden" durch das Leben ziehen, wird die Grundeinstellung des Patienten deutlich.

Nach der Rechtsprechung des BGH kommt es auf den *aktuellen* mutmaßlichen Willen an. Da der Patient zur Willensbildung nicht mehr fähig ist, kann der „mutmaßliche" Wille stets nur ein *hypothetischer* Wille sein, der ermittelt wird aus *früheren* Äußerungen und Wertvorstellungen. Dieser so erschlossene hypothetische Wille ist zu unterscheiden von einem möglicherweise noch vorhandenen rein vegetativen Lebenstrieb.

Läßt sich der mutmaßliche Wille nach sorgfältiger Prüfung nicht feststellen, dann kann und muß nach Auffassung eines Strafsenats des BGH auf „allgemeine Wertvorstellungen" zurückgegriffen werden. Danach kann ein Behandlungsabbruch gerechtfertigt sein, je kürzer der Tod bevorsteht und je weniger die Wiederherstellung eines nach den Vorstellungen des Kranken menschenwürdigen Lebens zu erwarten ist. Diese Rechtsprechung wird allerdings von einigen Gerichten strikt abgelehnt; der Behandlungsabbruch sei dann fremdbestimmt und verstoße gegen das verfassungsrechtlich geschützte Selbstbestimmungs- und Lebensrecht. Auch die Bundesärztekammer lehnt den Rückgriff auf allgemeine Wertvorstellungen ab. Nach der ursprünglichen Fassung der „Grundsätze zur ärztlichen Sterbebegleitung" vom 11.9.98 sollte sich der Arzt „für Lebenserhaltung und -verlängerung" einsetzen, wenn sich der mutmaßliche Wille nicht ermitteln läßt („in dubio pro vita"). Nach der neuen Fassung soll der Arzt in diesem Falle „die ärztlich indizierten Maßnahmen" treffen. Damit erkennt auch die Bundesärztekammer an, daß der Grundsatz „in dubio pro vita" nicht in jedem Falle als mutmaßlicher Wille unterstellt werden kann. Nach Auffassung des BGH im Beschluss vom 17.3.03 bietet sich als Richtschnur das „Wohl des Betroffenen an, das einerseits eine ärztlich für sinnvoll erachtete lebenserhaltende Behandlung gebietet, anderseits aber nicht jede medizinisch-technisch mögliche Maßnahme verlangt".

Patientenverfügungen

Der Haupteinwand gegen Patientenverfügungen beruht auf dem (richtigen) Gedanken, daß sich gesunde Menschen kaum in die Situation von Schwerkranken versetzen können, deren Lebenswille oft stärker ist als in gesunden Tagen. Patientenverfügungen sollten sich deshalb darauf beschränken nur Situationen zu regeln, die auch ein Gesunder überschauen kann und die vorab geregelt werden *müssen*, weil der Patient bei Eintritt der Situation oft nicht mehr entscheidungsfähig ist.

Wirksame Patientenverfügungen müssen die Krankheitssituation, für die sie gelten sollen, genau beschreiben. Da es unmöglich ist, alle denkbaren Situationen in die Patientenverfügung aufzunehmen, ist ihre Wirkung begrenzt. Ein hohes Maß an Selbstbestimmung wird nur erreicht, wenn der Patient auch noch eine vertraute Person als Bevollmächtigten einsetzt, der seine Wünsche genau kennt und im Krankheitsfalle durchsetzt.

Auch wenn die konkrete Krankheitssituation nicht ausdrücklich geregelt ist, kann die Patientenverfügung ein wertvoller Hinweis für die richtige Entscheidung sein, wenn sie Grundeinstellungen des Patienten enthält. Die Broschüre „Vorsorge für Unfall, Krankheit und Alter" des Bayerischen Justizministeriums sieht vor, daß der Patient seine Wertvorstellungen zu Leben und Tod als Erläuterung seiner Patientenverfügung beifügt.

Das Muster einer Patientenverfügung wie sie das Bayer. Justizministerium vorschlägt, enthält nur zwei besonders wichtige Krankheitssituationen: den unabwendbaren Sterbeprozeß und die Gehirnschädigung, die zur Folge hat, daß die Fähigkeit, „Einsichten zu gewinnen, Entscheidungen zu treffen und mit anderen Menschen in Kontakt zu treten nach Einschätzung zweier erfahrener Ärzte aller Wahrscheinlichkeit nach unwiederbringlich erloschen Ist." Der Verlust dieser Fähigkeiten betrifft nicht nur Wachkomapatienten, sondern auch Alzheimerkranke im terminalen Stadium. Falls das Muster aus der Sicht der

Gerontopsychiatrie noch verbessert werden kann, sind die Verfasser für Anregungen offen und dankbar.

Da die Patientenverfügung von Gesunden zwangsläufig nur einen kleinen Teil möglicher Krankheitssituationen abdecken kann, ist als „2. Stufe" die „Anpassung für den Fall schwerer Krankheit" entwickelt worden. Darin können krankheitserfahrene Patienten in Zusammenarbeit mit den Ärzten ihre Behandlungswünsche verbindlich festlegen. Wenn der Kranke nicht mehr entscheidungsfähig ist, kann sein Vertreter diese Aufgabe übernehmen. Ein klarer „Fahrplan" für die künftige Behandlung stellt sicher, daß lebensverlängernde Maßnahmen unterbleiben, die vom Patienten abgelehnt werden.

Rechtsverbindlichkeit von Patientenverfügungen

Früher wurde die Auffassung vertreten, Patientenverfügungen seien für den Arzt nicht bindend, sie seien lediglich Indizienmaterial zur Feststellung des Patientenwillens. Diesen überholten Standpunkt hat auch die Bundesärztekammer 1998 aufgegeben und in den „Grundsätzen" juristisch korrekt ausgeführt: „Patientenverfügungen sind *verbindlich*, sofern sie sich auf die konkrete Behandlungssituation beziehen und keine Umstände erkennbar sind, daß der Patient sie nicht mehr gelten lassen würde."

Es bleibt dem Patienten überlassen, ob er dem Arzt lediglich eine *Entscheidungshilfe* geben will, die diesem einen Ermessensspielraum einräumt, oder ob er eine *verbindliche Anweisung* anstrebt, die Bestandteil des Behandlungsvertrags werden soll. Wer lediglich in allgemeiner Form den Wunsch äußert, „in Würde" oder „ohne Apparatemedizin" sterben zu dürfen, wird dem Arzt meist nur eine Entscheidungshilfe geben wollen.

In der Regel haben aber Patientenverfügungen, die präzise festlegen, in welcher Situation der Patient behandelt oder nicht mehr behandelt werden will, den Charakter verbindlicher Anweisungen (z.B. die Muster des Bayerischen Justizministeriums). Das ergibt sich aus dem Bürgerlichen Recht, denn Patientenverfügungen geschäftsfähiger Personen sind rechtlich *Willenserklärungen* im Sinn der §§ 116ff BGB (Baumann/Hartmann DNotZ 2000, S. 606). Sie sind *verbindlich*, sofern sie ohne sog. Willensmängel wie Irrtum, Täuschung oder Drohung zustande gekommen sind. Wenn der Patient bewußtlos oder geschäftsunfähig wird, bleiben sie wirksam. Auch Patientenverfügungen entscheidungsfähiger, aber nicht mehr geschäftsfähiger Personen sind als „geschäftsähnliche Handlungen" ebenfalls verbindlich (Baumann/Hartmann in DNotZ 2000, S. 606). Im Beschluss vom 17.3.03 hat der BGH die grundsätzliche Verbindlichkeit von Patientenverfügungen bestätigt.

Ein Arzt, der den Patienten in Kenntnis seiner Patientenverfügung behandelt, ist also auch dienstvertraglich verpflichtet, den Patientenwillen zu erfüllen; wenn er das nicht tun will, muß er die Behandlung an einen anderen Arzt abgeben.

Gegen die Verbindlichkeit von Patientenverfügungen wird oft eingewendet, man könne doch nicht sicher sein, ob der im Voraus festgelegte Wille noch dem aktuellen Willen in der jeweiligen Krankheitssituation entspreche. Es steht dem Patienten jederzeit frei, seine Meinung zu wechseln und die Verfügung zu widerrufen; das kann auch durch eine nonverbale Willensbekundung geschehen. Der Widerruf setzt keine Geschäftsfähigkeit voraus. Wenn allerdings der Patient seinen Willen nicht mehr bilden oder äußern kann, entfällt diese Möglichkeit. Aus diesem Grund sollten Patientenverfügungen nur Situationen enthalten, von denen sich ein bewußtseinsklarer Mensch ein Bild machen kann (zumindest von den *äußeren* Umständen) und bei denen eine Sinnesänderung nicht wahrscheinlich ist.

Die Bindungswirkung der Patientenverfügung wird manchmal dahingehend mißverstanden, daß der Arzt unter keinen Umständen von der Weisung abweichen darf, auch wenn sich die Verhältnisse grundlegend geändert haben. Das ist nicht der Fall. Wenn der Patient bei seiner Entscheidung von falschen Voraussetzungen ausgegangen ist – z.B. von einer infausten Prognose, obwohl gute Heilungschancen bestehen – ist der Arzt nicht gebunden. Er kann trotz der Verbindlichkeit auch auf neue, unvorhergesehene Situationen flexibel reagieren, weil er – ebenso wie der Bevollmächtigte – ein „Notentscheidungsrecht" hat (Baumann/Hartmann a.a.O. S. 609), „wenn er den Umständen nach annehmen darf, daß der Patient bei Kenntnis der Sachlage die Abweichung billigen würde" (§ 665 BGB). Die Angst, der Patient könne zum „Opfer seiner Patientenverfügung" werden, ist also nicht begründet.

124   Ethische und forensische Fragen

Sondenernährung und ihre Einstellung

Nach herrschender Auffassung gehört nur das Stillen von Hunger und Durst zur Basisbetreuung Schwerkranker. Wenn orale Ernährung nicht mehr möglich ist, prüft der Arzt, ob Sondenernährung (z.B. PEG) *medizinisch* indiziert ist. Das ist nicht der Fall, wenn damit nur die Pflege erleichtert werden soll. Auch in der finalen Phase wird künstliche Ernährung in der Regel nicht indiziert sein.

Das Legen einer Sonde ist keine pflegerische Maßnahme, sondern ein medizinischer Eingriff, der nur mit Zustimmung des Patienten vorgenommen werden darf. Wenn ein entscheidungsfähiger Patient nach ärztlicher Aufklärung über die Folgen das Legen der Sonde verweigert, und es dem Arzt nicht gelingt ihn umzustimmen, muß der Eingriff unterbleiben. Die Auffassung von Ulrich Eibach, der Wille des Patienten sei in diesem Falle aus ethischen Gründen keine verbindliche Handlungsanweisung für den Arzt, ist aus rechtlicher Sicht nicht haltbar. Ethische Grundsätze können das staatliche Recht ergänzen (wie die Ablehnung der Hilfe zum Suizid), sie dürfen aber niemals Grundrechte der Verfassung in Frage stellen. Das Verweigern von Nahrung am Ende des Lebens ist durch das Selbstbestimmungsrecht (Art. 2 GG) geschützt. Ein Arzt, der darüber anders denkt, kann die Weiterbehandlung an einen Kollegen abgeben, er darf aber nicht eine rechtswidrige „Zwangsernährung" einleiten.

Wenn der Kranke nicht mehr entscheidungsfähig ist, hat der Arzt zu prüfen, ob der Patient in entscheidungsfähigem Zustand – z.B. in einer Patientenverfügung – für genau diese Krankheitssituation die Sondenernährung ausgeschlossen hat. Trifft das zu, dann gilt der Wille des Patienten weiter.

Auch nonverbale Äußerungen nicht mehr entscheidungsfähiger Patienten dürfen nicht übergangen werden, denn sie können ein Hinweis auf den mutmaßlichen Willen sein. Ob ein dementer Patient, der sich konsequent weigert, oral Nahrung aufzunehmen, damit einen Sterbewunsch ausdrücken will oder bloß eine Protesthaltung gegen seine Lebensumstände im Heim, kann nur aus den Gesamtumständen ermittelt werden (LG Duisburg vom 9.11.99 in: Werner Schell, Sterbebegleitung und Sterbehilfe, S. 90).

Von Gegnern der passiven Sterbehilfe wird eingewendet, „Verhungern" sei eine grausame Todesart. Das trifft am Lebensende und bei

Komapatienten nach den Feststellungen des BGH im „Kemptener Urteil" (NJW 1995, S. 204) nicht zu, zumindest dann nicht, wenn der Kranke palliativ begleitet wird (Taupitz-Gutachten S. A48). Das Einstellen der Nahrungsaufnahme am Lebensende ist in der gesamten Lebenswelt ein natürlicher Vorgang, also eine Art Sterbehilfe der Natur.

Die Beibehaltung der Magensonde zur künstlichen Ernährung ist nach dem Beschluss des BGH vom 17.3.03 ein „fortdauernder Eingriff in die körperliche Integrität" des Patienten und bedarf deshalb während der gesamten Dauer der Einwilligung des Kranken.

Der Abbruch der künstlichen Ernährung ist nach der Rechtsprechung (NJW 1995, S. 204; 1998, S. 2747 und 2002, S.685; sowie Beschluss des BGH vom 17.3.03) auch bei bewußtlosen Patienten zulässig, wenn er dem früher erklärten oder mutmaßlichen Willen entspricht. Diese Rechtsprechung wurde scharf attackiert und mit der NS-Euthanasie in Verbindung gebracht. Die Gegner verweisen darauf, daß auch komatöse Patienten noch Empfindungen haben können und ein „Sinneswandel" nie ausgeschlossen werden könne. Die Konsequenz dieser Auffassung („einmal Sonde, immer Sonde") wäre ein „entmündigter" Patient, der nur noch Objekt der Medizin ist. Patienten, deren Großhirnfunktionen ganz oder weitgehend ausgefallen sind, können nicht mehr bewußt denken und entscheiden. Über ihre Innenwelt können wir nichts erfahren. Es bleibt also gar nichts anderes übrig als zu akzeptieren, wie sich der Patient entschieden hat, als er die konkrete Situation vorher „von außen" beurteilte.

Im Interesse des Lebensschutzes stellt die Rechtsprechung sehr hohe Anforderungen an die Ermittlung des Patientenwillens. Es ist deshalb wichtig, daß mündliche und schriftliche Äußerungen aller Beteiligten genau dokumentiert und kritisch gewürdigt werden.

Pflegekräften fällt es oft schwer, Patienten, die sie lange betreut haben, durch Ernährungseinstellung sterben zu lassen. Diese Haltung ist verständlich, sie darf aber nicht Patientenrechte vereiteln. Das OLG München hat am 13.2.03 entschieden, daß ein Pflegeheim nicht verpflichtet sei, der Anweisung von Arzt und Betreuer auf Einstellung der künstlichen Ernährung zu folgen: der Heimvertrag habe die *Pflege* des Kranken zum Inhalt, er sei also auf Bewahrung von Leben ausgerichtet. Das (auch vom Gericht anerkannte) Selbstbestimmungsrecht sei durch den Heimvertrag eingeschränkt worden. Dieses (noch nicht rechtskräftige) Urteil ist m.E. lebensfremd und wird voraussichtlich keinen Bestand haben.

Wann muß das Vormundschaftsgericht eingeschaltet werden?

Das Vormundschaftsgericht hat zu prüfen, ob bestimmte Entscheidungen des rechtlichen Betreuers und (in einigen Fällen) auch des Bevollmächtigten dem Willen und Wohl des Patienten entsprechen. Der Patient selbst unterliegt keiner Aufsicht; wenn er also selbst noch entscheidungsfähig ist, kommt eine gerichtliche Genehmigung nicht in Frage.

Genehmigungspflichtig ist nach § 1904 Abs. 1 BGB die Einwilligung des Stellvertreters in ärztliche Maßnahmen, bei denen „die begründete Gefahr besteht, daß der Betreute auf Grund der Maßnahme stirbt oder einen schweren und länger dauernden Gesundheitsschaden erleidet". Die Genehmigungspflicht entfällt, „wenn mit dem Aufschub Gefahr verbunden ist". Auch medikamentöse Behandlung mit der Gefahr schwerer Nebenwirkungen (z.b. Neuroleptika) kann unter diese Bestimmung fallen. Das Legen einer Magensonde (PEG) ist nicht genehmigungspflichtig. Wenn der Arzt in Notfällen nach dem mutmaßlichen Patientenwillen ohne Einschaltung eines Stellvertreters entscheiden muß, ist ebenfalls keine gerichtliche Genehmigung erforderlich. Das Gleiche gilt, wenn der Sterbeprozeß bereits eingesetzt hat.

In folgenden weiteren Fällen müssen Stellvertreter die Genehmigung des Vormundschaftsgerichts einholen:

- Eine Unterbringung, die mit *Freiheitsentziehung* verbunden ist (§ 1906 Abs. 1 BGB)

- *Freiheitsbeschränkungen* nach § 1906 Abs. 4 BGB (z.B. Bettgitter in Krankenhäusern)

Die Genehmigungspflicht entfällt, wenn der Patient aktuell einverstanden ist (Geschäftsfähigkeit nicht erforderlich) oder vorab bereits zugestimmt hat.

Das Gesetz enthält keine ausdrückliche Vorschrift darüber, ob das Vormundschaftsgericht zustimmen muß, wenn der Betreuer eines entscheidungsunfähigen Patienten eine lebenserhaltende oder

-verlängernde Behandlung (z.B. künstliche Ernährung durch eine Magensonde) verweigern oder abbrechen möchte. Die Frage war lange umstritten und wurde erst durch den BGH-Beschluss vom 17.3.03 entschieden. Danach gilt folgendes:

- Hat das Grundleiden des Patienten einen irreversiblen tödlichen Verlauf angenommen, so müssen lebenserhaltende oder - verlängernde Maßnahmen unterbleiben, wenn dies seinem – etwa in einer Patientenverfügung – geäußerten Willen entspricht. Ist ein erklärter Wille nicht feststellbar, muß der mutmaßliche Wille ermittelt werden.

- Wenn der Betreuer des Patienten eine ärztlicherseits angebotene lebenserhaltende Behandlung verweigern oder abbrechen möchte, bedarf er dazu der Zustimmung des Vormundschaftsgerichts. Das gilt auch für den Fall, daß der Patient seinen Willen zuvor in einer Patientenverfügung festgelegt hat.

- Die Zustimmung des Vormundschaftsgerichts ist nicht erforderlich, wenn ärztlicherseits eine Behandlung oder Weiterbehandlung nicht angeboten wird, weil sie medizinisch nicht indiziert, nicht mehr sinnvoll oder aus sonstigen Gründen nicht möglich ist.

- Das Vormundschaftsgericht *muß* der Entscheidung des Betreuers gegen eine Behandlung zustimmen, wenn feststeht, daß die Krankheit einen irreversiblen Verlauf genommen hat und die ärztlicherseits angebotene Behandlung dem früher erklärten (hilfsweise dem mutmaßlichen) Patientenwillen widerspricht.

Ob auch die Entscheidung des Bevollmächtigten der Zustimmung des Vormundschaftsgerichts bedarf, ist derzeit ungeklärt. Da der Bevollmächtigte nicht gesetzlicher sondern rechtsgeschäftlicher Vertreter ist, der nach Auftragsrecht tätig wird, wäre eine unterschiedliche Behandlung von Betreuer und Bevollmächtigtem m.E. vertretbar.

Literatur

Beschluss des BGH vom 17.3.03-XII ZB 2/03 zum Thema Sterbehilfe. Zugänglich über www.bundesgerichtshof.de/Entscheidungen.

Grundsätze der Bundesärztekammer zur ärztlichen Sterbebegleitung vom 11.9.1998 (Deutsches Ärzteblatt 1998, S. A 2365)

Handreichungen für Ärzte zum Umgang mit Patientenverfügungen (Deutsches Ärzteblatt 1999, S. A 2720)

Bickhardt, Jürgen u.a.: Patientenverfügung, Bestellung einer Vertrauensperson, Vorsorgevollmacht und Betreuungsverfügung – rechtliche Hilfsmittel in Grenzsituationen der Arzt-Patienten-Beziehung (Bayer. Ärzteblatt 2, 2000)

Bayerisches Staatsministerium der Justiz: Vorsorge für Notfall, Krankheit und Alter (2001). Auch über www.justiz.bayern.de und www.chv.org

Hufen, Friedhelm: In dubio pro dignitate (NJW 2001, S. 849)

Baumann/Hartmann: Die zivilrechtliche Absicherung der Patientenautonomie am Ende des Lebens aus der Sicht der notariellen Praxis. DNotZ 2000, S. 594

Taupitz, Jochen: Empfehlen sich zivilrechtliche Regelungen zur Absicherung der Patientenautonomie am Ende des Lebens? Gutachten A zum 63. Deutschen Juristentag Leipzig 2000.

– : Kurzfassung in NJW 2000, Heft 25, Beilage S. 6.

Christophorus Hospiz Verein München: Patientenverfügung für Schwerkranke, Vorsorgevollmacht und Betreuungsverfügung. Leitfaden für Ärzte und andere Fachleute

4 Gerontopsychiatrische Versorgung

Vertragsärztliche gerontopsychiatrische Versorgung

F. Bergmann

Die aktuelle und vor allem die erwartete Anzahl von demenzkranken Patienten in Deutschland ist alarmierend. Sie alle wissen, dass von den 12 Millionen älterer Menschen schon jetzt 1-1,5 Millionen an einer Demenz leiden. Schon in ca. 10 Jahren rechnen wir mit rund 2 Millionen Patienten, die an einer behandlungsbedürftigen Demenz erkrankt sind. Das bedeutet in der Konsequenz auch, dass sich die Versorgungsprobleme sowohl in bezug auf die adäquate ärztliche Versorgung wie auch im Bereich der Altenpflege in rund 10 Jahren verdoppeln werden.

Im Hinblick auf die bekannte Entwicklung der Arztzahlen besteht im Hinblick auf eine fachgerechte gerontopsychiatrische Versorgung dringender Abstimmungsbedarf. Versorgungsbedarf besteht einerseits für Patienten, die ambulant betreut werden können und die (noch) im häuslichen Umfeld versorgt und gepflegt werden können. Darüber hinaus besteht schon jetzt Versorgungsbedarf für die Heimpatienten mit hohem pflegerischen und ärztlichen Versorgungsbedarf. Wie sie alle wissen, hat sich die Situation in den Heimen insofern geändert, dass überwiegend schwerkranke, multimorbide demente Patienten in Alten- und Pflegeheimen versorgt werden. Hier hat sich in den letzten 10 Jahren, auch unter anderem bedingt durch die Auswirkungen der Pflegeversicherung, eine erhebliche Verschiebung des Casemix mit jetzt überwiegend schwerkranken Heimpatienten ergeben. Darüber hinaus hat die Enthospitalisierung von Langzeitpatienten zu zusätzlichem Versorgungsaufwand in den Heimen geführt. Nach einem rund 70%igen Bettenabbau in den psychiatrischen Kliniken in den letzten 20 Jahren werden viele Patienten jetzt in Alten- und Pflegeheimen auf Dauer versorgt. Dies führt zu zunehmendem Versorgungsbedarf mit hohen Anforderungen sowohl in bezug auf die Hausärzte wie auch an die Fachärzte, darüber hinaus an die Kooperation zwischen Haus- und Fachärzten sowie die Kooperation mit den komplementären Diensten.

Regelungsbedarf besteht in bezug auf die Schnittstelle zwischen Haus- und Fachärzten, einerseits um unnötige Verzögerungen in der fachgerechten Diagnostik der Patienten zu vermeiden, aber auch um die Frage zu klären, wann welcher Patient von welchem Arzt betreut wird. DGGPP, DGPPN sowie BVDN/BVDP bemühen sich seit geraumer Zeit um eine sachgerechte Definition dieser Schnittstellen. Darüber hinaus führt der Berufsverband Deutscher Nervenärzte in Kooperation mit der DGPPN intensive Gespräche mit dem Hausärzteverband, namentlich Professor Kossow, mit dem Ziel einer breiten Konsensbildung in bezug auf diese Schnittstellendefinition.

Zusätzlich zur vertragsärztlichen Versorgungsschiene haben sich in den letzten Jahren zunehmend Gedächtnisambulanzen etabliert.

Dabei stehen viele Institutsambulanzen vor einer ähnlichen Problematik wie die Fachärzte im vertragsärztlichen Sektor: Sowohl Leistungs- wie auch Medikamentenbudget sind nicht ausreichend, um eine adäquate Versorgung leisten zu können. Die Vertragsärzte sind eingeengt in strikteste Leistungsbudgets, in einer Gebührenordnung, die die Realität einer sachgerechten gerontopsychiatrischen Versorgung in keiner Weise adäquat abbildet. Regelmäßige Hausbesuche, insbesondere aber die erforderlichen Koordinationsleistungen in bezug auf Therapieabsprache mit Hausärzten sowie die regelmäßigen Kontakte mit Sozialdiensten, gesetzlichen Betreuern, Amtsgerichten usw. werden in keiner Weise abgebildet und honoriert. Dies gilt im übrigen gleichermaßen für Hausärzte wie Fachärzte.

Unabhängig von einer dringend notwendigen Anpassung und Equilibrierung der Honorarsysteme im vertragsärztlichen und klinischen Bereich (Stichwort: gleiches Geld für gleiche Leistung) besteht sicher die Notwendigkeit, sogenannte Behandlungspfade zu definieren. Basierend auf den vorliegenden wissenschaftlichen Leitlinien müssen vor Ort in der zu versorgenden Region Behandlungspfade definiert bzw. erarbeitet werden, die verbindlich regeln, wann welches Patient durch welche Institution versorgt wird. Nur durch eine solche Regelung kann regionalen Besonderheiten Rechnung getragen werden. So kann in Gebieten im Einzugsbereich einer Universitätsklinik sicher auch die Gedächtnisambulanz der Klinik neben Hausärzten und niedergelassenen Neurologen und Psychiatern in die Versorgung mit einbezogen werden, insbesondere auch im Hinblick auf erforderliche Spezialdiagnostik und Differenzialdiagnostik. Darüber hinaus ist dem Umstand Rechnung zu tragen, dass sich nicht nur z.B. in Berlin, sondern auch in anderen Kommunen Schwerpunktpraxen für die Diagnostik gerontopsychiatrischer Patienten etabliert haben. Die Entwicklung weiterer Schwerpunktpraxen in der Fläche ist durch geeignete Maßnahmen zu fördern. Konfrontation bzw. die Entwicklung konkurrierender Systeme sind kontraproduktiv und im Hinblick auf die eingangs skizzierten Versorgungsprobleme nicht hinnehmbar. Gerade die Formulierung klinischer Behandlungspfade ist ein probates Instrument konstruktive Lösungsansätze gemeinsam zu entwickeln. Dies wäre auch ein erster und richtiger Schritt im Sinne eines anzustrebenden Qualitätsmanagements. Nur durch die Darlegung der Qualität unter Berücksichtigung der angesprochenen klinischen Behandlungspfade wird es im übrigen für alle Beteiligten möglich sein, geeignete Verträge mit den Kostenträgern zu begründen und abzuschließen. Dabei muss allerdings auch deutlich gemacht werden, dass mit den jetzigen starren Budgets, sei es im Hinblick auf die Honorierung, aber auch im Hinblick auf die Behandlungsbudgets eine qualitativ hochwertige gerontopsychiatrische Versorgung in keinem Versorgungssektor geleistet werden kann. Gerade in der aktuellen Diskussion um den Einsatz und die Finanzierung der modernen Antidementiva zeigen sich die Gefahren, die der Psychiatrie bzw. der Gerontopsychiatrie, vor allem aber den zu versorgenden Patienten durch die gegenwärtige Kostendiskussion drohen. Schon jetzt sind aber die psychiatrischen Patienten und insbesondere unter anderem die gerontopsychiatrischen Patienten diejenigen, die sich gegenüber Reformen und Spareifer am wenigsten wehren können.

Meine Damen und Herren, wie Sie meinen Ausführungen unschwer entnehmen konnten, plädiere ich für den Berufsverband Deutscher Nervenärzte vehement für eine gute Kooperation zwischen den in der Versorgung gerontopsychiatrischer Patienten beteiligten Ärzte, sei es zwischen Haus- und Fachärzten im vertragsärztliche Sektor wie auch zwischen Vertragsärzten und Klinikärzten.

Konkurrenz bzw. Konfrontation, sei es aus narzisstischen oder auch pekuniären Gründen schadet nicht nur den genannten Arztgruppen – sei es in der Außenwirkung oder in bezug auf das Leistungsentgelt –, konterkarieren aber vor allem die berechtigten Bedürfnisse der zu versorgenden Patienten und ihrer Angehörigen.

Institutsambulanz Gerontopsychiatrie: Beispiel Düsseldorf

B. Höft

Die Einrichtung psychiatrischer Institutsambulanzen war eine der zentralen Forderungen der Psychiatrie-Enquete 1975. Im Jahre 1976 folgte die gesetzliche Umsetzung mit der Verpflichtung der kassenärztlichen Vereinigung zur Ermächtigung der Fachkrankenhäuser, seit 1986 auch der psychiatrischen Fachabteilungen an Allgemeinkrankenhäusern. Nach einer Umfrage der Bundesarbeitsgemeinschaft der Träger Psychiatrischer Krankenhäuser gab es 1998 ca. 120 Institutsambulanzen an Fachkrankenhäusern und ca. 50 Institutsambulanzen an psychiatrischen Abteilungen.

Seither zeigte sich, wie wichtig Institutsambulanzen in ihrer multiprofessionellen Arbeitsweise und ihrer Mittlerfunktion für viele schwer psychisch Kranke sind.

Dies gilt in besonderer Weise für psychisch kranke ältere Menschen.

Dies soll beispielhaft an der Entwicklung der Institutsambulanz Gerontopsychiatrie der Rheinischen Kliniken/Psychiatrische Kliniken der Heinrich-Heine-Universität Düsseldorf aufgezeigt werden.

Die Institutsambulanz der gerontopsychiatrischen Abteilung ist Teil der psychiatrischen Institutsambulanz der Klinik gemäß der aktuell gültigen Vereinbarung nach § 118 SGB V.

In dieser Vereinbarung ist geregelt, dass insbesondere „Kranke behandelt werden sollen, die wegen der Art, der Schwere und der Dauer ihrer Erkrankung eines solchen besonderen krankenhausnahen Angebotes bedürfen". Besondere Bedeutung hat dabei die Gewährleistung einer Behandlungskontinuität, andere Versorgungsangebote müssen unzureichend sein (Spengler et al. 2001).

Dabei soll ein komplexes psychiatrisch-psychotherapeutisches diagnostisches und therapeutisches Leistungsspektrum entsprechend dem anerkannten Stand der medizinischen Erkenntnisse als *Komplexleistung* vorgehalten werden.

Auftrag ist auch die Kooperation mit den übrigen regionalen Versorgungsangeboten und den Selbsthilfeorganisationen vor Ort.

Bevor über die Arbeit der Institutsambulanz berichtet wird, einige Daten zum Umfeld der Arbeit: Die Landeshauptstadt Düsseldorf hat ca. 570.000 Einwohner, davon sind 138.000 älter als 60 Jahre. Ca. 1/3 der Bürger, die älter als 60 Jahre sind, leben in Single-Haushalten.

Auf der Basis epidemiologischen Wissens muss davon ausgegangen werden, dass ca. 28.000 ältere Bürger unter behandlungsbedürftigen psychischen Störungen leiden, davon ca. 13.000 an Demenzerkrankungen (Gesundheitsbericht zur Gerontopsychiatrischen Versorgung, Gesundheitskonferenz Düsseldorf, 2002).

6000 Betroffene erhalten Leistungen aus der gesetzlichen Pflegeversicherung, 2450 davon bei Pflegebedürftigkeit infolge psychischer Erkrankung (Bericht der Pflegekonferenz zu Perspektiven der Pflege psychisch kranker älterer Bürger Düsseldorfs (im Druck).

Derzeit gibt es zwei Gerontopsychiatrische Kliniken, zwei Geriatrische Kliniken, alle mit Tageskliniken und rund 50 niedergelassene Nervenärzte in der Landeshauptstadt.

Die Arbeit der Institutsambulanz Gerontopsychiatrie startete im III. Quartal 1999 mit einer 1/2 Arztstelle in Anbindung an die gerontopsychiatrische Tagesklinik. In dieser Anfangszeit galt für alle behandelten Patienten die Gewährleistung der Behandlungskontinuität in der Nachsorge nach stationärer Behandlung in der gerontopsychiatrischen Abteilung.

Inzwischen besteht das multiprofessionelle Team aus 2 Vollbeschäftigtenstellen (VB), die mit Fachärzten besetzt sind, 2 VB Fachpflegekräften und anteilig einer Stelle für eine klinische Psychologin mit ca. 1/8 VB sowie anteilig der Arbeit einer Sozialarbeiterin mit ¼ VB.

In der folgenden Übersicht (Abbildung 1) ist die Entwicklung der Patientenversorgung dargestellt.

Abbildung 1: Entwicklung der Fallzahlen, 1999-2002, Institutsambulanz Gerontopsychiatrie, Rhein. Kliniken/Psychiatrische Klinik HHU,
Düsseldorf

	Fälle	Besuche	Patienten
IV. Quartal 99	70		
IV. Quartal 00	160		
IV. Quartal 01	303		
IV. Quartal 02	386		
Gesamt 00	460	1.385	240
Gesamt 01	1.058	3.549	444
Gesamt 02	1.519	4.872	646

Bereits im Jahr 2000 wurden 240 Patienten behandelt, im Jahr 2002
schon 664 Patienten, das bedeutet eine Steigerung um 150%.

Pro Quartal wurden in 2002 zwischen 330 und 380 Patienten behandelt, diese Patienten wurden im Durchschnitt häufiger als dreimal im
Quartal gesehen.

Grundlage der Abrechnung für Diagnostik und Behandlung sind die
führenden Diagnosen nach ICD-10 (Abbildung 2).

Abbildung 2: Diagnosenspektrum der Gerontopsychiatrischen Institutsambulanz; Rheinische Kliniken/Psychiatrische Klinik der HHU
Düsseldorf

Diagnosenspektrum (Fälle N=1494, 2002):
* Organische einschl. symptomat. Störungen/
  Demenzen   61 %
* Depressive Störungen   17 %
* Chronische Psychosen   7 %
* Neurotische, Belastungs- und
  Angststörungen   4 %
* andere   11 %

Die Auswertung zeigt, dass ca. 61% der Patienten an Demenzerkrankungen leiden, ca. 17% an depressiven Störungen, ca. 7% an chronischen Psychosen und ca. 4% an Neurotischen (z.B. Angsterkrankun-
gen), Belastungs- und somatoformen Störungen. Die restlichen 11%
setzen sich aus unterschiedlichen Krankheitsdiagnosen zusammen,
wie z.b. Schlafstörungen, spezifischen Persönlichkeitsstörungen, ma-
nischen Episoden, oder Intelligenzminderung mit Verhaltensstörungen. Suchterkrankungen machen einen verschwindenden Anteil der
Patienten unserer Institutsambulanz aus, da es im Hause eine spezielle Suchtambulanz gibt.

Die Fallzahlen für ausgewählte Diagnosen in 2001 und 2002 zeigt
Abbildung 3.

Abbildung 3: Fallzahlen bei ausgewählten Diagnosen der Institutsambulanz
Gerontopsychiatrie Rhein. Kliniken/Psychiatrische Klinik HHU,
Düsseldorf

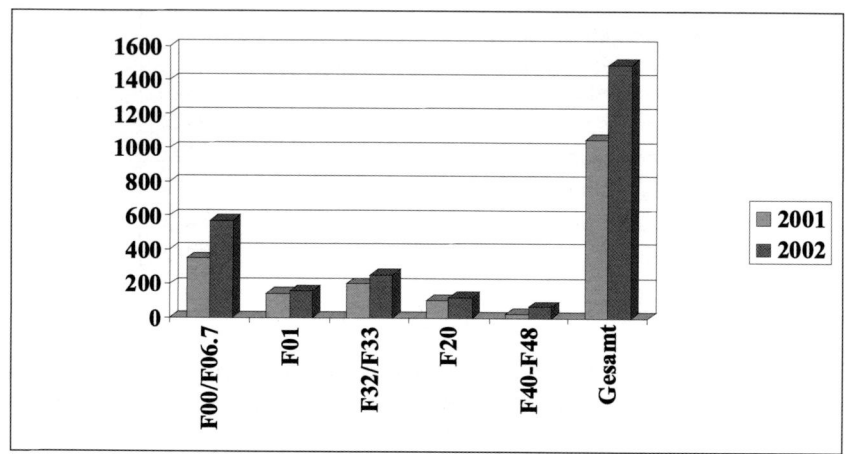

85% aller Patienten kommen aus dem Stadtgebiet Düsseldorf, die restlichen 15% aus dem engeren Umkreis.

Im VI. Quartal 2002 lebten von 386 Patienten 173 als Bewohner in stationären Pflegeeinrichtungen, das entspricht einem Anteil von 44%.

Im Vergleich zu anderen Institutsambulanzen zeichnet sich damit die Institutsambulanz Gerontopsychiatrie in Düsseldorf durch einen hohen Anteil solcher Menschen aus, die allein in ihrer eigenen Wohnung bzw. mit Unterstützung ihrer pflegenden Angehörigen zu Hause leben.

Dieses Verhältnis steht in engen Zusammenhang mit drei verschiedenen Gruppen von Demenzerkrankten, die sich durch die Aufgabenstellung an die Ambulanz unterscheiden lassen.

1. Bei der ersten Gruppe handelt es sich um „jüngere" ältere Patienten (ca. 50-75 Jahre) zur Frühdiagnostik demenzieller Syndrome. Die Vorstellung geschieht meist auf Initiative der Betroffenen oder Angehörigen. Ein weiterer Vorstellungsgrund bei bereits diagnostizierter „beginnenden Demenzerkrankung im höheren Lebensalter" ist die noch ausstehende Behandlung mit Antidementiva. Im Rahmen der Differentialdiagnostik leichter kognitiver Störungen fallen immer wie-

der auch internistische bzw, neurologische Krankheitsbilder wie epileptische Störungen, aber auch Fälle mit bislang nicht diagnostizierter Suchterkrankung und beginnendem amnestischem Syndrom auf.

2. Eine weitere Gruppe von Patienten kommt mit der Anforderung der differenzialdiagnostischen Abgrenzung Demenz/Depression.

Meist handelt es sich um Patienten mit depressiven Störungen, die aufgrund der im Vordergrund stehenden, subjektiv als sehr beängstigend erlebten kognitiven Leistungsbeeinträchtigungen als Ursache eine Demenz befürchten.

3. Die sicherlich größte Patientengruppe sind die weit fortgeschrittenen Demenzerkrankungen mit schweren Verhaltensauffälligkeiten, insbesondere mit motorischer Unruhe. Diese Patienten leben nicht selten bereits in Pflegeeinrichtungen.

Depressive Patienten profitieren von der differenzierten Diagnostik und bei rezidivierenden Störungen durch die Behandlungskontinuität.

Genau dem Anforderungsprofil einer Institutsambulanz entspricht die Gruppe der chronisch psychisch Kranken, insbesondere der Menschen mit chronisch verlaufenden paranoid-halluzinatorischen Störungen.

Im Rahmen der Pauschalvergütung (Komplexleistung) von derzeit 178,73 Euro wird eine multidimensionale, störungsspezifische Diagnostik erbracht und ein multimodaler Therapieplan verwirklicht.

Darin ist die ausführliche Anamnese und Fremdanamnese und die regelmäßige Erhebung des psychopathologischen Befundes ebenso enthalten wie differenzierte testpsychologische Untersuchungsverfahren, Bildgebung, Laboruntersuchungen, Liquordiagnostik, psychiatrisch-psychotherapeutische Behandlung einschließlich umfangreicher Beratung zu fachpflegerischen Interventionen und deren längerfristiger Anpassung an die individuellen Störungen und Ressourcen. Wichtig ist immer die Begleitung und Unterstützung der Betroffenen und ihrer, selbst oft bereits hochaltrigen, Angehörigen bei der Umsetzung der Maßnahmen.

Neben dem hohen Anteil von Düsseldorfer Bürgerinnen und Bürgern, die in die ambulante Behandlung aus der eigenen Wohnung kommen, bildet die zugehende Behandlung schwerst demenzkranker und verhaltensauffälliger Menschen in Altenpflegeeinrichtungen einen Schwerpunkt der Arbeit.

Zur Zeit werden Patienten in acht Pflegeeinrichtungen mit ca. 170 Patienten in jedem Quartal versorgt. Gerade diese Menschen benötigen aufgrund der Schwere der Erkrankungen eine zugehende ärztliche Versorgung.

Ein regelmäßiges Aufsuchen der Pflegeeinrichtungen hat sich als wichtig herausgestellt. Derzeit mindestens in 14-tägigen Rhythmus werden die Bewohner in den jeweiligen einzelnen Wohnbereichen eines Heimes besucht. Neben der unerlässlich wiederholten Erhebung des psychopathologischen Befundes zur Einschätzung der Wirksamkeit verordneter Therapeutika und einer Anpassung der Medikation, ist eine zugehende Beratung und Anleitung der Pflegekräfte und die Vereinbarung konkreter pflegerischer Interventionen im Rahmen der ganzheitlichen Pflegeplanung dringend erforderlich.

Grundlage für den letztgenannten Aspekt bilden die Empfehlungen für Leistungsstandards in der gerontopsychiatrischen Pflege, Höft et al. 1999.

Wünschenswert ist die Erweiterung der Komplexleistung durch zusätzliche störungsspezifische Behandlungsverfahren wie den individuellen Einsatz von Hirnleistungstrainingsprogrammen und Entspannungsverfahren, deren Finanzierung durch das aktuelle Budget nicht gedeckt ist.

Ohne „gelebte" Vernetzung und Kooperation mit den verschiedensten Leistungsangeboten wie ambulanten Pflegediensten, Ergotherapeuten, Krankengymnasten, Tages- und Nachtpflegeeinrichtungen, kommunalem Pflegebüro, Richtern am Amtsgericht, Alzheimer-Gesellschaft Düsseldorf-Mettmann, Sozialpsychiatrischem Dienst, Pflegekonferenz etc. würde die Arbeit der Institutsambulanz rund um die Diagnostik, Therapie, Betreuung und psychiatrischer Pflege psychisch kranker älterer Menschen nicht gelingen.

Dies gilt auch für Beratungsaufgaben, deren Nachfrage ständig steigt. Die Beratung geschieht teils telefonisch, meist jedoch im persönlichen Gespräch. Die Themen reichen vom Erhalt psychischer Gesundheit im Alter über Vorsorgevollmachten/gesetzliche Betreuungen bis hin zur Begutachtung der Pflegebedürftigkeit nach SGB XI.

Darüber hinaus leistet die Institutsambulanz Gerontopsychiatrie Supervision für Pflegeeinrichtungen, die Mitarbeiter bieten Fortbildungsveranstaltungen zu Fachthemen, z.B. für Pflegekräfte an.

Dieser weite Aufgabenbereich entspricht praktisch bereits der Umsetzung der Funktion eines Gerontopsychiatrischen Zentrums als Motor der gemeindenahen alterspsychiatrischen Versorgung. Verhandlungen über die Finanzierung dieser wichtigen Leistungen mit verschiedenen Kostenträgern werden geführt.

In Düsseldorf fehlen derzeit (noch) sogenannte „niederschwellige" Angebote nach Pflegeleistungs-Ergänzungsgesetz/SGB XI.

Der Aufbau von Betreuungsgruppen für Demenzkranke zur Entlastung pflegender Angehöriger als trägerübergreifende Einrichtung als vordringliche Aufgabe ist unter Einbeziehung der Institutsambulanz in der Planung.

In der Rückschau ist für die schnelle Zunahme der Fallzahlen in den vergangenen drei Jahren neben der Qualität der Leistung vor allem auch die Personalkontinuität sowohl bei ärztlichen Mitarbeitern als auch bei den Pflegefachkräften des multiprofessionellen Teams ausschlaggebend.

Sie ist essentiell für das Vertrauen, dass ältere psychisch kranke Menschen und ihre Angehörigen für den Aufbau einer therapeutischen Beziehung benötigen und schätzen. Zudem ist die personelle Kontinuität Voraussetzung für eine optimierte Behandlung und Begleitung bei der Umsetzung von Interventionen in den Alltag sowohl in der häuslichen Situation als auch in stationären Altenhilfeeinrichtungen unter längerfristiger Perspektive, wie sie gerade die ausgewählte Patientenklientel der Ambulanz benötigt.

Damit schließt die Institutsambulanz für die dargestellten Patientengruppen eine Lücke im Versorgungsnetz und trägt durch die dargestellte, „gelebte" Kooperation dazu bei, das Versorgungsnetz noch dichter zu weben.

Literatur

Arbeitsgruppe „Pflege in der Gerontopsychiatrie" der Pflegekonferenz Düsseldorf (Hg.) (2003) Perspektiven der Pflege psychisch kranker älterer Menschen in Düsseldorf, im Druck

Düsseldorfer Gesundheitskonferenz (Hg.) (2002) Gesundheitsbericht zur Gerontopsychiatrischen Versorgung in Düsseldorf

Höft B/Landesärzte für Gerontopsychiatrie (Hg.)(1999) Empfehlungen für Leistungsstandards in der gerontopsychiatrischen Pflege. Psychosoziale Arbeitshilfen 13, Psychiatrie-Verlag, Bonn

Spengler A, Lorenzen H, Egetmeier A (2001) Institutsambulanzen an psychiatrischen Abteilungen – eine Übersicht zur neuen Gesetzes- und Vertragslage. Spektrum der Psychiatrie, Psychotherapie und Nervenheilkunde, 30(4):79-84

Aufgaben und Stellung der gerontopsychiatrischen Institutsambulanz im Gerontopsychiatrischen Zentrum

A. Hiedl

Institutsambulanz

Die Idee des gerontopsychiatrischen Zentrums ist die ausreichende Versorgung psychiatrisch erkrankter älterer Mitbürger, v.a. die Versorgung derjenigen, denen es nicht möglich ist, regulär Arztpraxen aufzusuchen, die in Heimen leben oder zuhause gepflegt werden müssen.

Schon die Psychiatrie-Enquete von 1975 empfahl für jedes Standardversorgungsgebiet von ca. 250000 Einwohnern die Einrichtung eines gerontopsychiatrischen Zentrums. Diese Empfehlung wurde von der Expertenkommission der Bundesregierung 1988 bekräftigt.

Um möglichst vielen psychisch kranken älteren Menschen eine bedürfnisorientierte und effektive Diagnostik, Behandlung, Rehabilitation und Betreuung zu gewährleisten, die eine Institutionalisierung verhindert oder möglichst weit hinausschiebt, wird das gerontopsychiatrische Zentrum als Motor einer regionalen, auf die Ausweitung ambulanter Elemente ausgerichteten Versorgungsstruktur, gesehen.

Ein gerontopsychiatrisches Zentrum besteht aus einer Ambulanz und einer Tagesklinik, die an die gerontopsychiatrische Station einer psychiatrischen Klinik oder Abteilung angeschlossen sind oder eng mit ihr zusammenarbeiten, sowie Einrichtungen der Altenberatung. Allgemeine Aufgaben sind neben der psychiatrischen Versorgung älterer psychisch kranker Menschen auch Fort- und Weiterbildung der in der Gerontopsychiatrie und Altenhilfe tätigen Berufsgruppen sowie praxisorientierte Forschung.

Im Zentrum steht ein von der Expertenkommission im einzelnen empfohlener Veränderungsprozess von einer tendenziell auf stationäre Behandlung und Versorgung ausgerichteten Gerontopsychiatrie zu

einem die ambulanten Strukturen favorisierenden Konzept der gerontopsychiatrischen Versorgung.

Das Konzept beinhaltet die Grundsätze „ambulant vor teilstationär,
teilstationär vor stationär". Gemäß diesem Grundsatz kommt der Institutsambulanz innerhalb des gerontopsychiatrischen Zentrums eine
besondere Bedeutung zu.

Die Aufgaben einer gerontopsychiatrischen Institutsambulanz orientieren sich an den gesetzlichen Vorgaben des §118 SGB V.

In Bayern wurde 1996 vom Verband der Bayerischen Bezirke als ver-
tretende Vereinigung der Bezirkskrankenhäuser und psychiatrischen
Abteilungen an Allgemeinkrankenhäusern ein Vergütungssystem mit
den Landesverbänden der Krankenkassen erarbeitet. Ziele, Patientengruppen, Patientenzugang sowie Leistungsinhalte wurden in der
dazugehörigen Vereinbarung im Jahr 2002 neu definiert. Dement-
sprechend sollen vor allem Patienten behandelt werden, die in anderen Versorgungsstrukturen nicht angemessen erreicht werden. Bezogen auf das Klientel gerontopsychiatrischer Patienten sind es in der
Praxis vor allem Demenzkranke in fortgeschrittenem Krankheitsstadium, die vorrangig in einer gerontopsychiatrischen Institutsambulanz
behandelt werden. Darüberhinaus erfolgt in manchen Ambulanzen im
Rahmen einer speziellen Gedächtnissprechstunde die diagnostische
Abklärung von Gedächtnisstörungen.

Anlass einer vom Hausarzt gewünschten Mitbehandlung sind häufig
psychische Auffälligkeiten, deren Behandlung einerseits seine medizinische Fachkompetenz überschreitet, und die andererseits, aufgrund
der Ausprägung der Symptomatik, mit z.B. Verhaltensauffälligkeiten,
ein Verbleiben des Patienten zuhause bzw. in einer Einrichtung der
Altenhilfe gefährden. Neben der Einleitung angemessener Therapiemassnahmen sind insbesondere wichtig die Klärung des Unterstüt-
zungsbedarfs, sowie die Einleitung und Vermittlung entsprechender
Hilfen. Die Vermeidung einer stationär-psychiatrischen Behandlung ist
beim älteren Patienten von hoher Relevanz, möglicherweise noch
entscheidender als beim jüngeren Patienten. Das Verbleiben in der
gewohnten Umgebung ist nicht nur den Bedürfnissen älterer Menschen angemessener, eine Umorientierung von einem vertrauten zu
einem relativ fremden räumlichen und sozialen Umfeld kann die Entwicklung der Krankheitssymptomatik ungünstig beeinflussen. Eine
ambulante Behandlung trägt darüber hinaus bei zum tendenziellen

Erhalt einer selbständigen Lebensführung – wenngleich mit Unterstützung –, und zur verstärkten Aktivierung von Handlungskompetenzen.

Ein spezifischer Aspekt einer gerontopsychiatrischen Ambulanz im Vergleich zur Struktur einer allgemeinpsychiatrischen Ambulanz ist die erforderliche enge Zusammenarbeit mit dem Hausarzt – aus naheliegenden Gründen: Es werden Patienten mit Multimorbidität behandelt, häufig mit einer internistischen Multimedikation. Die Kooperation mit niedergelassenen Allgemeinmedizinern und, weniger häufig auch mit Internisten, ist von großer Bedeutung, weil nahezu alle alten Menschen von diesen Fachgruppen, vorrangig von Allgemeinmedizinern, behandelt werden, deren gerontopsychiatrische Fachkompetenz aber in der Regel begrenzt sein dürfte. Im Rahmen der Zusammenarbeit mit den Hausärzten kann deren gerontopsychiatrische Kompetenz wiederum gefördert werden, was in Hinblick auf die prognostizierte Zunahme gerontopsychiatrisch Erkrankter und dem damit verbundenen medizinischen Versorgungsbedarf zukünftig von großer Bedeutung sein wird.

Da ein hoher Anteil älterer Menschen mit psychischen Auffälligkeiten in Allgemeinkrankenhäusern behandelt wird, kann eine gerontopsychiatrische Zentrums-Ambulanz durch ihre aufsuchende konsiliarische Tätigkeit die Versorgung dieses Klientels verbessern.

Der Vorteil der engen Zusammenarbeit mit der Tagesklinik des gerontopsychiatrischen Zentrums ist die kurzfristig mögliche teilstationäre Behandlung zur Krisenintervention, zur Behandlung kooperationsunfähiger Patienten, zur intensiveren Überwachung einer medikamentösen Einstellung und Beurteilung eventuell auftretender Medikamentenneben- oder -wechselwirkungen, zum besseren Erkennen und Fördern von Ressourcen der Patienten und zur zeitweiligen Entlastung pflegender Angehöriger.

Durch die Verbindung ambulanter und teilstationärer Versorgung in einem gerontopsychiatrischen Zentrum kann die Kommunikation zwischen den Mitarbeitern direkt und kurzfristig erfolgen. Dies ermöglicht eine zeitnahe und umfassende Übergabe der patientenbezogenen Probleme ohne relevanten Informationsverlust und reduziert auf diese Weise die häufig auftretende Schnittstellenproblematik.

Neben der Vermeidung stationärer Behandlungen ist es eine spezifische Aufgabe der Ambulanz, ein ambulantes Versorgungsnetz zu e-

tablieren, das eine Heimaufnahme verhindern oder zumindest hinaus-
zögern kann.

Dies ist nicht möglich ohne enge Zusammenarbeit mit den pflegenden
Angehörigen oder anderen pflegenden Personen. Der Beitrag einer
Zentrums-Ambulanz besteht in der Organisation einer das familiale
Unterstützungssystem ergänzenden und entlastenden Einbeziehung
professioneller Helfer, aber auch in Form von Aufklärung über gerontopsychiatrische Krankheitsbilder und deren Behandlung, sowie über
spezielle Umgangsprobleme mit psychisch kranken älteren Menschen.

Eine weitere Aufgabe einer gerontopsychiatrischen Institutsambulanz
ist die Weiterbildung der in der Gerontopsychiatrie und Altenhilfe tätigen Berufsgruppen, ebenfalls im Sinne der Förderung gerontopsychiatrischer Kompetenz.

Die Zusammensetzung des multiprofessionellen Teams innerhalb einer gerontopsychiatrischen Institutsambulanz unterscheidet sich möglicherweise je nach Struktur einer Region (Nervenarztdichte, ländliche
oder städtische Strukturen) und sollte dem Bedarf einer zu versorgenden Region angepasst werden.

Die häufig geforderte vorrangige pflegerische Betreuung eines chronisch kranken Patientenklientels deckt sich häufig nicht mit den tatsächlichen personellen Verhältnissen in gerontopsychiatrischen Institutsambulanzen und dem dahinterstehenden Versorgungsbedarf.

Um das Ziel einer ambulanten Versorgung eines psychisch kranken
älteren Menschen zu erreichen, und stationär-psychiatrische Aufent-
halte zu reduzieren oder sogar zu vermeiden, sind primär im Rahmen
einer ärztlichen Intervention eine diagnostische Abklärung und die
Einleitung effektiver Therapiemassnahmen, einschließlich einer an-
gemessenen psychopharmakologischen Therapie erforderlich. Gemäß den gesetzlichen Vorgaben des §118 SGBV sind es die schwer
und chronisch kranken Patienten, die von einer Institutsambulanz zu
behandeln sind. Dies bedeutet in Hinblick auf gerontopsychiatrische
Patienten, dass vor allem Demenzkranke, häufig mit Verhaltensauffälligkeiten, zur Behandlung überwiesen werden. Bei diesem Klientel ist
eine ambulante Behandlung nur dann erfolgverprechend, wenn der
Behandlungsbeginn, der mit einer ärztlichen Untersuchung und An-
ordnung von Therapiemassnahmen einhergeht, rasch erfolgen kann,
um eine krisenhafte Zuspitzung der Symptomausprägung zu verhin-

dern. Lange Wartezeiten, zum Beispiel aufgrund knapper personeller Ressourcen, führen dazu, dass Patienten letztlich notfallmäßig vom Hausarzt zur stationären Behandlung in die psychiatrische Klinik eingewiesen werden, oder die notfallmäßige Klinikeinweisung von überforderten pflegenden Angehörigen oder Mitabeitern von Einrichtungen der Altenhilfe veranlasst wird.

Sinnvolle Arbeit einer gerontopsychiatrischen Institutsambulanz kann nur bei aufsuchender und zugehender Tätigkeit der einzelnen Berufsgruppen geleistet werden. Dies stellt ein spezifisches Angebot der Ambulanz innerhalb des gerontopsychiatrischen Zentrums dar.

Ein wesentlicher Faktor ist dabei die Bereitschaft des Behandlungsteams je nach der im Vordergrund stehenden Problematik flexibel und zielgerichtet die fachliche Kompetenz der jeweiligen Berufsgruppe einzubringen, eine Modifizierung des Behandlungskonzepts mitzugestalten, wenn sich zum Beispiel, wie es bei älteren Patienten nicht selten der Fall ist, der Unterstützungsbedarf des Patienten verändert.

Eine derartig flexible Arbeitsweise des Behandlungsteams ist ein besonderer Aspekt der Konzeption einer Ambulanz im Vergleich zu eher vorgegebenen Abläufen im stationären oder teilstationären Behandlungssetting.

Darüberhinaus erweist sich die ausschließliche oder so weit als mögliche ambulante Behandlung gegenüber einer tagesklinischen Behandlung bei der Gruppe von Patienten als vorteilhaft, für die die täglich notwendige räumliche und soziale Umorientierung einen negativen Enfluss auf die Ausprägung und Entwicklung der Krankheitssymptomatik hat.

Der wesentliche Unterschied zur Beratungsstelle des gerontopsychiatrischen Zentrums ist der Behandlungsauftrag einer Ambulanz.

In Anbetracht der prognostizierten demographischen Entwicklung mit einer Zunahme des Bevölkerungsanteils hochbetagter Menschen werden psychische Erkrankungen im Alter, vor allem Demenzen und depressive Störungen, voraussichtlich eine immer wichtigere Rolle im Bereich der psychiatrischen Versorgungsstrukturen spielen. Inwieweit diesem Versorgungsbedarf Rechnung getragen werden kann, hängt unter anderem von der Entwicklung effektiver und finanzierbarer ambulanter gerontopsychiatrischer Versorgungskonzepte ab, die fachliche Kompetenz beinhalten und ein zugehendes Behandlungssetting anbieten mit der Bereitschaft zur Durchführung von Kriseninterventionen.zudem sollten entsprechende Konzepte zur Entlastung familialer Unterstützungssysteme beitragen, sowie die gerontopsychiatrischen Kompetenzen von Allgemeinärzten und Mitarbeitern der Altenhilfe durch Fortbildung fördern.

Unter diesen Aspekten kann eine gerontopsychiatrische Ambulanz bei ausreichender personeller Ausstattung ein größeres Patientenklientel erreichen und sich gegenüber teilstationären Konzepten als die flexiblere, das häusliche Versorgungssetting flankierende Behandlungsform erweisen. Vor diesem Hintergrund erscheint der bereits von der Psychiatrie-Enquete geforderte flächendeckende Aufbau von gerontopsychiatrischen Ambulanzen als eine Chance zur bedürfnisorientierten Versorgung psychisch kranker älterer Menschen.

Literatur

Beyreuther K, Einhäupl K, Förstl H, Kurz (2002): Demenzen. 1.Aufl. Thieme, Stuttgart, NewYork

BMJFFG (1975): Bericht zur Lage der Psychiatrie in der Bundesrepublik Deutschland.Zur psychiatrischen und pschotherapeutisch/psychosomatischenVersorgung der Bevölkerung (Psychiatrie-Enquete). BT-Drucksache 7/4200

BMJFFG (HG) (1988):Empfehlungen der Expertenkommission der Bundesregierung zur Reform der Versorgung in psychiatrischem und psychotherapeutisch/psychosomatischem Bereich auf der Grundlage des Modellprogramms Psychiatrie der Bundesregierung vom 11.Nov.1988,Bonn

Deutsche Gesellschaft für Public Health (1999): Public Health Forschung in Deutschland. Huber, Bern, Göttingen, Toronto, Seattle

Deutscher Bundestag(2002): Vierter Bericht zur Lage der älteren Generation in der Bundesrepublik Deutschland.BT-Drucksache 14/8822

Förstl H(1997): Lehrbuch der Gerontopsychiatrie. 1.Aufl.. Enke, Stuttgart

Förstl H(2001): Demenzen in Theorie und Praxis. 1.Aufl.. Springer, Berlin, Heidelberg, New York

Förstl H (2001): Therapie neuropsychiatrischer Erkrankungen imAlter.1.Aufl..Urban&Fischer, München, Jena

Hallhuber J, Kurz A (2002): Weißbuch Demenz. 1.Aufl.. Thieme, Stuttgart, New York

Kisker K, Lauter H, Meyer J-E, Müller C, Strömgren E (1989): Alterspsychiatrie.3.Aufl.., Springer, Berlin, Heidelberg, New York

SGB V, Gesetzliche Krankenversicherung (2002). 11.Aufl.. DTV, München

Social invest consult (2001): Modellprojekt Gerontopsychiatrischer Verbund Schwaben, Abschlussbericht

Der Gerontopsychiatrische Konsiliar- und Liaisondienst an der Psychiatrischen Universitätsklinik Zürich/Gerontopsychiatrisches Zentrum Hegibach

M. Kirsten-Krüger & U. Schreiter-Gasser

Ein 86jähriger Mann weint das erste Mal in seinem Leben, wünscht sich den Tod und will nicht kooperieren.

Er leidet schon längere Zeit an schweren arthritischen Schmerzen, die seine Mobilität und damit seine Unabhängigkeit sehr reduzieren.

Diese wäre jedoch unbedingt notwendig, um die inzwischen das gemeinsame Leben stark beeinträchtigenden kognitiven Einbussen seiner Ehefrau auszugleichen.

Ausserdem hat er gerade noch die Diagnose einer arteriellen Hypertonie erhalten, wird auf neue Medikamente eingestellt und hat das Gefühl, das Ganze finanziell nicht mehr bewältigen zu können.

Dieser Mann hat wahrhaftig 1000 Gründe, depressiv zu reagieren, eine antidepressive medikamentöse Behandlung zu erhalten, aber – er will nicht.

Eine andere Möglichkeit böte sich noch, wenn er zur Behandlung seiner Schmerzen ins Spital ginge. Das würde er zwar gerne, hat jedoch Angst, seine Frau alleine zu lassen.

Die Spitexschwester bemerkt in ihrem Bericht: „...Unruhe, Angst, Essensverweigerung und „noncompliance" der beiden alten Leute in Bezug auf die Ratschläge der Aerzte...".

Das ist der Stoff für den **Konsiliar- und Liasondienst** in der Geriatrie.

- *Wie* kann der Mann verstehen, was er eigentlich braucht?

- *Wer* soll direkt eingreifen?

- *Pharmakotherapie* für die Depression?

- Psychotherapie?
- Einbezug der *Familie*?
- *Supervision* der Spitex für ein besseres Verständnis im Umgang?
- Kardiale Rehabilitation oder eine Kombination von allem?
- Hat er eine *Patientenverfügung* unterschrieben?
- Wie will er sterben, welche *Interventionen* will er noch zulassen, *weiss* er das überhaupt?
- Ethische Bedenken der Behandler?

Abbildung 1: Zusammenfassende Indikatoren des Gesundheitszustandes von Betagten pro 100 Personen derselben Alters- und Geschlechtsgruppe

	selbstwahrgenommene Gesundheit nicht gut		psychisches Wohlbefinden nicht gut 1)		Mind 4 leichte oder starke Beschwerden 2)	
	Männer	Frauen	Männer	Frauen	Männer	Frauen
64-74 Jahre	21.4	31.8	11.4	20.5	30.7	51.1
75+ Jahre	27.9	37.7	15.1	18.6	31.9	52.3
65+ Jahre	23.9	34.4	12.7	19.6	31.1	51.6

1) Angst als „nichtwahrgenommenes Symptom"
2) Kopf, - Glieder-, Rückenschmerzen, Schlaf- und Verdauungsstörungen, Herzklopfen usw.

Aus: Bundesamt für Statistik – Ergebnisse der Schweizerischen Gesundheitsbefragung von 1997

Der Behandlungsansatz in der Gerontopsychiatrie ist sehr komplex und kann als ein Abbild des Zusammenspiels der vielfältigen physischen, sozialen, und psychologischen Faktoren bei psychischen Erkrankungen der älteren Menschen verstanden werden (Abbildung 1). Natürlich wirkt sich das sehr auf den Therapiansatz aus,der niemals einfach und linear sein kann sondern immer mehrdimensional sein muss.

Psychiatrische Patienten im Allgemeinkrankenhaus

Fast jeder dritte Patient im Allgemeinkrankenhaus leidet an einer behandlungsbedürftigen psychischen Störung. Im Vordergrund stehen
dabei depressive Erkrankung sowie Angst- und Suchterkrankungen.

Abbildung 2: Epidemiologie psychiatrischer Morbidität im somatischen Krankenhaus: Jeder dritte Patient leidet an einer behandlungsbedürftigen psychischen Störung

	Oxford-Studie [a]	Lübeck-Studie [b]
	N = 343	N = 400
Alter	70 Jahre	66 Jahre
Männer:Frauen	51%:49%	52%:48%
Organisch bedingte Störungen	8,7%	16,5%
Major Depression	7,7% (5,1%)	4,1%
Angststörungen	5,8%	2,6%
Alkoholmissbrauch	5,4%	6,3%
Anpassungsstörungen	13,7%	8,7%
Dysthymie	Keine Daten	5,3%
Somatoforme Störungen	Keine Daten	3,3%

[a] Silverstone (1996): standardisiertes psychiatrisches Interview (Schedule for Clinical
Assessment in Neuropsychiatry, SCAN)

[b] Arolt et al. (1995): standardisiertes psychiatrisches Interview (Composite International
Diagnostic Interview, CIDI)

Nur bei etwa jedem zehnten betroffenen Patienten wird jedoch ein
Psychiater beratend hinzugezogen, wobei das Ziel ist, einen möglichst
praxisorientierten Zugang zur Diagnose und Behandlung in der speziellen Konsilsituation zu vermitteln.

Für die psychiatrische/psychotherapeutische Diagnostik und Therapie
von Patienten, die sich wegen einer körperlichen Erkrankung im somatischen Spital befinden, werden Konsiliarpsychiater von den primär
behandelnden Ärzten dann beratend hinzugezogen, wenn diese eine
therapiebedürftige psychische Störung vermuten oder erkennen. Der
tägliche Arbeitsdruck, mangelhafte Weiterbildung, aber auch Vorurtei-

le bei manchen Patienten sind der Grund dafür, dass nur bei ungefähr 10% aller Patienten, die unter einer behandlungsbedürftigen psychischen Störung leiden, ein Psychiater für ein Konsilium bemüht wird.

Nur an sehr wenigen Krankenhäusern besteht ein spezieller psychiatrisch/psychotherapeutischer Liaisondienst, der sich gegenüber dem klassischen Konsiliardienst dadurch auszeichnet, dass der Psychiater Teil des Behandlungsteams ist und regelmäßig Visiten aller Patienten der Station miterlebt. Auf diese Weise kann der Spezialist für psychische Erkrankungen selber entscheiden, welche Patienten einer psychiatrischen Diagnostik und Behandlung bedürfen, womit wesentlich mehr betroffenen Patienten eine Behandlungsmöglichkeit eröffnet wird.

Die Rahmenbedingungen für eine Behandlung psychischer Störung im Allgemeinkrankenhaus unterscheiden sich deutlich von denen in einer psychiatrischen Klinik oder im Ambulanzbereich. In der Regel steht die körperliche Erkrankung ganz im Vordergrund. Der Konsiliarpsychiater ist daher gezwungen, sein Behandlungsangebot der speziellen Situation anzupassen. Dann aber ergeben sich für die meisten psychiatrischen Erkrankungen sehr gute wirksame Therapiemöglichkeiten. Werden diese nicht genutzt, ist mit einer Chronifizierung und möglicherweise einer weiteren Verschlimmerung der psychischen Störung zu rechnen, was sich nicht zuletzt auch auf die Behandlung der körperlichen Erkrankung auswirken kann.

Weiterhin ermöglicht der Konsiliar- und Liaisondienst, dass die Patienten vor Ort, d.h. im somatischen Spital behandelt werden können und eine Verlegung in das psychiatrische Spital weitgehend vermieden werden kann.

Im Zürcher Psychiatriekonzept vom Februar 1999 (Seite 83) wurde bemerkt: Zitat: „...Die für alte Menschen besonders wichtige Integration der psychiatrischen Versorgung in die bestehenden sozialen und medizinischen Strukturen macht die Entwicklung einer subspezialisierten Konsiliar- und Liaisongerontopsychiatrie besonders wichtig."

Dieser Punkt ist nicht nur für die somatischen Spitäler bedeutungsvoll, sondern dient ebenso der grossen Anzahl von Alters-, Pflege- und Krankenheimen sowie den ambulant tätigen Betreuungsorganisationen wie der Spitex. Im Text heisst es hierzu: „...Für viele Problemstellungen in der Hausarztmedizin, im Spitexbereich sowie im Alters- und Pflegeheim reicht aber eine gute konsiliarische Beratung und eine adäquate liaisonpsychiatrische Unterstützung des Betreuungsteams aus, insbesondere wenn gleichzeitig auch Standards für eine adäquate psychiatrische Betreuung in Heimen und im Spitexbereich festgelegt werden".

Der Leitgedanke des gerontopsychiatrischen Konsiliar- und Liaisondienstes des GPZ lautet somit: *Das Hauptziel aller gerontopsychiatrischen Bemühungen ist es, den Wunsch praktisch aller alten Menschen zu unterstützen, so lange wie nur möglich in der **vertrauten Umgebung** (eigene Wohnung oder Haus) verbleiben zu können bzw. nach einer stationären Behandlung, die so kurz wie möglich gehalten werden soll, dorthin zurück zu gelangen. Das heisst mit anderen Worten, der Konsiliar- und Liaisondienst sorgt dafür, dass eine höchstmögliche wenn nicht optimale patientenadäquate Betreuung auch im somatischen Spital erfolgen kann, unter Vermeidung von Belastung der Angehörigen, Transportwegen und erhöhten Kosten. Die psychiatrische Hilfe wird in das medizinische Versorgungssystem integriert, Hemmschwellen werden abgebaut und die Forderung der Weltgesundheitsorganisation (WHO/1950) nach Gleichstellung von psychisch Kranken mit körperlich Kranken wird erfüllt.*

Konsiliar- und Liasontätigkeit in der Gerontopsychiatrie

Der gerontopsychiatrische Konsiliar- und Liaisondienst ist ein spezialisiertes Angebot des Gerontopsychiatrischen Zentrums Hegibach und betreut Patienten in somatischen Spitälern. Diese Tätigkeit hat ausschliesslich aufsuchenden Charakter und richtet sich inhaltlich nach dem Konzept der **direkten** und **indirekten** Betreuung (Dr. med. A. Erlanger 1972). Mit **direkter** Betreuung ist die medizinisch-psychiatrische sowie psychotherapeutische Behandlung und Betreuung des Kranken selber gemeint. Unter **indirekter** Betreuung verstehen wir die Betreuung und Beratung all jener Personen, welche ihrerseits direkt den gerontopsychiatrischen Patienten behandeln und umsorgen, als da sind Angehörige, Nachbehandelnde, weitere Laienhelfer sowie alle professionellen Helfer (Hausärzte, Spitexdienste, Gemeindeschwestern, Sozialdienst der Alters- und Pflegeheime, Pro Senectute und Ärzte und Pflegende in den somatischen Spitälern.

Wie schon in der Einleitung bemerkt, soll in der Gerontopsychiatrie eine enge Kooperation von gerontopsychiatrischen und somatischen ExpertInnen erfolgen bzw. eine altersorientierte medizinisch-psychiatrische Spezialisierung von Ärztinnen und Ärzten sowie Pflegepersonen gefordert werden, da ein wichtiges Charakteristikum der Gerontopsychiatrie oft die Polymorbidität, d.h. das Nebeneinanderbestehen von körperlichen und psychischen Problemen ist (Abbildung 3).

Abbildung 3:   Assoziation von depressiver Störung und somatischer Krankheit

Morbus Parkinson	33 %
Schlaganfall	25 % - 50 %
Karzinom	20 %
Myokardinfarkt	20 % - 50 %
Diabetes mellitus	24 %
Rheumatoide Arthritis	17 % - 40 %
Herztransplantation	15 %
Niereninsuffizienz	6 % - 27 %
Chronische Müdigkeit	20 % - 40 %

Die bestehende organisatorische Trennung zwischen der somatischen Medizin und der Gerontopsychiatrie erleichtert aber auch eine unterschiedliche Spezialisierung für somatische und psychiatrische Probleme und erscheint in Praxis so lange nicht von Nachteil, als die somatische und die psychiatrische Behandlung für die oft multimorbiden Alterskranken nach den gleichen Grundsätzen erfolgt. (Psychatriekonzept der Stadt Zürich 1999, Seite 32.)

Somatische Spitäler

Das Konsilium im Rahmen der direkten Patientenbetreuung steht hier im Vordergrund. In erster Linie geht es dabei um die psychiatrische Versorgung, psychologisch-psychosoziale Abklärung, psychotherapeutische Beratung sowie medikamentöse Therapien. Diese Dienstleistungen erfolgen primär in Notfällen oder zur Krisenintervention und müssen manchmal in Form einer liaisonpsychiatrischen Weiterbehandlung fortgeführt werden.

Triagefunktion

Der Triagefunktion kommt in der konsiliarpsychiatrischen Arbeit eine sehr grosse Bedeutung zu. Erfahrungen andernorts haben bewiesen, dass dadurch psychiatrische Hospitalisationen oftmals vermieden werden können. Die Indikation für eine psychiatrische Hospitalisation bzw. Verlegung sollte durch den Konsiliararzt im Sinne eines Übernahmekonsils gestellt werden. Diese Arbeit ermöglicht jederzeit und von Beginn an ein problemgerechtes und damit patientengerechtes Management. Das Problem eines Misplacements kann so vermieden werden. Die Triagefunktion bedient sich der Möglichkeiten der Zusammenarbeit mit den in freien Fachpraxen tätigen psychiatrischen Konsiliarien der einzelnen somatischen Spitäler, die ihrerseits weiterführende liaisonpsychiatrische Aufgaben, die die Verlegung in die Psychiatrie vermeiden helfen, übernehmen können. Neben der psychiatrischen Behandlung werden psychiatrische Abklärungsuntersuchungen bereits im somatischen Spital vorgenommen, ebenso wie sozialpsychiatrische Abklärungen und Massnahmen.

Um eine nachhaltige Verbesserung nach stationärer Entlassung zu gewährleisten, sollte der Konsiliarpsychiater auch Ansprechpartner für psychische Probleme des Patienten bleiben.

Teamberatung und Supervision

Teamberatung und Supervision sind die wichtigsten Instrumente der indirekten Patientenbetreuung, da diese Behandlern und Betreuern den adäquaten **Umgang mit schwierigen Patienten** ermöglicht. Daraufhin kann der Patient länger im somatischen Spital behandelt werden, ein mögliches Burn-out-Risiko für die Betreuer verringert werden.

Teamberatung und Supervision wird angeboten :

-　Für Spitalärzte

- Für das Pflegepersonal (kooordinierte Unterstützung der Pflege und Fortbildung)

Diese Überlegungen gelten grundsätzlich auch für die Alters- und Pflegeheime

(regelmässige Teamsitzungen für patientenzentrierte Gruppengespräche, bei Bedarf notfallmässig Kriseninterventionen, Austausch von Pflegepersonal zwischen Heimen, Langzeit- und Akutstationen mit entsprechender Supervision) sowie für die Spitexdienste und Gemeindeschwestern (Fallbesprechungen, Supervison, Balintgruppen).

Letztlich aber auch für Partner und Angehörige (hier vor allen Dingen Einzel- und Paartherapie im entsprechenden therapeutischen Setting).

Neben den ärztlichen Konsilien kann die liaison-psychiatrische Tätigkeit insbesondere auch in den somatischen Spitälern aber auch in Alterswohnungen und Pflegeheimen nicht genügend hervorgehoben werden. Die Liaison psychiatrischer Arbeit respektiert in besonderer Weise, dass die Hauptverantwortung für das Wohlergehen der Bewohner bei den Betreuern im Heim liegt. Wegen der Multimorbidität ist es wichtig, dass diese Liaison-Tätigkeit von einem Psychiater durchgeführt wird. Nach Untersuchungen von Balmer-Leupold und Krebs-Roubicek (2) zeigte sich, dass je klarer die Ziele formuliert und die Kompetenzen der interdisziplinären miteinander Arbeitenden (Heimleitung, Pflegedienst, Hausarzt und Liaison-Psychiater) zu festgelegt und respektiert wurden, desto fruchtbarer war die Zusammenarbeit. Im Zusammenhang hiermit sei noch zu erwähnen, dass aus Untersuchungen von Tourigny-Rivad und Drury (8) hervorgeht, dass die Liaison-Arbeit im Vergleich mit Einzelbetreuungen höhere Effizienz der psychiatrischen Interventionen aufweist. Reichmann (7) befragte in einer amerikanischen Studie PflegedienstleiterInnen von 899 Altersheimen in 6 amerikanischen Staaten über die Beurteilung der Tätigkeit des Psychiaters und es geht hervor, dass diese Mitarbeit gewünscht und geschätzt wird, dabei soll die Psychiaterin nicht nur individuell diagnostisch und pharmakologisch therapeutisch tätig sein sondern auch psychosoziale und interpersonelle Kenntnisse einbringen.

Anforderungsprofil für den Konsiliarpsychiater

Es sei noch mal erwähnt, dass die Häufigkeit der psychischen Störungen bei älteren Menschen mit 17-25% angegeben wird. Das sind erstens Patienten mit dementiellen Erkrankungen, die zur Abklärung und zur Behandlung zugewiesen werden, zweitens psychische Krankheiten im Alter wie Sucht, Wahn, Angsterkrankung, Depressionen, drittens auch Lebenskrisen bei über 65-jährigen, wie sie auch bei jungen Menschen vorkommen können. Dies sei besonders erwähnt, um dem Defizitdenken im Zusammenhang mit dem Alter des Menschen entgegenzutreten.

Das Altern selbst ist bereits ein mehrdimensionaler dynamischer Prozess, der intensive körperliche, seelische aber auch soziale Wechselwirkungen umfasst. Es erscheint selbstverständlich, dass jemand der auf diesem Gebiet arbeitet, ausgeprägtes psychiatrisches Wissen, Geduld und Flexibilität als Voraussetzung für diese anspruchsvolle Arbeit mitbringt. Jemand der alte Menschen behandelt, sollte die Arbeit mit Ihnen ausserdem mögen.

Eine Ausbildung in allgemeiner Psychiatrie scheint für die Ausübung der Konsiliar- und Liaison- psychiatrischen Funktionen nicht ausreichend. Gründliche Kenntnisse in mindestens einer psychotherapeutischen Methode sind ebenso notwendig wie breite somatische Kenntnisse wesentlich sind, da diese die kollegiale Zusammenarbeit mit verbessern helfen und eine Entstigmatisierung des psychiatrischen Patienten insgesamt ermöglichen.

Die Diskussion der Konsiliar- und Liaison-psychiatrischen Probleme mit den somatischen Kollegen stellt ausserdem auch eine wichtige Quelle informeller Fortbildung und ein Forum für Erfahrungsaustausch dar. Dazu braucht es neben überdurchschnittlich breiten fachspezifischen Kenntnissen der Psychiatrie und speziell der Gerontopsychiatrie auch hohe soziale Kompetenzen, um die Schnittstelle Somatik/Psychiatrie zu festigen. Diese Thematik war beim ersten Kongress der europäischen Konsiliar- und Liaison-Psychiater und Psychosomatiker (EACLPP), der vom 19. bis 22.9.01 in Leiden/NL stattfand, Hauptdiskussionspunkt. Insbesondere, da sich die universitäre Ausbildung in den europäischen Ländern in den 60er und 70er Jahren weg von der Somatik hin zur Psychotherapie und Psychiatrie entwickelt hat, scheint jetzt in vielen Gebieten der sowohl chronischen Erkrankungen (Krebspatienten etc.), aber auch der Gerontopsychiatrie mit ihren multimorbid erkrankten Menschen und hohem Anteil an psychiatrischen Erkrankungen im Alter, der Bedarf an Vernetzung und fachspezifisch hohen Kompetenz unumgänglich. Da die universitäre Ausbildung der letzten Jahrzehnte in Europa und auch in der Schweiz darauf wenig Rücksicht nahm, zeigt sich, dass für den Konsiliar- und Liaison-psychiatrischen Dienst Kollegen mit hoher beruflicher Erfahrung und sozialer Kompetenz, die über die rein psychiatrisch fachliche Kompetenz hinauszugehen hat sowie hohe Lernfähigkeit und Flexibilität gefragt sind und als Grundvoraussetzungen mitgebracht werden müssen (Abbildung 4).

Abbildung 4: Gerontopsychiatrischer Konsiliar- und Liaisondienst

- Auf Bedürfnisse eingehen (gute telefonische Erreichbarkeit, rasche Verfügbarkeit, Anpassung an die üblichen Gepflogenheiten im Allgemeinspital)

- Problemlage begreifen

- Fachärztliches Urteil **verständlich** formulieren

- Klare Handlungsanweisungen mit praktikablen therapeutischen Schritte anbieten

Der gerontopsychiatrische Konsiliardienst des GPZ an der Psychiatrischen Universitätsklinik Zürich – erste Erfahrungen

Seit Ende 2001 bietet das Gerontopsychiatrische Zentrum der Psychiatrischen Universitätsklinik unter Leitung von Frau Dr. Monika Kirsten-Krüger einen Konsiliar- und Liasondienst für somatische Spitäler bei Uebernahmekonsilien an.

Der Konsiliardienst besteht aus zwei ärztlichen Mitarbeitern, die sich tagsüber den psychischen Problemen der Patienten sieben somatischer Spitäler in Zürich annehmen.

Bis Ende 2002 mussten von insgesamt 94 Patienten, die zur stationären Aufnahme ins GPZ angemeldet wurden 56 Patienten nicht aufge-

nommen werden, d.h. dreiviertel aller Patienten konnte dank konsilia-
rischer Tätigkeit anders versorgt werden.

Abbildung 5: Übernahme

Gültig	Häufigkeit	Prozent	Gültige Prozente	Kumuliert Prozente
Sucht	2	5,7	25,7	5,7
delir	6	17,1	17,1	22,9
demenz	13	37,1	17,1	60,0
depr	10	28,6	28,6	88,6
paranoia	2	5,7	5,7	94,3
psychose	1	2,9	2,9	97,1
schizoaf	1	2,9	2,9	100,0
Gesamt	35	100,0	100,0	100,0

Abbildung 6: Diagnosen

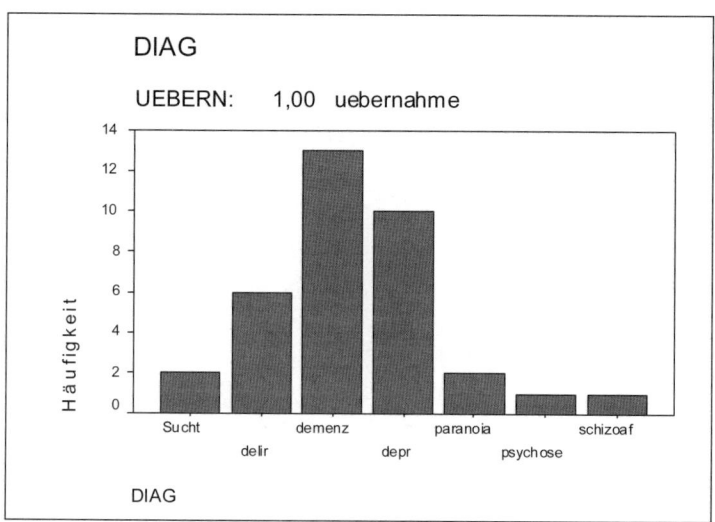

Abbildung 7: Keine Übernahmen

Gültig	Häufigkeit	Prozent	Gültige Prozente	Kumuliert Prozente
chorea	1	2,0	2,0	2,0
delir	7	13,7	13,7	15,7
demenz	14	27,5	27,5	43,1
depr	22	43,1	43,1	86,3
epi	1	2,0	2,0	88,2
paranoia	3	5,9	5,9	94,1
schizoaf	2	3,9	3,9	98,0
schmerz	1	2,0	2,0	100,0
Gesamt	51	100,0	100,0	

Abbildung 8: Diagnosen

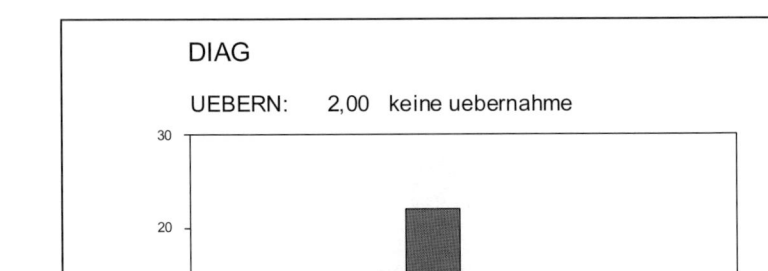

DIAG

UEBERN: 2,00   keine uebernahme

Die Anmeldung für ein psychiatrisches Konsil erfolgt in der Regel durch den behandelnden Stationsarzt oder das Pflegeteam.

Notfallkonsilien in der Nacht und am Wochenende, die weitestgehend durch die Aufnahmeärzte in der Medizinischen und Chirurgischen Notaufnahme veranlaßt werden, sind aus personellen Gründen bisher nicht zu leisten

Neben den Erstkontakten erfolgten insbesondere im Liasonbereich auch mehrere Folgekontakte.

Was sind die häufigsten Anlässe, um den Konsiliarpsychiater hinzuzuziehen?

Im Vordergrund aller psychischen Störungen stehen mit einem Viertel aller Anforderungen die dementiellen Syndrome zur genauen Abklärung oder zur medikamentösen Einstellung der begleitenden Verhaltensstörung, gefolgt von den Depressionen (Abbildung 9).

Bei den Depressionen handelt es sich häufig um solche, die im Rahmen von Anpassungsproblematiken an schwere körperliche Erkrankungen, wie z. B. Krebs comorbid auftreten oder um Depressionen im Rahmen der Verarbeitung von schwerwiegenden Erkrankungen (z.B. Herzinfarkt) oder schwierigen und langwierigen medizinischen Therapien, wie z. B. Chemotherapie.

An dritter Stelle der psychischen Störungen stehen organisch bedingte Funktionsstörungen des Gehirns, vor allem Verwirrtheitszustände bei schweren medizinischen Erkrankungen oder nach Operationen.

Nichts wird beim älteren Patienten offenbar so häufig verkannt wie ein Delir, aus welchen Gründen auch immer.

Psychosen im Alter und Zustände nach Suizidversuchen stellen eine weitere, in ihrer Anzahl zumindestens bei unserem Patientengut an vierter Stelle rangierende Patientengruppe dar, die auch in höchstem Masse eine Uebernahme in das GPZ nötig machte

Die Suchterkrankungen, insbesondere die Alkoholkrankheit mit ihren vielfältigen Folgeerkrankungen spielte in der aktuellen Auswertung nicht so eine grosse Rolle, obwohl ja bekannt ist, dass 15 bis 20% aller Patienten eines Allgemeinkrankenhauses unter einer Alkoholproblematik leiden, aber nur ein Bruchteil dieser Patienten adäquat diagnostiziert und dem Psychiater vorgestellt wird.

Abbildung 9: Verteilung der Diagnosen

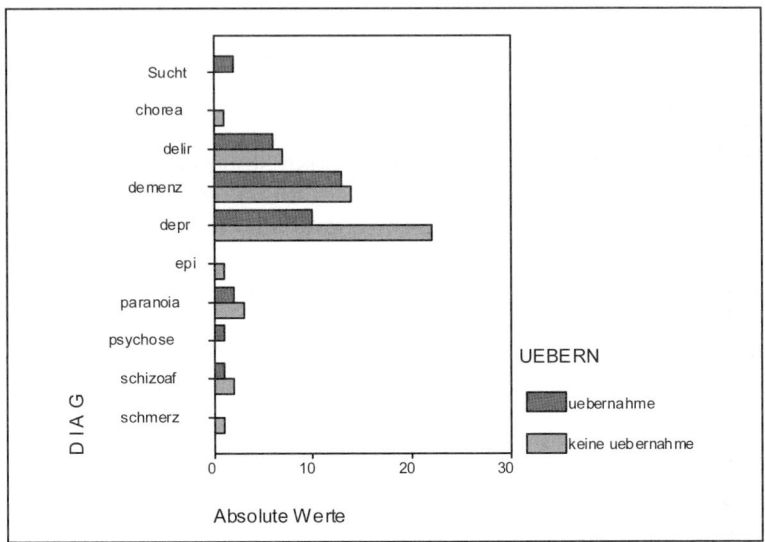

Absolute Werte

Ein Konsil wird vom behandelnden Stationsarzt schriftlich per Fax o-
der telefonisch beim Tagesarzt angemeldet. Ziel ist es, jede Konsilan-
forderung am gleichen Tag zu bearbeiten. Sollte das personell nicht
möglich sein, setzt sich der Dienst mit der jeweiligen Station in Verbindung und vereinbart einen Konsiliartermin für den folgenden Tag.
In der Regel geht die PsychiaterIn dann auf die Station, berät sich
kurz mit dem Arzt oder dem Pflegeteam, nimmt Akteneinsicht in Vor-
befunde, aktuelle Medikation, Labor und untersucht dann den Patienten am Krankenbett. Leider ist es auf den meisten Stationen nicht
möglich, dafür einen gesonderten Raum in Anspruch zu nehmen, was
häufig ein besonderes Fingerspitzengefühl bei der Untersuchung verlangt.

Beim Konsilium wird die psychiatrische Vorgeschichte des Patienten,
dann ein psychopathologischer Befund erhoben. Danach wird unter
Abwägung der bisher durchgeführten Untersuchungen eine Verdachtsdiagnose gestellt und eine Therapieempfehlung an die behandelnden Kollegen gegeben. Häufig sind auch zusätzliche diagnostische Maßnahmen notwendig, wie z. B. ein MRI des Gehirns oder ein

EEG. Therapeutische Empfehlungen sind oft medikamentöser Art, z. B. antidepressive Medikation oder antipsychotische Medikation bei Verwirrtheitszuständen.

Wenn der Konsiliarpsychiater dem Patienten und dem Stationsarzt ein Medikament empfiehlt, legt er besonderen Wert auf eine vorherige Aufklärung über Risiken und Nebenwirkungen und die mögliche Einwilligung des Patienten. Bei Bedarf kann der behandelnde Stationsarzt jederzeit eine Wiedervorstellung des Patienten anregen. Noch wichtiger erscheint mir jedoch der Kontakt zum behandelnden Team der Pflege. Hier ergeben sich zum einen äusserst wichtige Informationen, zum anderen ist das gemeinsame Gespräch über das weitere Procedere vor Ort, dass nicht selten einer supervisionsähnlichen Stunde gleicht, nicht genug hervorzuheben. So kann es durchaus sein, dass ein Konsilium 2-3 Stunden in Anspruch nimmt.

Im Unterschied zur Konsiliar-Arbeit, bei der der Psychiater nur auf Anfrage hinzugezogen wird, ist bei der Liaison-Arbeit ein Psychiater einer Station festzugeordnet..

Bei der Liaison-Arbeit ist der Konsiliarpsychiater bei der Visite dabei und sieht so alle Patienten der Station. Dadurch besteht die Möglichkeit, psychische Störungen zu entdecken, die dem Stationsarzt nicht aufgefallen sind.

Meine Erfahrungen beziehen sich auf einen ganz bestimmten Bereich, das Paraplegikerzentrum im Balgrist. Hier waren verzweifelte, häufig durch Unfall querschnittsgelähmte Menschen zu betreuen, die z. T. hochsuizidal waren, jedoch aufgrund der körperlichen Spezialbehandlung,die sie nur in dieser Einrichtung erhalten konnten, „vorort" psychiatrisch mitbetreut werden mussten.

Und das hiess immer auch Betreuung der Angehörigen und Schulung des Pflegepersonals.

Insgesamt war die Resonanz der betreuten Stationen sehr gut. Insbesondere wurde der vermehrte interkollegiale Austausch gelobt. Der Nutzen lag in einem sichereren Umgang mit psychiatrischen Erkrankungen, einem „schärferen Blick" in der Diagnostik von Depressionen und Suizidalität sowie der Erwerb einer Sicherheit im Umgang mit den gängigen Psychopharmaka.

Leider macht die Ökonomisierung des Gesundheitswesens auch vor unserem Projekt nicht halt. Immer wieder entsteht der Eindruck dass die Anforderung von psychiatrischen Konsilien zurückgeht. Dies ist bedauerlich, da hier manchem Patienten die Gelegenheit zu einem ersten psychiatrischen Kontakt genommen wird, der für die weitere Behandlung auch der körperlichen Grunderkrankung entscheidend sein könnte. Der große Vorteil der Konsiliarpsychiatrie liegt darin, dass Patienten im Umfeld eines Allgemeinkrankenhauses gesehen werden können und so die Hemmschwelle für den Kontakt mit dem Psychiater deutlich niedriger ist, als wenn sich der Patient in eine nervenärztliche Praxis oder eine psychiatrische Klinik begeben muss.

Literatur

Arolt V. (1994): Aufgaben und Perspektiven psychiatrischer Konsiliartätigkeit. In: Arolt V., Reimer C. (Hrsg.): Perspektiven psychiatrischer Versorgung. Roderer, Regensburg.

Balmer-Leupold, Krebs-Roubicek (2001): Liaison-Psychiatrie im Alters- und Pflegeheim. Förderndes Milieu als Voraussetzung für eine gute Lebensqualität. Soziale Medizin.

Bender W., Greil W., Meyer G. (1982): Psychiatrischer Konsiliardienst: Eine 3-Jahres-Übersicht. Münch. Med. Wochenschr. 124: 691-692.

Jahresbericht 2000, Psychiatrische Poliklinik USZ.

Jahresbericht Département Universitaire de Psychiatric Adulte DUPA, Service de Psychiatrie de Liaison 1998, Université de Lausanne.

Gesundheitsdirektion Zürich (1999).Kenndaten der Zürcher Spitäler 1998

Levitan SJ., Kornfeld DS. (1981): Clinical and cost benefits of liaison psychiatry. Am. J. Psychiatry 138: 790-793.

Melding PS., Draper B. (2001): Geriatric consultation liaison psychiatry. Oxford University Press.

Pasnau RO. (1988): Consultation-liaison psychiatry: progress, problems and prospects. Psychosomatics 29: 4-15.

Reichman WE., Coyne AC., Borson S., Negron AE., Rovner BW., Pelchat RJ., Sakauye KM., Katz P., Cantillon M., Hamer RM. (1998): Psychiatric consultation in nursing home. A survey of six states. Am. J. Geriatric Psychiatry6(4): 320-7.

Tourigny-Rivard MF., Drury M.: The effects of monthly psychiatric consultation in a nursing home. Gerontologist 27 (3): 363-6.

Gesundheitsdirektion 1995/99: Zürcher Psychiatrie-Psychiatriekonzept, Leitbild und Rahmenbedingungen.

Die gerontopsychiatrische Tagesklinik: Behandlung älterer Menschen im teilstationären Setting

M. von Arx

Einleitung

Das Gerontopsychiatrische Zentrum Hegibach – ein Teil der Psychiatrischen Universitäts-Klinik Zürich – beherbergt unter einem Dach zwei Akutstationen (mit jeweils 19 Betten), eine Tagesklinik (mit 12 Plätzen) und ein Ambulatorium. Es bietet je nach Schweregrad der Erkrankung und entsprechend den verschiedenen Bedürfnissen der PatientInnen[1] sowohl ambulante, teilstationäre als auch stationäre Abklärung, Behandlung und Beratung für psychisch kranke ältere Menschen.

Dadurch ist eine echte Vernetzung möglich.

Die Tagesklinik verfolgt das Ziel die akut klinische Behandlung zu vermeiden oder zumindest zu verkürzen. Sie bietet also einerseits Krisenintervention als Alternative zu einer stationären Aufnahme. Andrerseits kann die Rehabilitation im Anschluss an einen stationären Aufenthalt in das teilstationäre Setting verschoben werden.

Dadurch dass sich die verschiedenen Institutionsarten unter einem Dach befinden, können Schwellenängste genommen werden. Sowohl der Austritt von einer Akutstation als auch die Aufnahme auf einer Akutstation bei einer massiven Zustandsverschlechterung werden erleichtert.

---

[1] Mit dem Ausdruck „PatientInnen" sind gleichermassen weibliche sowie männliche Personen gemeint.

Die Tagesklinik – eine wichtige Institution im Versorgungsnetz der Region Zürich

Die Tagesklinik stellt ein ergänzendes Angebot innerhalb des Gerontopsychiatrischen Zentrums zur Verfügung. Aber auch ausserhalb kommt ihr als erste gerontopsychiatrische Tagesklinik der Versorgungsregion Zürich eine wichtige Bedeutung zu (vgl. Abbildung 1).

Abbildung 1: Versorgungsnetz der Region Zürich

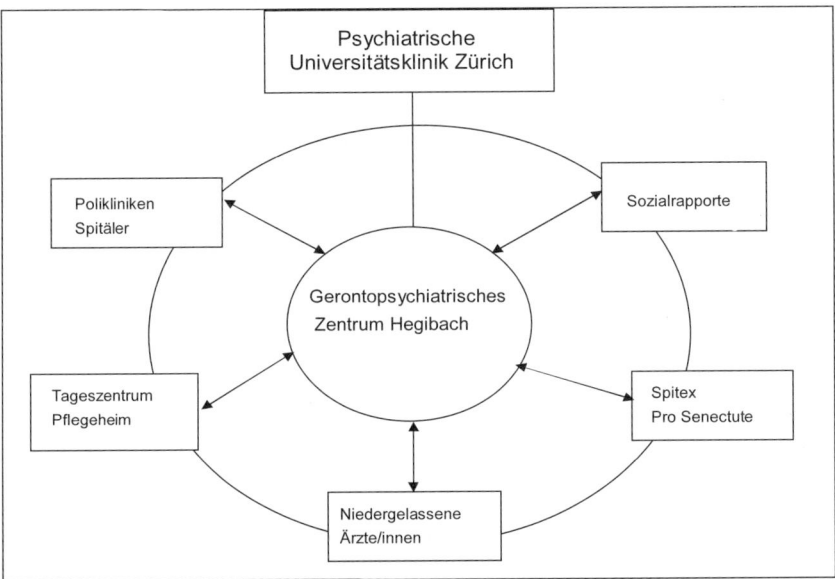

Angestrebt wird eine ideale Vernetzung durch die Koordination der verschiedenen Versorgungsbausteine.

Mit geriatrischen Tageszentren (ehemals Tagesheime), wird eng zusammengearbeitet. So werden PatientInnen, die nach einer tagesklinischen Behandlung auch eine Langzeitbetreuung benötigen, von der Tagesklinik in ein Tageszentrum überwiesen und am Anfang bei Bedarf auch dorthin begleitet.

Angesichts der Polymorbidität der Klientel kommt es – bedingt durch körperliche Leiden – oft zum Eintritt in ein somatisches Krankenhaus oder PatientInnen werden von dort zu uns zugewiesen oder zurückgewiesen.

Zum „Mutterhaus", der Psychiatrischen Universitätsklinik Zürich (Burghölzli) besteht ein enger Kontakt, der sich in Zuweisungen von geriatrischen PatientInnen an das Gerontopsychiatrische Zentrum äussert.

Weiter gibt es einen hausinternen Sozialdienst, welcher regelmässig an den Sozialrapporten zusammen mit sämtlichen Sozialdiensten der Stadt Zürich teilnimmt.

Das Gerontopsychiatrische Zentrum arbeitet ferner auch mit der spitalexternen (ambulanten) Gemeindekrankenpflege zusammen. Die Tagesklinik übernimmt oft die Aufgabe gerade bei depressiven PatientInnen mit ausgeprägtem Morgentief die Motivation zu stärken. Diese „Ablenkung" – ein Unterbruch des Gedankenkreisens und damit eine erste Entlastung – stellt oftmals ein hilfreiches Argument dar, um eine Patientin zum Aufstehen und zum Besuch der Tagesklinik zu bewegen. Manchmal hilft das Argument, dass die Reservation des Tagesklinikplatzes verbindlich ist oder dass das Mittagessen schon bestellt ist.

Bei Pro Senectute handelt es sich um eine Stiftung, die diverse Leistungen im Dienste älterer Menschen anbietet: Soziale Arbeit, Hilfen zuhause, Sport und Bewegung, Bildung und Interessenpflege sowie Information.

Die meisten PatientInnen sind bei einem Hausarzt oder einem externen niedergelassenen Psychiater in paralleler Behandlung – z.B. für Einzeltherapien. Es wird versucht die Zielformulierung gemeinsam, d.h. mit der Klientin und unter Einbezug von externen Behandlern und gegebenenfalls von Angehörigen zu erarbeiten.

Klientel

In der Tagesklinik werden ältere Menschen mit allen möglichen psychiatrischen Diagnosen behandelt. Dies sind hauptsächlich Menschen mit affektiven, Angst- und somatoformen Störungen, Belastungsreaktionen, aber auch Menschen mit einer Schizophrenie und solche mit leichten kognitiven Störungen wie beginnende Demenzen, sofern sie mit psychischen Begleitsymptomen wie Angst oder Depression einhergehen.

Ausschlusskriterien für eine Aufnahme sind: fortgeschrittene Demenzen, akute Alkoholabhängigkeit und akute Suizidalität.

Ob jemand vom Angebot der Tagesklinik profitieren kann, entscheidet nebst der ärztlichen Zuweisung letztlich der unverbindliche Schnuppertag, den alle KlientInnen absolvieren müssen. Dabei wird in erster Linie auf die Motivation aber auch auf die Gruppenfähigkeit, auf Chronizität der Erkrankung oder auf die Introspektionsfähigkeit geachtet. Im Anschluss an den Schnuppertag wird ein Abschlussgespräch geführt, wobei die Sicht der Klientinnen, der mögliche Sinn, den sie einer tagesklinischen Behandlung beimessen, formuliert und festgehalten wird.

Individualität der Behandlung

Die Anpassung an die individuellen Bedürfnisse der PatientInnen erfordert von der Tagesklinik ein hohes Mass an Flexibilität.

Diese wird einerseits möglich durch das Anpassen der Behandlungsintensität. Dies bedeutet, dass PatientInnen die Tagesklinik an ein bis maximal fünf Tagen pro Woche besuchen können. Am Anfang müssen sie mindestens zweimal pro Woche kommen, dann kann bei Verbesserung des Zustandes die Besuchsfrequenz ausgeschlichen werden, d.h. die Besuchstage werden reduziert.

Ein anderer Faktor stellt – in Anbetracht der Heterogenität der Diagnosen – die Bildung von inhaltlichen diagnostischen und therapeutischen Schwerpunkten im Wochenplan dar. Da die meisten PatientInnen die Tagesklinik zweimal wöchentlich besuchen, hat sich folgende Aufteilung der Gruppenaktivitäten als sinnvoll erwiesen (Tabelle 1).

Tabelle 1:   Therapieplan der Tagesklinik

	MONTAG	DIENSTAG		MITTWOCH	DONNERSTAG	FREITAG
09.00	MORGENRUNDE	MORGENRUNDE		MORGENRUNDE	MORGENRUNDE	MORGENRUNDE
10.00	TURNEN	TURNEN		TURNEN	TURNEN	BEWEGUNGSTHERAPIE
11.00	GRUPPENGESPRÄCH	KOCH-GRUPPE	SPIEL-GRUPPE	TRAINING SOZIALER KOMPETENZEN	KREATIVCLUB	PRESSECLUB
12.00	MITTAGESSEN	MITTAGESSEN		MITTAGESSEN	MITTAGESSEN	MITTAGESSEN
13.00	MITTAGSPAUSE	MITTAGSPAUSE		MITTAGSPAUSE	MITTAGSPAUSE	MITTAGSPAUSE
14.00	GEDÄCHTNIS-TRAINING	GEDÄCHTNIS-TRAINING		WERKEN	MUSIKTHERAPIE	SINGEN
15.15 bis 16.00	SCHLUSSRUNDE	SCHLUSSRUNDE		SCHLUSSRUNDE	SCHLUSSRUNDE	SCHLUSSRUNDE

PatientInnen die montags und mittwochs kommen, leiden vornehmlich an affektiven und Angststörungen, die sich häufig zum ersten Mal im Leben manifestieren. Aus diesem Grund kann das Behandlungsangebot an diesen Tagen als eher psychotherapeutisch im engeren Sinn bezeichnet werden. Die Bereitschaft sich mit der Krankheit auseinander zu setzen wird durch konfrontativere Therapien gefördert.

So werden z.B. im Gruppengespräch Modelle zur Krankheitsentstehung erarbeitet, Teufelskreise und krankheitsfördernde Verhaltensweisen werden aufgezeigt und immer wieder wird der Austausch unter den PatientInnen gefördert. Besonders ergiebig gestalten sich die Gruppen, wenn die PatientInnen ihre persönlichen Erfahrungen einbringen, sodass bei den übrigen TeilnehmerInnen Momente der Entlastung auftreten können, indem beispielsweise eigene Symptome auch bei andern PatientInnen wahrgenommen werden. Damit wird erkannt, dass sie nicht alleine davon betroffen sind. Sie erfahren, dass es sich mit grosser Wahrscheinlichkeit um eine kranke Phase handelt, die sich wieder zurückbilden kann.

Im sozialen Kompetenz-Training wird anhand von Rollenspielen geübt, wie die PatientInnen ihre eigenen Bedürfnisse deklarieren oder die in der Krise oftmals abgebrochenen sozialen Kontakte wieder aufnehmen können. Auch hier werden die PatientInnen angeregt, eigene

Schwierigkeiten im Umgang mit Mitmenschen mit der Unterstützung der Gruppe zu bearbeiten.

So hat beispielsweise eine Frau nach intensiven Sitzungen den Wiederaufbau des Kontakts mit der Tochter in Angriff genommen.

Dienstags und Donnerstags besuchen diejenigen PatientInnen mit den eher chronischen Erkrankungen oder leichten hirnorganischen Veränderungen die Tagesklinik. Entsprechend sind die Angebote hier auf das Aktivieren und das Training der Alltagsbewältigung ausgerichtet. Es handelt sich dabei um mehrheitlich stützende Therapien. Die PatientInnen können z.b. in der Maltherapie ihre Ressourcen fördern und erleben. Im Kreativclub werden mit verschiedensten Arbeiten der eigene Ausdruck, das Entstehen des Gruppengefühls und natürlich auch die Freude am eigenen Produkt gefördert. V.a. aber wird immer wieder der Focus der Aufmerksamkeit vom Krankheitsgeschehen auf ein positives Erleben und somit nach aussen gerichtet.

Das Gedächtnistraining findet in beiden Gruppen statt: Es handelt sich dabei um ein spielerisches Training, mit welchem die verschiedensten kognitiven Fähigkeiten wie Konzentration, Wortfindung, Merkfähigkeit und Abstraktion geübt werden.

Täglich wird ein Morgenturnen angeboten, bei welchem nebst Steigerung der Beweglichkeit und der Kondition auch Entspannungstechniken und die eigene Körperwahrnehmung im Zentrum stehen.

Am Freitag ist die Gruppe gemischt. Der Presseclub bietet dabei die Möglichkeit des Selbstsicherheitstrainings in Form des Vorlesens als „Auftritt in der Gruppe". Dadurch wird auch das Vertreten der eigenen Meinung gefördert. Das Gefühl ein aktiver und wichtiger Teil der Gesellschaft zu sein, wird dabei gestärkt. In der Diskussion können Gleichgesinnte erkannt werden. Immer wieder dient der Presseclub als Kommunikationstraining, aber auch als Gefäss für den Ausdruck und das Teilen der eigenen Betroffenheit mit den anderen PatientInnen.

Team

Das kleine interdisziplinäre Team setzt sich aus einer Psychologin, einer Aktivierungstherapeutin, zwei Pflegenden, einem Assistenzarzt und einer Oberärztin zusammen. Eine Musiktherapeutin und eine Bewegungstherapeutin ergänzen das Wochenangebot mit jeweils einer Gruppentherapiestunde. Bei spezifischen Problemen werden eine Sozialarbeiterin beziehungsweise eine Ernährungsberaterin beigezogen.

Aus der Tatsache, dass in der Tagesklinik ein multiprofessionelles Team arbeitet, resultieren grosse Vorteile:

Die PatientInnen und ihre Ressourcen werden mehrdimensional erfasst und gefördert.

Die Therapiegruppen werden von verschiedenen Berufsgruppen geführt.

Fazit

Insgesamt entspricht das Angebot der Tagesklinik einem grossen Bedarf. Die Mehrheit unserer PatientInnen verlässt die Tagesklinik in einem psychisch wesentlich gesünderen Zustand. Die Stimmung ist beispielsweise aufgehellt. Die PatientInnen sind aktiver, selbständiger oder verfügen über ein besseres soziales Netz. Regelmässig zeigt sich, dass insbesondere der Austausch unter den PatientInnen zu einer grossen Entlastung führt, dass ähnlich Betroffene, bei welchen sich z.B. die depressiven Symptome stark verringert haben, zu Hoffnungsträgern werden für diejenigen PatientInnen, die sich noch in der Krise befinden. PatientInnen selbst berichten regelmässig über eine erhöhte Lebensqualität, seit sie eine tagesklinischen Behandlung in Anspruch genommen haben.

Zusammenfassung

Die Tagesklinik bietet 12 Behandlungsplätze pro Tag.

Durchschnittlich sind ca. 30 KlientInnen in Behandlung.

Die durchschnittliche Behandlungsdauer beträgt ca. vier bis fünf Monate.

Die Tagesklinik arbeitet vernetzt sowohl mit den verschiedenen Einrichtungen innerhalb als auch mit diversen Diensten und Institutionen ausserhalb des Gerontopsychiatrischen Zentrums

In der Tagesklinik arbeitet ein interdisziplinäres Team.

Die Tagesklinik ist als Institution zur Behandlung von psychischen Erkrankungen im Alter ein wichtiger und unverzichtbarer Teil des Versorgungsnetzes.

Therapieplanung in der gerontopsychiatrischen Tagesklinik – Strukturierungshilfen für Patienten und Mitarbeiter

U. Schmid-Furstoss

Das Thema Therapieplanung bei älteren psychisch kranken Menschen beschäftigt mich seit längerem. In der Regel kommen Patienten mit dem Wunsch „gesund zu werden" in die Klinik oder Tagesklinik. Die Übersetzung diese Wunsches „gesund werden" in ein konkretes Vorgehen erweist sich für die Behandler und die Patienten als eine Aufgabe, die über den Erfolg der Behandlung entscheidet. Es lohnt also sich mit dieser Frage zu beschäftigen.

Hilfreich für die Therapieplanung sind drei therapeutische Wirkprinzipien, die Grawe (1998) in dem Buch über die „Psychologische Therapie" beschrieben hat.

Veränderung von Erwartungen/Intentionsrealisierung

Patienten erwarten bei Professionellen in einem festgelegten Behandlungssetting eine Besserung zu erreichen. Dieser Erwartung muss einerseits entsprochen werden, sie muss aber auch konkretisiert werden. So begeben wir uns auf die Suche danach, in welchen Teilbereichen eine erfahrbare Besserung erreichbar ist. Auch die Erwünschtheit der Verbesserung müssen wir berücksichtigen. Das präsentierte Behandlungsziel entspricht nicht immer den dahinterliegenden Erwartungen. Möglicherweise ziehen sich wichtige Bezugspersonen zurück, wenn ein Patient in einem Teilbereich weniger Symptome zeigt, ein Resultat, das unerwünschter als das Symptom selbst sein kann.

In der Therapieplanung ist also ein großes Augenmerk auf die Motivationslage des Patienten zu legen und Erwartungen müssen konkretisiert werden.

Ressourcenaktivierung

Motor der Therapie sind die Ressourcen, die aktualisiert werden müssen, um sie in der Therapie zur Überwindung der Probleme des Patienten zu nutzen.

Grawe sagt (1998, S. 34-35) in dem Buch „Psychologische Therapie":

Ressourcenaktivierung heißt nun, unter der Vielzahl dieser Merkmale solche aufzuspüren, die für den Patienten motivational stark besetzt und für sein Selbstwertgefühl besonders wichtig sind, und diese für den therapeutischen Veränderungsprozess zu mobilisieren. Je mehr es dem Therapeuten gelingt, durch sein therapeutisches Angebot solche vorhandenen Ressourcen zu aktivieren, um so mehr wird sich der Patient in der Therapie in seinen positiven Möglichkeiten und seinen eigenen Zielen und Werten gespiegelt sehen und entsprechend in seinem Selbst aufgewertet fühlen. Ressourcenaktivierung knüpft an die vorhandenen Ziele, Werte und Möglichkeiten des Patienten an und versucht, diesen in der Therapie möglichst viel Raum zu geben.

Bei gelungener Ressourcenaktivierung fühlt sich der Patient neben der Problembearbeitung in seinen positiven Seiten wahrgenommen und bestätigt. Dies ist begleitet von angenehmen Gefühlen, die auf die Therapie zurückgeführt werden und die das Engagement in die Therapie bestärken können. Dies wiederum hat positive Auswirkungen auf den Therapeuten, so dass wir uns mitten in einem positiven Rückkopplungsprozeß befinden.

Problembewältigung

Die Problemperspektive wird für die inhaltliche Therapieplanung eingenommen. Was soll sich ändern? Die Ressourcenperspektive ist für die prozessuale Therapieplanung von Bedeutung – wie kann etwas am besten geändert werden. Hinzu kommt die Beziehungsebene.

Vertrauen ist Basis eines möglichen Veränderungsprozesses in der
Therapie.

Fassen wir zusammen, so wird in der Therapieplanung die Erwar-
tungshaltung konkretisiert, es werden Ressourcen aktiviert, Probleme
bearbeitet und das alles findet auf der Grundlage einer vertrauensvol-
len therapeutischen Beziehung statt.

Die Therapieplanung in der Tagesklinik

Behandlungsindikation: Abklärung im Vorgespräch

-   Liegt eine behandlungsbedürftige psychische Erkrankung mit ei-
    ner entsprechenden Diagnose vor?

-   Besteht eine Behandlungsmotivation? Wer hat welches Interesse
    an der Behandlung?

-   Gibt es ein hohes Maß an Übereinstimmung zwischen den Erwar-
    tungen und den Behandlungsmöglichkeiten?

-   Ist die Transportfrage und die Kostenübernahme sowie die häusli-
    che Versorgung geklärt?

Behandlungsablauf

Die Behandlung gliedert sich in drei Phasen, die für die Patienten und
Mitarbeiter klar unterscheidbar sein sollen.

Orientierungsphase

In dieser ersten Therapiephase wird die Diagnose der psychischen
Erkrankung überprüft. Gegebenenfalls finden zusätzliche externe Untersuchungen statt. Die Frage nach den Behandlungszielen ist Bestandteil des Aufnahmebefundes. Die Patienten werden allmählich an

das Behandlungsprogramm der Tagesklinik herangeführt. Dabei werden sie, je nach kognitiver Flexibilität, einer Behandlungsgruppe zugeordnet. Am Ende der Orientierungsphase werden vom Patienten und vom Team vorläufige Therapieziele festgelegt. Die Aufgabenverteilung zwischen Therapeut, Bezugspflege, Ergotherapie und Sozialpädagogik wird verabredet. Kommt es nicht zu einem Behandlungsbündnis, wird der Patient an andere Einrichtungen der Behandlung oder Betreuung weiterverwiesen.

Behandlungsphase

Der Patient wird in Rahmen der Gruppen – und Einzeltherapien beim Erreichen der vereinbarten Therapieziele unterstützt. In der Therapieplanbesprechung wird mit allen Patienten über die erreichten Fortschritte und über Belastungen oder Rückschritte in der vergangenen Woche gesprochen. Dabei werden Fortschritte gewürdigt und es wird gemeinsam nach Auswegen aus Belastungen gesucht. Einige Problembereiche können jedoch nur in Einzelgesprächen weiterverfolgt werden. Darüber hinaus erfolgt in der Therapieplanbesprechung die Planung der Therapieziele für die kommende Woche. Wichtiger Nebeneffekt der Therapieplanbesprechung ist ein hohes Maß an Informiertheit der Patientengruppe untereinander. Schwierig ist die unterschiedliche Reflexionsfähigkeit beispielsweise von Patienten mit einer Demenz neben sehr differenzierten Patienten, die unter einer Depression leiden. Das erfordert ein flexibles Vorgehen der Gruppenleitung. In der Patientenbesprechung mit allen Mitarbeitern wird die Therapieplanbesprechung vorbereitet. Die Ergebnisse der Patientenbesprechung und der Therapieplanbesprechung werden dokumentiert.

Die Therapieziele werden kontinuierlich überprüft und aktualisiert. Wenn nötig, wird eine Fallbesprechung veranlasst, bei der Informationen über die Anamnese sowie über die derzeitige Behandlung von der Bezugspflege und dem Therapeuten zusammengetragen werden. In einer gemeinsamen Besprechung wird eine Behandlungsempfehlung ausgesprochen, die von der Bezugspflege und dem Therapeuten dem Patienten zeitnah mitgeteilt wird.

Entlassungsphase

Die vereinbarten Behandlungsziele sollten in der Entlassungsphase erreicht sein. Oder es wird deutlich, dass sie nicht erreichbar sind, so dass die Zielplanung angepasst werden muss. Zum Entlassungszeitpunkt sollte eine hinreichende Stabilisierung der Befindlichkeit vorhanden sein. Der Aufbau eines sozialen Gefüges oder die Rückführung in ein solches wird vorbereitet und eingeübt. Auch die Frage der Weiterbehandlung und Nachbetreuung des Patienten wird geregelt. Die Mitteilung über den Beginn der Entlassungsphase erfolgt in der Visite durch den zuständigen Therapeuten.

Zusammenfassung und Ausblick

Mein kurzer Vortrag ist als ein Plädoyer für Therapieplanung in der Gerontopsychiatrie, insbesondere in der Tagesklinik zu verstehen. Gerade weil unsere Patienten mit der meist allgemeinen Vorstellung „gesund zu werden" zu uns kommen, ist es die Aufgabe der Professionellen hier Übersetzungsarbeit zu leisten und konkrete Therapieziele zu vereinbaren, die auch erreichbar sind. Dann hat unser Patient auch die Chance, nach der Behandlung tatsächlich „gesünder" zu sein, und er ist selbst in der Lage zu formulieren, was das für ihn heißt.

Literatur

Grawe, K (1998) Psychologische Therapie. Hogrefe, Göttingen

Stationäre Behandlung gerontopsychiatrischer Patienten – Kein Grund für Nihilismus

H. Weigand-Tomiuk

Zusammenfassung

Ziel der Studie war es, zu untersuchen, welche Voraussetzungen bei gerontopsychiatrischen Patienten nach der stationären Behandlung die Entlassung nach Hause fördern. Hierzu wurden 164 stationär aufgenommene gerontopsychiatrische Patienten eines Aufnahmejahres untersucht. Als Variablen gingen folgende Faktoren ein: das Alter, die Aufnahmediagnose nach ICD10, Suizidalität/Suizidversuch bei Aufnahme, gesetzliche Unterbringung oder Behandlung nach dem Landesgesetz, Behandlung nach dem Betreuungsgesetz, Vorliegen einer zusätzliche zerebrale, kardiale oder vaskuläre Erkrankung (Multimorbidität), der Sozialstatus, das Bestehen von gesetzlicher Betreuung bzw. das Vorliegen von ambulanten Hilfen. Folgende Einzelfaktoren waren signifikant mit der abhängigen Variablen „ Entlassung nach Hause" verknüpft: ambulante Hilfe, jüngeres Lebensalter, der Sozialstatus „ Verheiratet" und „Depression". In der Gewichtung der Einzelvariablen in der binär logistischen Regressionsanalyse zeigte sich, dass der Faktor ambulante Hilfen den größten Einfluss auf die Entlassung nach Hause hatte, gefolgt vom Alter, dem Sozialstatus verheiratet und der Erkrankung „Depression". Unsere Ergebnisse bestätigen, wie entscheidend die Entlastung in der häuslichen Versorgung zum Gelingen des weiteren Verbleibens im häuslichen Umfeld beiträgt.

Einleitung

Vor dem Hintergrund bevölkerungsepidemiologischer Voraussagen ist
mit einer Zunahme des stationären gerontopsychiatrischen Versor-
gungsbedarfs zu rechnen. Wie der Expertise zum Dritten Altenbericht
der Bundesregierung aus dem Jahr 2001 zu entnehmen ist, „ ist das
Risiko eines Patienten, nach Abschluss der Behandlung in eine Alten-
pflegeeinrichtung verlegt zu werden in den allgemeinpsychiatrischen
Abteilungen drei mal höher als in der Gerontopsychiatrie" (Helmchen
und Kanowski 2001). Viele Untersuchungen beschäftigen sich mit
Voraussetzungen, die eine Entlassung ins Heim bewirken. Welche
Faktoren eine Entlassung ins gewohnte häusliche Umfeld fördern,
sind weit weniger untersucht. Deshalb schien es uns wichtig, folgender Frage systematisch nachzugehen:

Fragestellung

Welche Faktoren begünstigen die Entlassung stationär behandelter
Gerontopsychiatrischer Patienten nach Hause?

Methodik

Wir untersuchten das natürliche Patientenaufkommen des Jahres
2001 anhand der Krankenakte. In die Untersuchung einbezogen wurden 164 stationär aufgenommene Patienten (93 Frauen, 71 Männer)
ab einem Alter von 65 Jahren.

Untersuchte Gruppe

Das Alter der Patienten lag zwischen 65 und 93 Jahren mit einem
Median von 75 Jahren und einem Mittelwert von 75,86 Jahren (Abbildung 1).

Abbildung 1: Altersverteilung

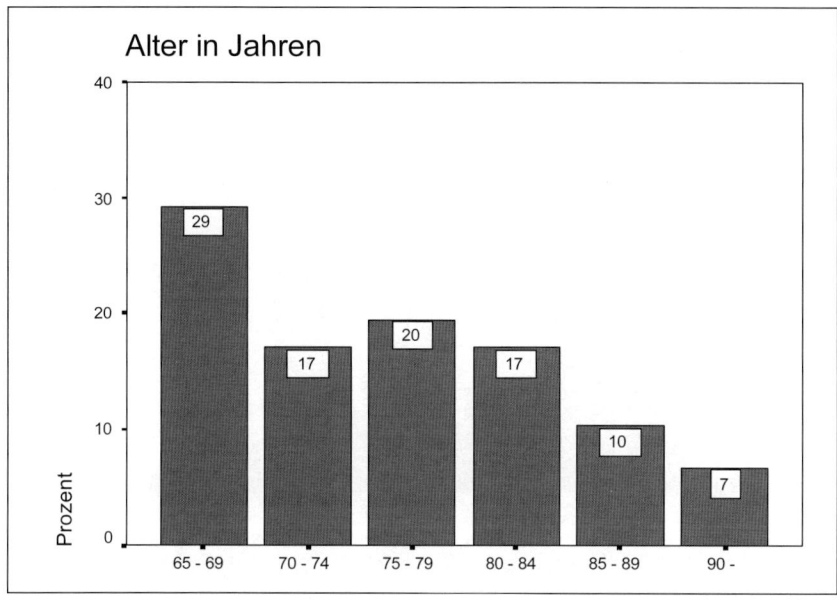

Zur Aufnahme führten affektive Erkrankungen (32%), Delirien (30%), schizophrene Psychosen (12%), Suchterkrankungen (10%), Demenzen (10%), reaktive Störungen (5%) und organische Wahnstörungen (1,8%) (Abbildung 2).

Abbildung 2:   Verteilung der Aufnahmediagnosen

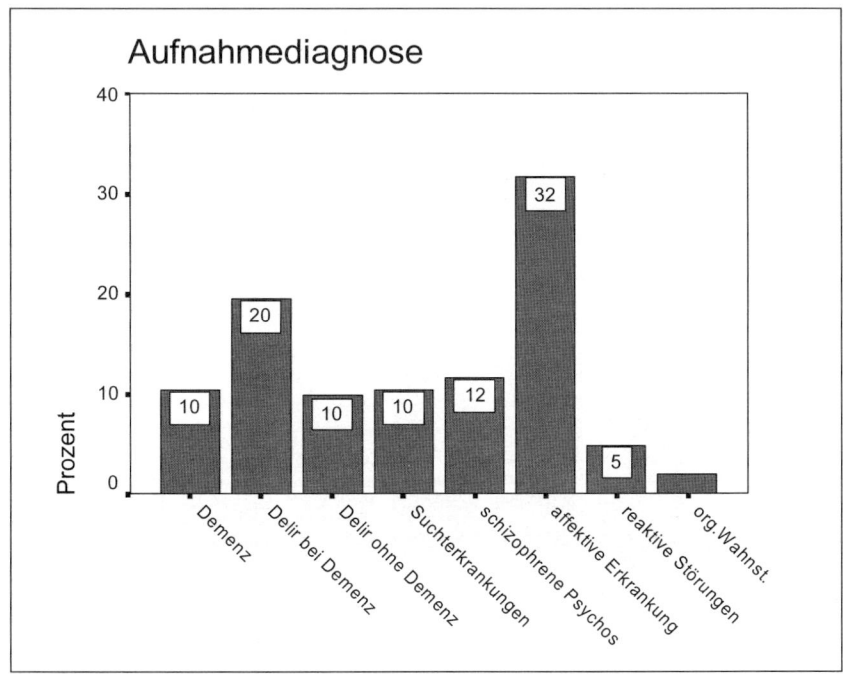

Statistik

Als Zusammenhangsmaß wurden der Kontigenzkoeffizient „Phi" berechnet. Dieser stellt ein auf der CHI-Quadrat Verteilung beruhendes
Zusammenhangsmaß für categorial skalierte Daten dar. Um eine Gewichtung der interessierenden Einzelvariablen vorzunehmen wurde
eine binär-logistischen Regressionsanalyse durchgeführt.

Ergebnisse

Prä- und poststationäre Wohn- und Versorgungsform

61% der Aufnahmen kamen von Zuhause, 9% aus einem Heim und 30% aus einer anderen Klinik (Abbildung 3).

Abbildung 3: Aufnahmewege

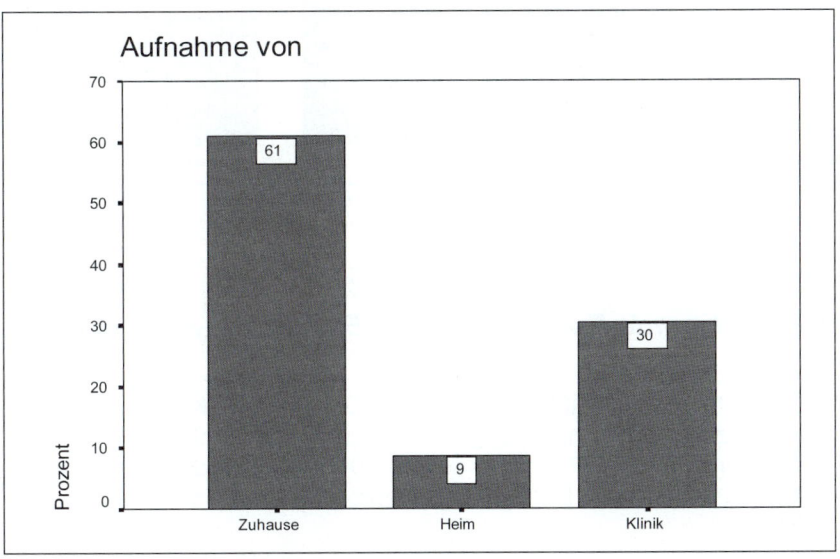

Entlassen wurden 57% nach Hause, 23% ins Heim und 20% in eine andere Klinik (Abbildung 4).

Abbildung 4: Entlassungswege

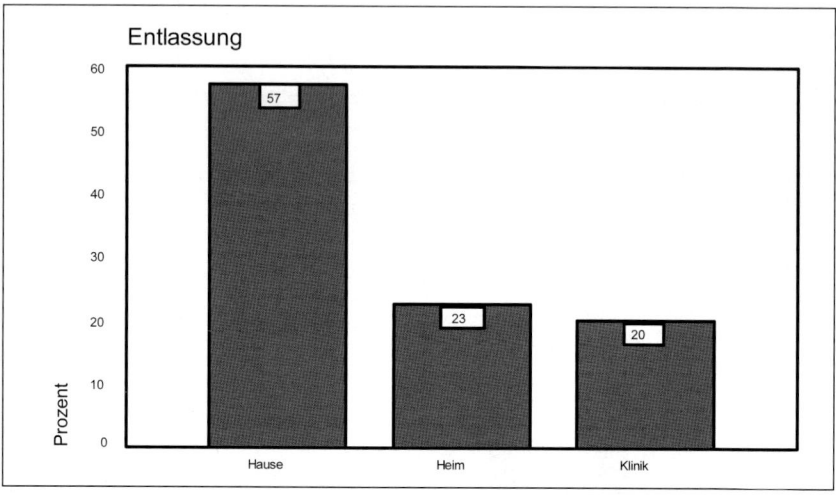

Begünstigende Faktoren für eine Entlassung nach Hause

Es konnte eine signifikante positive „Korrelation" (Kontingenzkoeffi-
zienten) zwischen „Entlassung nach Hause" und „ambulanten Hilfen",
dem Alter von „65-69 Jahren" sowie „70-74 Jahre", dem Sozialstatus
„Verheiratet" und der Erkrankung „Depression"berechnet werden (Tabelle 1).

Tabelle 1:   Entlassungen nach Hause

	Entlassung nach Hause	
Positiver Zusammenhang:		
	Kontingenzkoeffizent "Phi"	**P:(Signifikanz)**
Ambulante Hilfen	0,453	0,000
Depression	0,297	0,000
65 - 69 Jahre	0,284	0,000
Verheiratet	0,257	0,001
70 - 74 Jahre	0,195	0,013

Hierbei nahm das Zusammenhangsmaß der Einzelvariablen in der Reihenfolge „ ambulante Hilfe", „ Depression", „ 65-69 Jahre", „Verheiratet" und „70-74 Jahre" ab. Mittels der binären logistischen Regressionsanalyse und damit unter Kontrolle aller Variablen, die als Kovariaten gelten, ließ sich der größte Einfluß des Faktors „ambulante Hilfen" auf die abhängige Variable „Entlassung nach Hause" bestätigen; gefolgt vom Alter „ 65-74 Jahren" und von dem Sozialstatus „Verheiratet". In der Regressionsanalyse hatte die Erkrankung „ Depression" hatte den schwächsten Einfluss (Tabelle 2).

Tabelle 2:   Ergebnisse der logistischen Regressionsanalyse

Binär logistische Regressionsanalyse : Entlassung nach Hause						
	Regressions koeffizientB	Standard fehler	Wald	df	Sig.	Exp(B)
Ambulante Hilfen	5,608	1,135	24,405	1	,000	272,692
65-69 Jahre	2,964	,629	22,176	1	,000	19,370
70-74 Jahre	2,755	,678	16,533	1	,000	15,725
Verheiratet	2,152	,574	14,068	1	,000	8,600
Depresson	1,066	,556	3,676	1	,055	2,905
Konstante	-2,935	,537	29,855	1	,000	,053

Diskussion

Betrachtet man wo unsere Patienten nach ihrer Krankenhausbehandlung lebten, so zeigt sich, dass 57% nach Hause entlassen wurden
gegenüber 61% Zuhauselebenden vor dem stationären Aufenthalt.
Deutlich stieg der Prozentsatz der Patienten, die im Heim untergebracht waren von 7% vor auf 22% nach der stationären Behandlung.
Dieser Prozentsatz entspricht ungefähr den Werten, die in anderen
Untersuchungen gefunden wurden. So ermittelte Wetterling (Wetterling und Schürmann 1997) 21% Entlassungen ins Heim bei in Lübeck
behandelten gerontopsychiatrischen Patienten und Netz (Netz 1996)
25% für die Bodelschwinghschen Anstalten Bethel Gelead 3 sowie für
Gütersloh 19%. Für die vorliegende Untersuchung ist einschränkend
zu sagen, dass 31% der Aufnahmen Verlegungen aus anderen Kliniken und 20% Verlegungen in andere Kliniken waren, so dass hier die
poststationäre Wohnform nicht vorliegt.

Die Untersuchung zeigt, dass entscheidend für das weitere Verbleiben im häuslichen Umfeld die Entlastung in der häuslichen Versorgung ist. So sind „soziale Faktoren für das Verbleiben in der vertrauten Häuslichkeit weitaus wichtiger als krankheitsbedingte Beeinträchtigungen" (Netz 2001). Ansonsten steigt die Wahrscheinlichkeit der
Entlassung ins Heim. Besonders die Altersgruppen von 65-74 Jahren
scheinen von dieser Maßnahme zu profitieren. So konnte auch Wetterling und Schürmann in ihrer Untersuchung anhand einer multiplen
Regressionsanalyse belegen, dass vor allem die Beeinträchtigung in
der eigenständigen Versorgung und steigendes Alter die Wahrscheinlichkeit einer Heimeinweisung erhöhen. (Wetterling und Schür-
mann1997). Netz hob die Wichtigkeit sozialer Netzwerke aus formellen und informellen Helfern bereits hervor, indem er in seiner Untersuchung darstellen konnte, dass Patienten mit informellen (Familie etc.)
und formellen (ambulante Pflege etc.) Helfern weitaus seltener ins
Heim eingewiesen wurden (Netz 1996). Die besondere Rolle der aufsuchenden ambulanten Hilfsdienste wie auch von Schramm
(Schramm, Wagner, Völker-Redding, Köster und Oesterreich 1993)
betont, konnte in unserer Untersuchung bestätigt werden. Ebenso
zeigte sich die Relevanz der Betreuung durch nahe Familienangehörige, in unserer Studie des Ehepartners. Steinkamp (Steinkamp und
Burkhard1997) kam in seiner Studie zu ähnlichen Ergebnissen und
formulierte: „ Der Familienstand erweist sich als starke Einflussgröße

auf die Veränderung bzw. Beibehaltung der Wohnform. Mit abneh-
mendem Grad der familialen Integration..... nimmt der Anteil der in eine institutionelle Wohnform verlegten Patienten zu". Entgegen unserer
Ergebnisse fand Klein (Klein 1998), dass die Bedeutung von nichtfa-
miliären Netzwerkbeziehungen für einen späteren Heimeintritt sehr
gering sei, vielmehr sei die höhere Heimeintrittsrate von Frauen allein
mit ihrer häufigeren Verwitwung zu erklären. Aus unserer Sicht profitieren depressive Patienten in einer stationären Behandlung neben
der primär medizinischen Versorgung von einer Resourcenaktivierung, wodurch poststationär soziale Netze die zu einem Verbleib in
der gewohnten häuslichen Wohnform führen können, wieder besser
genutzt werden können, wie dies auch Kubat und und Bahro beschrieben (Kubat und Bahro 2001).

Fazit

In unserer Studie konnten begünstigende Faktoren für eine Entlassung nach Hause herausgearbeitet werden. Diese sollten frühzeitig in
der Behandlung Beachtung finden und stärker in die Therapieplanung
einbezogen werden um eine Entlassung in ein Heim so lange wie
möglich zu vermeiden. Weitere Untersuchungen zur Feststellung
häuslichen Versorgungs- und Behandlungsbedarfes wären anzustreben. Wie die Resultate zeigen, ist bei genauer psychopathologischer
und sozialtherapeutischer Differenzierung, Nihilismus bei dem Versuch der Vermeidung von Heimeinweisungen und der Aufrechterhaltung gewohnter häuslicher Wohnformen gerontopsychiatrischer Patienten nicht angebracht.

Literatur

Drilling H., Manbour W., Schmidt M.H. (1991) ICD 10: Internationale Klassifikation psychischer Störungen, Verlag Hans Huber Göttingen

Helmchen H., Kanowski S., (2001) Gerontopsychiatrie und Alterspsychotherapie in Deutschland In: Deutsches Zentrum für Altersfragen (Hrsg.)
Expertisen zum Dritten Altenbericht der Bundesregierung Bd.4, Leske
und Budrich Verlag, Opladen

Klein T., (1998) Der Heimeintritt alter Menschen und Chancen seiner Vermeidung Z. Gerontol. Geriat. 31 : 407-416

Kubat H., Bahro M., (2001), Resourcenaktivierung bei depressiven älteren Patienten, Fortschr. Neurol. Psychiat. 69 : 16-18

Netz P., 11996) Psychisch kranke alte Menschen und soziale Unterstützung Mabuse Verlag, Frankfurt am Main

Netz P., (2001) Der alte Mensch im Krankenhaus – Abschied von zu Hause In: Remlein K.-H., Nübel G. (Hrsg.) Der alte Mensch im Krankenhaus, Paranus Verlag,Neumünster

Schramm J., Wagner O., Völker -Redding G., Köster R., Oestreich K. (1993) Gerontopsychiatrische Versorgung an einer Universitätsbibliothek Z. Gerontol. 26: 106-113

Steinkamp G., Burkhard W., (1997) Effekte eines Gerontopsychiatrischen Zentrums auf das regionale Versorgungssystem psychisch gestörter älterer Menschen, Leske + Budrich Opladen

Wetterling T., Schürmann A. (1997) Gründe für eine Heimeinweisung bei stationär aufgenommenen gerontopsychiatrischen Patienten Z. Gerontol.Gerriat. 30: 469-473

Das Zentrum für Ältere – Kooperation von Geriatrie und Gerontopsychiatrie bei der Versorgung psychisch und körperlich kranker alter Menschen

C. Wächtler, J. Clavijo & W. Hofmann

Einleitung

Ein typisches Problem älterer Menschen ist die **Co-Morbidität**. Häufig bestehen körperliche Erkrankungen wie Infektionen der Atemwege, Herzerkrankung oder Schlaganfall und Demenz oder Depression gleichzeitig. Patient/Innen, die körperlich und psychisch krank sind, stellen das Gesundheitssystem vor große Probleme. Zu denken ist z. B. an den Demenzkranken, der zur Abklärung eines Herzinfarktes in das Allgemeinkrankenhaus eingewiesen wird und dort auf die fremde Umgebung, beeinträchtigende Untersuchungen und verständnislose Ärzte und Pflegekräfte mit Unruhe oder Wutausbrüchen reagieren. Psychopharmaka, Fixierung oder die rasche Verlegung in eine gerontopsychiatrische Abteilung sind die Folge. Dort wiederum kann die akute körperliche Erkrankung das gerontopsychiatrische Behandlungsteam überfordern.

Um älteren Patienten mit Co-Morbidität noch besser gerecht zu werden aber auch Kosten durch Synergieeffekte zu sparen, haben im Jahre 2000 die Geriatrische und die Gerontopsychiatrische Abteilung des Klinikum Nord-Ochsenzoll ihre Kooperation intensiviert und sich zum **„Zentrum für Ältere"** zusammengeschlossen. Erste Erfahrungen haben wir an anderer Stelle publiziert (Wächtler und Hofmann 2002). Hier soll über den aktuellen Entwicklungsstand berichtet werden.

Geriatrie plus Gerontopsychiatrie – Der Weg zum „Zentrum für Ältere"

Recherchen

1995 nahmen die Abteilungen für Geriatrie und Gerontopsychiatrie am Klinikum Nord-Ochsenzoll Recherchen auf mit dem Ziel, ein enger miteinander verknüpftes Behandlungsangebot für ältere Menschen zu entwickeln. Unseren Vorstellungen am nächsten kam das „Department of Health Care of the Elderly" in Nottingham, wo der Gerontopsychiater Arie und der Geriater Gladman ihre Abteilungen zusammengeführt hatten. Geriater und Gerontopsychiater arbeiteten dort Tür an Tür und in gegenseitiger Wertschätzung zusammen.

Im folgenden wurde ein Name für die Kooperation von Gerontopsychiatrie und Geriatrie gefunden: **„Zentrum für Ältere"**.

Kooperation mit KLINOVA

Im Jahre 2000 wurde das „Zentrum für Ältere" Teil des KLINOVA-Programms (siehe Abbildung 1).

Abbildung 1:   KLINOVA und ihre Programme

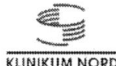

KLINOVA steht für eine Neuordnung der medizinisch-pflegerischen Abläufe und für eine Erneuerung der baulichen Substanz

KLINOVA-Programme:

- **Geplante Behandlungsabläufe (GBA):** Entwicklung von Leitlinien für die Behandlung bestimmter Krankheiten.
- **Behandlungsstufen:** Schaffung von Bereichen, in denen Patienten mit gleicher Behandlungs-, Überwachungs- und Pflegeintensität behandelt werden.
- **Behandlungsteams:** Berufsübergreifende Teams sollen den Patienten von der Aufnahme bis zur Entlassung begleiten und damit Behandlungskontinuität sicherstellen.
- **Belegungsmanagement** steuert Aufnahmen, Verlegungen und Entlassungen mit dem Ziel, dass Patienten zur richtigen Zeit einen adäquaten stationären Behandlungsplatz erhalten und dass die vorgehaltenen Betten optimal ausgelastet werden.
- **Zentren:** Die Organisation von „Zentren" ist seit kurzem als eigenes Programm aufgelegt. Das „Zentrum für Ältere" soll modellhaft Zentrumsorganisation erproben.

⟶ **Qualität** (z. B. mehr Patienten nach Hause)
⟶ **Service** (z. B. mehr Patienten-Zufriedenheit)
⟶ **Kosten** (z. B. Mindestauslastung 90 %)

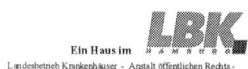

Ein Haus im
Landesbetrieb Krankenhäuser - Anstalt öffentlichen Rechts -

KLINOVA steht für eine Neuordnung der medizinisch-pflegerischen Abläufe und eine Erneuerung der baulichen Substanz. KLINOVA soll die Krankenhäuser des Landesbetrieb Krankenhäuser (LBK)-Hamburg wettbewerbsfähig machen.

KLINOVA hat für diesen Erneuerungsprozess verschiedene **Programme** entwickelt: **„Geplante Behandlungsabläufe" (GBA)** sollen Leitlinien für die Behandlung bestimmter Krankheiten bieten. **„Behandlungsstufen"** bedeuten, dass Bereiche geschaffen werden, in denen Patienten mit gleicher Behandlungs-, Überwachungs- und Pflegeintensität behandelt werden. Berufsübergreifende **„Behandlungsteams"** sollen den Patienten von der Aufnahme bis zur Entlassung begleiten und damit Behandlungskontinuität sicherstellen. Ein **„Belegungsmanagement"** steuert Aufnahmen, Verlegungen und Entlassungen mit dem Ziel, dass Patienten zur richtigen Zeit einen adäquaten stationären Behandlungsplatz erhalten und dass die vorgehaltenen Betten optimal ausgelastet werden. Die Organisation von **„Zentren"** schließlich ist seit kurzem als eigenes Programm aufgelegt. Das „Zentrum für Ältere" soll neben mehreren anderen Zentren modellhaft Zentrumsorganisationen erproben.

Alle Programme sollen die **Qualität** und den **Service** verbessern und die **Kosten** reduzieren. So sollen über eine Verbesserung der Qualität der medizinisch-pflegerischen Versorgung z. B. mehr Patienten nach Hause entlassen werden. Der Service soll optimiert werden, damit die Patientenzufriedenheit steigt. Die Kosten sollen reduziert werden, indem die Auslastung der Betten auf mindestens 90% erhöht wird.

Arbeitsweise des „Zentrum für Ältere"

Gemeinsam mit dem KLINOVA-Programm wurde beschlossen, die Kooperation im „Zentrum für Ältere" zu intensivieren. Zu diesem Zweck wurden im Jahre 2000 und 2001 je eine interdisziplinäre Station eröffnet.

Wesentliche **Merkmale der Kooperation** im „Zentrum für Ältere" sind:

-   Ein wechselseitiger geriatrisch-gerontopsychiatrischer Konsiliardienst.

- Die **Memory-Clinic**, in der ältere Menschen mit Gedächtnisstörungen von

- Geriater, Gerontopsychiater und Neuropsychologin untersucht werden.

- Und das „Kernstück" des Zentrum für Ältere, die 2 **ID-Stationen 22** und **23 Gerontopsychiatrie-Geriatrie.** Auf diesen Stationen werden 64 ältere Patienten betreut, die körperlich und psychisch krank sind. Diese Patienten werden von einem gemischt geriatrisch-gerontopsychiatrischen Team behandelt. Der kurze Weg zwischen Geriater und Gerontopsychiater und zwischen geriatrischer und gerontopsychiatrischer Pflegekraft erwies sich als praxis- und patientennah, zeitsparend und wirkungsvoll und hat sich von Anfang an bewährt.

Die häufigsten Problemkonstellationen auf diesen Stationen sollen an 2 **Fall-Vignetten** kurz dargestellt werden:

Frau A., 65 Jahre

Querschnittssyndrom TH 4, schweres Schädelhirntrauma und diverse knöcherne Verletzungen nach Fenstersturz in suizidaler Absicht. Überweisung aus Rehabilitationseinrichtung, da derzeit kaum Rehabilitationspotential aufgrund fortbestehender schwerer Depression. Es erfolgt eine schwierige Neueinstellung auf Antidepressiva bei chronifizierter therapieresistenter Depression.

Neben dem hohen pflegerischen Aufwand des Querschnittssyndroms bedingen rezidivierende Pleuraergüsse, Harnwegsinfekte und bronchopulmonale Infekte engmaschige internistische Mitbehandlung.

Frau D., 87 Jahre:

Akutaufnahme mit einem sehr stark wechselnden Bild zwischen Somnolenz und Unruhe bei hochfieberhaften Temperaturen; erhebliche Exsikkose; auskultatorischer Befund einer Pneumonie. Im Verlauf der Behandlung der somatischen Erkrankung findet sich ein leichtes bis mittelgradiges Demenzsyndrom. Es erfolgen eine diagnostische Zuordnung (vaskuläre Demenz) und eine Versorgungsplanung. Wegen Unruhe und Schlafstörung psychopharmakotherapeutische Neueinstellung.

Insgesamt verfügt das Zentrum für Ältere über 165 Betten, davon 65 geriatrische und 100 gerontopsychiatrische, sowie 20 geriatrische und 25 gerontopsychiatrische Tagesklinikplätze (Abbildung 2).

Abbildung 2:   Räumliche Zuordnung der Stationen und der Schwerpunkte im Zentrum für Ältere

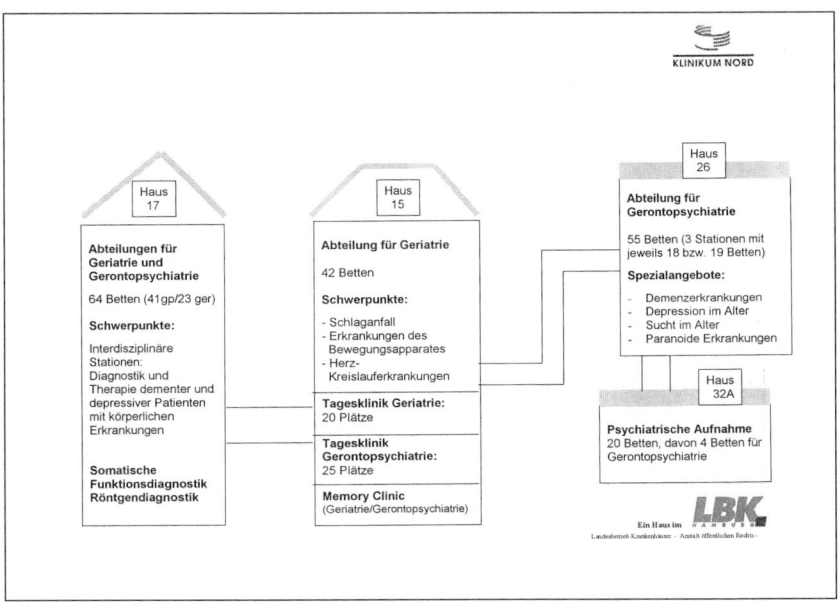

Auf der Abbildung ist der interdisziplinär arbeitende Bereich mit insgesamt 64 Betten hervorgehoben. Hier kooperieren Geriatrie und Gerontopsychiatrie in gemischten Teams. In der Abbildung ist auch erkennbar, dass unter dem Dach des Zentrums für Ältere die klassischen **Schwerpunkte beider Spezialbereiche** unangetastet fortbestehen:

-   Die Geriatrie in Haus 15 mit ihren Schwerpunkten der Schlaganfallbehandlung, der Behandlung von Erkrankungen des Bewegungsapparates und der Angiologie;

-   die Gerontopsychiatrie in Haus 26 mit ihren speziellen Angeboten bei Demenzerkrankungen, Depressionen, Sucht und paranoiden Erkrankungen.

Bei Bereitschaft zu enger Zusammenarbeit werden beide Fachabteilungen ihre Identität und ihre spezifischen Stärken behalten. Auch sind die Budgets der geriatrischen und gerontopsychiatrischen Abteilung getrennt. Die Geriatrie erzielt Erlöse aus Fallpauschalen (DRG-System) (Hofmann et al 2001), die Gerontopsychiatrie aus tagesgleichen Pflegesätzen.

Veränderung der Arbeitsabläufe

Es war von Anfang an klar, dass ein Projekt, das klassische Abteilungsgrenzen und gewachsene Spezialitäten überbrückt und das zudem Ressourcen einsparen will, nur gelingen kann, wenn es durch eine **optimale Gestaltung des Settings** unterstützt wird. Zu diesem Zweck wurden folgende Bereiche untersucht und weiterentwickelt:

- Eine **multidimensionale Eingangsuntersuchung** mit differenzierter Diagnosestellung und Therapieplanung ist unabdingbar.

- **Evidenzbasierte Therapiestrategien** galt es zu integrieren und die Überleitung in den ambulanten Bereich, unter Mitwirkung der Sozialarbeiter, zu organisieren. Bei der Optimierung der diagnostischen und therapeutischen Abläufe sollen uns die **„Geplanten Behandlungsabläufe (GBA)"** unterstützen.

- Die Stationen werden mit unterschiedlichen **„Behandlungsstufen"** organisiert. Patienten mit unterschiedlichen Schweregraden ihrer Krankheit und unterschiedlichen Erkrankungsarten werden über eine ausgefeilte Binnendifferenzierung unterschiedlich intensiv versorgt.

- Ein tägliches **„Belegungsmanagement"** dient dazu, die Betten adäquat zu belegen und die Personalressourcen bestmöglich zu nutzen.

- Wichtig ist schließlich die **Mitnahme unserer Mitarbeiter**: Personaleinsparungen und Hektik, die den Rationalisierungsprozess im Krankenhaus begleiten, überfordern zum Teil unsere Mitarbeiter. Hier müssen wir sorgfältig darauf achten, die Mitarbeiter zu entlasten – z. B. durch Vereinfachung der Dokumentation und Vernetzung der Arbeitsplätze. Die Mitarbeiter benötigen Information und eine verlässliche Zielplanung. Der Veränderungsprozess muss von gegenseitigem Respekt und Vertrauen begleitet sein. Auch bewährte sich, dass anfänglich wöchentlich, in der Folgezeit ad hoc eine Arbeitsgruppe die Arbeit der ID-Stationen begleitete. An der Arbeitsgruppe nahmen zusätzlich zu den beteiligten Berufsgruppen die Oberärzte und Leitenden Ärzte der beiden Abteilungen sowie die Abteilungsleitung Pflege teil. Auch wurde ein gemeinsames Fortbildungsangebot aufgebaut.

Die Projektstruktur

Für die Umsetzung der Projektziele wurde eine spezielle **Projektstruktur** entwickelt: Die Leitungsfunktionen des Zentrums (Projektleiter und Zentrumssprecher) liegen in den Händen der zwei Leitenden Ärzte. Die Funktionen wechseln in jährlichem Turnus. Das Leitungsteam ist im Sinne einer Kollegialen Abteilungsleitung um die Abteilungsleitung Pflege erweitert. Zur Projektentwicklung wurde ein Projektteam gebildet, zu dem neben Projektleiter und Zentrumssprecher der Abteilungsleiter Pflege und zwei Oberärzte gehören.

Ergebnisse und Diskussion

Vorausschicken möchten wir, dass wir im Bereich der **Fachgesellschaften** für Unterstützung geworben haben. Neuerungen wird üblicherweise mit Skepsis begegnet. Die Annäherung von Geriatrie und Gerontopsychiatrie und ihre gebietsübergreifende Kooperation stellt eine Neuerung im Bundesgebiet dar. Die Fachgesellschaften für Gerontopsychiatrie und Geriatrie begegnen dem Modellprojekt mit großem Interesse.

Die **Verweildauer** in beiden Abteilungen ist gegenüber den Vorjahren signifikant zurückgegangen. Mittlerweile hat die Geriatrie eine Verweildauer von 15 Tagen, die Gerontopsychiatrie um 25 Tage. Auch liegt **die Auslastung der Betten** deutlich über der Zielvorstellung von 90%.

Die **Patienten** und ihre **Angehörigen,** aber auch die **niedergelassenen Ärzte** haben unser Angebot schätzen gelernt und angenommen. Die Zahl der in das Zentrum für Ältere eingewiesenen und von uns behandelten Patienten/innen hat zu den Vorjahren erheblich zugenommen.

Das Zentrum für Ältere bereitet weitere Maßnahmen zur Qualitätssicherung und zur Verbesserung organisatorischer Abläufe vor:

- Die Räume im 4. Stock eines bisher für somatische Patienten genutzten Krankenhausbaus sind für ältere verwirrte und/oder geheingeschränkte Menschen nicht optimal. Die Belegung mit jeweils 32 Patienten/Innen pro Station ist dicht. Wir streben daher eine Optimierung der räumlichen Unterbringung an. Dann werden auch noch mehr als bisher milieutherapeutische Effekte zum Tragen kommen (Wächtler 2001).

- Bisher erfolgt die Aufnahme der Patienten/Innen entweder direkt auf einer geriatrischen, gerontopsychiatrischen oder interdisziplinären Station („elektiv") oder über die jeweilige medizinische oder psychiatrische Aufnahme. In Zukunft könnte es sich auch als sinnvoll erweisen, eine gemeinsame geriatrisch-gerontopsychiatrische Aufnahmestation zu entwickeln.

- Die jetzige kooperative und im Jahresturnus wechselnde ärztliche Leitung des Zentrums gemeinsam mit der Abteilungsleitung Pflege hat sich bewährt. In enger Absprache mit dem KLINOVA-Programm „Zentrumsmanagement und Klinische Leitung" wird zu klären sein, welche Vorteile eine noch weitere Zentrierung der Leitungsfunktionen und ein zusätzlicher Zentrumsmanager böten.

Das reibungslose Funktionieren diagnostischer und therapeutischer Abläufe im Zentrum ist auch davon abhängig, inwieweit es gelingt, mit weiteren Abteilungen und Funktionsbereichen des Krankenhauses kurze Bearbeitungswege zu etablieren. Hier besteht noch Optimierungsbedarf. In gleicher Weise ist es gerade für Ältere multimorbide Patienten unabdingbar, dass die Überleitung in den ambulanten und komplementären Bereich geplant verläuft und etwaig notwendige Rehabilitation sich unmittelbar an die Krankenhausbehandlung anschließt. Eine „integrierte Versorgung" könnte die Sektorengrenzen überwinden und wird von uns angestrebt.

Literatur

Hofmann W, Ramme M, Vetter U (2001) Die geriatrische Klinik im fallpau-
schalierten Entgeltsystem. In: Arnold M, Litsch M, Schellschmidt H
(Hrsg) Krankenhaus-Report 2000. Schattauer-Verlag, Stuttgart und
New York: 207-221

Wächtler C (2001) Milieutherapie statt Neuroleptika? Zum Stellenwert milieu-
therapeutischer Maßnahmen in der Gerontopsychiatrie und speziell bei
Demenzkranken. Krankenhauspsychiatrie 12: 125-128.

Wächtler C, Hofmann W (2002) Kooperation von Geriatrie und Gerontopsychiatrie. Hausarzt Kolleg 1: 46-47

Haben Pflegeheime überhaupt eine Zukunft? Ergebnisse der Forschungsgemeinschaft „Menschen in Heimen" an der Universität Bielefeld

P. Netz

Ein wesentliches Ergebnis der Forschungsarbeitsgemeinschaft „Menschen in Heimen" ist die Aufforderung an den Deutschen Bundestag, eine Kommission zur „Enquete der Heime" einzusetzen. Die Überlegungen dazu will ich gerne erläutern, denn damit ist auch eine Beantwortung der Frage möglich, ob denn Pflegeheime überhaupt eine Zukunft haben. Zunächst einige Bemerkungen zur Forschungsarbeitsgemeinschaft „Menschen in Heimen" an der Universität Bielefeld.

Forschungsarbeitsgemeinschaft „Menschen in Heimen"

Die Forschungsarbeitsgemeinschaft „Menschen in Heimen" ist eine interdisziplinäre Arbeitsgemeinschaft, bestehend aus Pflegewissenschaftlern, Gerontologen, Pädagogen, Gesundheitswissenschaftlern, Psychiatern und Soziologen, die vor ca. sechs Jahren von der damaligen NRW-Wissenschaftsministerin Anke Brunn ins Leben gerufen wurde. Der Auftrag an die Forschungsarbeitsgemeinschaft bestand vor allem darin, sich den ethischen Problemen zu widmen, die mit der zunehmenden Ökonomisierung, der Vermarktwirtschaftlichung des Sozialen auftauchen, und zwar im Gesundheitswesen ebenso wie im Sozialwesen. Viele Mitglieder der anfangs noch kleinen Arbeitsgruppe kamen aus dem psychiatrischen Bereich und waren aktiv an der Verkleinerung eines psychiatrischen Großkrankenhauses durch die Auflösung des Langzeitbereiches beteiligt (Westfälische Klinik Gütersloh). Mehr als 75% der ehemaligen Langzeitpatienten konnten dabei in private Wohnformen entlassen werden. Auch andere psychiatrische Großkrankenhäuser verkleinerten sich durch die Auflösung ihrer

Langzeitbereiche, allerdings häufig dadurch, dass ca. 2/3 der Langzeitpatienten in Heime verlegt wurden. Die damals entstandene hefti-
ge Diskussion beschäftigt uns auch heute bei der Versorgung pflegebedürftiger und behinderter Menschen, z.B. mit Fragen wie: Gibt es
Menschen, die auf Dauer in einem Heim versorgt werden müssen? Ist
das Heim ein Auslaufmodell? In diesem Zusammenhang haben wir
uns der Heimversorgung und den gesetzlichen Grundlagen gewidmet.
Dabei hat sich gezeigt, dass die verschiedensten Gesetze, beginnend
mit dem Heimgesetz 1974 (letzte Novellierung 2001), dann dem
Betreuungsgesetz (1992, 1999), dem Pflegeversicherungsgesetz
(1995, 1996), dem Pflegequalitätssicherungsgesetz (2001) und
schließlich dem Pflegeleistungs-Ergänzungsgesetz (2002) in der Folge zu erheblichen Veränderungen in den Heimen geführt haben, diese einem ständigen Veränderungsprozess aussetzten. Die Voraussetzungen zur Umsetzung dieser Gesetze wurden jedoch nicht in
gleicher Weise geschaffen. Die Heime wiederum sind das letzte Glied
einer Versorgungskette, in denen sich die Mängel und die Schere
zwischen Anspruch (Gesetzeslage) und Wirklichkeit (Heimrealität) am
schärfsten zeigen. Deshalb ist unser Ziel die Einsetzung einer Kommission zu einer „Enquete der Heime" und nicht zu einer Enquete des
Gesamtversorgungssystems.

Erläuterungen zu den Hintergründen für die Notwen-
digkeit einer „Heim-Enquete"

Die Gründe, die eine Auseinandersetzung mit dem Heimsystem notwendig machen, will ich unter drei Gesichtspunkten darstellen: dem
sozialpolitischen Kontext, dem gesellschaftlichen Kontext und dem
Kontext der gegenwärtigen Heimrealität.

Sozialpolitischer Kontext

Diese eindeutigen Sachverhalte, die alle hinlänglich bekannt sind, lassen sich auf einen zentralen Punkt hin zuspitzen: Wir haben eine zunehmende Anzahl hilfsbedürftiger Älterer, die wir mit weniger werdenden familiären Helfern und abnehmenden Finanzmitteln versorgen
müssen. Einerseits würde dies beim gegenwärtigen Altenversor-

gungssystem mehr Heimplätze notwendig machen, andererseits ist genau dies in Zukunft bei geringer werdenden Finanzmitteln nicht mehr bezahlbar.

Ursachen dafür sind eine demographische Entwicklung mit der Zunahme der Anzahl und des Anteils der älteren Bevölkerung (60+), einer Abnahme der Geburtenrate, einer Abnahme familiärer Unterstützungssysteme durch zunehmende Ein- und Zweipersonenhaushalte (Singularisierung) und eine sinkende Erwerbsquote. All dies macht zum einen die pflegerische Versorgung zunehmend schwieriger, und zum anderen ist damit die Finanzierbarkeit des derzeitigen Heimsystems infrage gestellt.

Gesellschaftlicher Kontext

Wir dürfen mittlerweile davon ausgehen, dass kein Mensch freiwillig in ein Heim geht, wenn er die Wahl hat. Immer mehr alte hilfsbedürftige Menschen sind vor allem deshalb nicht bereit, freiwillig in ein Heim zu gehen, weil dies unvereinbar ist mit ihren Persönlichkeitsrechten, mit ihren Bedürfnissen und mit ihren Vorstellungen, wie sie leben wollen. In den meisten Fällen wird die Entscheidung für ein Heim von den Betroffenen oder von anderen für die Betroffenen in einer akuten Notsituation getroffen ohne Kenntnis schon heute bestehender Alternativen.

Zudem müssen wir uns fragen, ob es denn richtig ist, ob es denn fachlich, ökonomisch und moralisch-politisch geboten ist, dass eine bestimmte Anzahl von Menschen die letzten Jahre, letzten Monate, manchmal auch nur die letzten Tage ihres Lebens in einer Institution, einem Pflegeheim verbringen müssen? Können wir es zulassen, dass es dort eine hochgradige Konzentration von Menschen mit wenigen gleichen Merkmalen gibt, nämlich pflegebedürftig, meist psychisch krank und abhängig von anderen zu sein? Ist dies das Modell des Umganges mit unseren hilfsbedürftigen Alten? Heime mutieren immer mehr zu Sterbeorten. Wird nicht dadurch auch Sterben und Tod zumindest tendenziell zunehmend gesellschaftlich unsichtbar gemacht, mit der Folge einer irrealen Zunahme der Angst vor dem Sterben und dem Tod? Zur Verdeutlichung: In einer eigenen Stichprobe aus dem Jahre 1999 in vier großen Altenheimen im Kreis Gütersloh mit insgesamt 408 Plätzen (immerhin 20% der Plätze im Kreis Gütersloh) kamen von den 157 Neuaufnahmen 66% (104) aus dem Krankenhaus (82% Allgemeinkrankenhaus, 18% Psychiatrisches Krankenhaus). Davon verstarben noch im gleichen Jahr (1999) 23% (36), davon wiederum 25% (9) innerhalb der ersten Woche nach Verlegung aus dem Krankenhaus. Damit werden die Heime immer mehr zu einem Ort für die letzten Tage des Lebens eines Menschen, ein Wandel, der natürlich auch mit dem Ausbau eines ambulanten Systems zusammenhängt, das auf die klassischen Pflegebedürftigen ausgerichtet ist, mit der Folge, dass all die, die größere Herausforderungen an die Pflegenden stellen, sich jetzt in den Heimen konzentrieren, mit einer erheblichen Zunahme der Arbeitsbelastung in den Heimen.

Kontext der gegenwärtigen Heimrealität

Wir alle wissen, dass eine Heimunterbringung sowohl subjektiv als auch objektiv ein schwerer Einschnitt in die bisherige Lebensgeschichte und ein Herausreißen aus den gewohnten lebensweltlichen Zusammenhängen für die Betroffenen bedeutet. Das weitere Leben im Heim ist mit vielen Einschränkungen verbunden. Die Wahrnehmung individueller Bedürfnisse der Bewohner, geschweige denn ein Eingehen darauf ist allein schon aufgrund der Zeitnot des Pflegepersonals nicht möglich, zumal die betriebliche Organisation des Heimes einen strukturierten Tagesablauf erfordert. Dies wiederum läßt wenig Spielraum für individuelle Gestaltungsmöglichkeiten, Heimbewohner müssen ihre individuellen Wünsche den institutionellen Erfordernissen unterordnen. Heimbewohner sind überwiegend Taschengeldempfänger, eine Teilhabe am gesellschaftlichen Leben ist in der Regel nicht gegeben. Häufig entwickeln die Betroffenen dann ihre eigenen passiven Anpassungsstrategien in Form sozialen Rückzugs und Apathie, was uns als Hospitalismus und Depression erscheint. So hat sich gegenüber vorher die Situation für die Bewohner eher verschlechtert, denn aufgrund ihrer besonderen Hilfsbedürftigkeit wurden sie zu ihrem Schutz im Heim untergebracht, doch durch die institutionellen Bedingungen sind sie der Situation hilflos ausgeliefert.

Aber nicht nur die Lebensbedingungen für die Bewohner, sondern auch die Arbeitsbedingungen für die Mitarbeiter in den Heimen sind unzureichend. Die Pflegeheime entwickeln sich zunehmend zu Versorgungseinrichtungen für altersverwirrte und chronisch psychisch kranke Menschen, ohne daß die Mitarbeiter dafür ausgebildet und vorbereitet sind. Eine fachärztliche psychiatrische Versorgung der Bewohner und fachliche Hilfestellung für die Mitarbeiter ist vielerorts nur spärlich, meist gar nicht vorhanden. Die Konzentration von nahezu ausschließlich hilfe- und pflegebedürftigen Menschen, die tägliche Auseinandersetzung mit krankheitsbedingten Beeinträchtigungen in einer Einrichtung wird sowohl von den Bewohnern als auch von den Mitarbeitern als belastend erlebt.

Selbst Heimbetreiber bezeichnen die mangelhafte Versorgung altersverwirrter und psychisch kranker Menschen in Heimen als „gefährliche Pflege" (NEUE WESTFÄLISCHE 14.01.2000). Bei dem hohen Maß an Unzufriedenheit auf allen Seiten können Konflikte in Heimen nicht ausbleiben und kann Hilflosigkeit leicht zur Gewalt werden. Obwohl sich in den letzten Jahren einiges in den Heimen verbessert hat, sind viele der aufgezeigten Merkmale eng mit der Institution Heim verknüpft. Heime als Versorgungseinrichtungen und Heime als Lebensorte, das passt einfach nicht zusammen. Der Organisationsablauf einer Institution und die individuellen Bedürfnisse der Bewohner, auch das passt nicht zusammen. Genausowenig die durch Abhängigkeit gekennzeichnete asymmetrische Beziehungsebene und die Einforderung der Rechte durch die Bewohner. Auch die sachliche Beziehung zur Durchführung der Verrichtungen und das Bedürfnis nach persönlichen Beziehungen bleiben unvereinbar. Selbst bei optimaler Ausstattung der Heime können all diese Probleme vielleicht gemildert, aber nicht prinzipiell innerhalb der Institution Heim gelöst werden. Nehmen wir die vorab aufgezeigten Befunde hinzu, nämlich die demographische Entwicklung, die Zunahme besonders pflegebedürftiger Menschen und die finanzielle Situation der Sozialversicherungsträger und der öffentlichen Kassen, so kann sich die Versorgungssituation in den Heimen eher nur weiter verschlechtern. Das sind Gründe genug, eine breite öffentliche Diskussion über das Heimsystem herbeizuführen.

Ausblick

Ziel der Einsetzung einer Kommission zur „Enquete der Heime" ist, das gegenwärtige Heimsystem unter fachlichen, materiellen, sozialen und moralisch-politischen Gesichtspunkten auf den Prüfstand zu stellen. Ausgangspunkt ist zunächst einmal der Heimbereich, doch letztlich muss es um das Gesamtversorgungssystem gehen, zumal unsere ambulanten Dienste mit ihren Leistungen in Minuten-Modulen häufig genug noch keine Alternative zum Heim darstellen.

Mit dem notwendigen Veränderungsprozess werden wir uns Zeit lassen müssen, wobei das Ergebnis heute noch gar nicht klar sein kann. Doch in unseren Köpfen haben wir einige grundlegende Einstellungsänderungen vorzunehmen, nicht zuletzt vor den bei uns und auch in anderen Ländern gemachten Erfahrungen. Dazu gehört der gedankliche Sprung vom Institutionsparadigma zum Kommunalparadigma, vom institutionszentrierten zum personenzentrierten Blick, von dem also, was der einzelne an Hilfe und Unterstützung braucht und nicht was die Institution zu ihrer Funktionsfähigkeit benötigt. Des Weiteren müssen wir bei der Gestaltung unseres kommunalen Versorgungssystems von den Schwächsten ausgehen, eine Antwort auf die Frage finden, wie können wir sie integrieren in eine community care, statt sie unterzubringen in einer home care.

Zweifellos sind wir mit unserem Versorgungssystem schon längst in einen Veränderungsprozess eingetreten, wenn auch noch nicht als Ganzes, so doch in einigen Teilen, was sich anhand vieler Beispiele aufzeigen läßt.

Der erwähnte vollständige Auflösungsprozess des Langzeitbereiches der Westfälischen Klinik Gütersloh mit der Entlassung von drei Viertel der 435 Langzeitpatienten in private Wohnformen ist nur eine wichtige praktische und nachhaltig wirkende Erfahrung, dass auch für alt gewordene psychiatrische Langzeitpatienten selbst unter keineswegs optimalen ambulanten Bedingungen weitestgehend auf Heimunterbringungen verzichtet werden kann.

Die Region Gütersloh ist ein gutes Beispiel dafür, wie im Altenhilfebereich ein Ambulantisierungsprozess auf den Weg gebracht wurde: So hat die Kombination eines Gerontopsychiatrischen Zentrums als medizinischer Beitrag mit sich auf ambulanter Pflege und Hausgemeinschaften verstehenden Vereinen als sozialer Beitrag ein gerontopsychiatrisches Verbundsystem entstehen lassen, das zwar Heimplätze nicht überflüssig gemacht, aber die Nachfrage nicht nur aus der Gerontopsychiatrie erheblich reduziert hat, was sich u.a. in einer deutlich niedrigeren Heimverlegungsrate aus der Gerontopsychiatrie der Westfälischen Klinik Gütersloh zeigt (NETZ 2002). Auch in anderen Regionen wie z.B. Kaufbeuren, Berlin, Bonn gibt es mittlerweile gerontopsychiatrische Verbundsysteme, die aus einer Kombination medizinischer und psychosozialer Angebote darauf ausgerichtet sind, Institutionalisierungen im Alter weitestgehend zu vermeiden. Daneben gibt es viele Einzelbeispiele, die hervorragend geeignet sind zu verdeutlichen, wie der Umgang und die Versorgung pflegebedürftiger dementer Menschen abseits herkömmlicher Heimstrukturen gestaltet werden kann.

Dabei zeigt sich, dass nur mit mehr Geld und mehr professionellen Helfern alleine wir kaum die Herauforderungen bewältigen werden, die die Zunahme alter hilfs- und pflegebedürftiger Menschen darstellt. Wir werden nicht umhinkommen, uns selbst in irgendeiner Form zu beteiligen in der Begleitung, in der Unterstützung, in der Versorgung der älteren pflegebedürftigen Menschen im Sinne eines bürgerschaftlichen Engagements. Wie das heutzutage aussehen kann, zeigt die Dokumentation der ANNA LUISE ALTENDORF STIFTUNG in Minden über „INNOVATIVE KONZEPTE DER FREIWILLIGENARBEIT IN DER ALTENHILFE" (2001). Die in dieser Dokumentation enthaltenen 57 Beiträge zu dem von der Anna Luise Altendorf Stiftung ausgeschriebenen Wettbewerb zeigen die Vielfalt der heute schon bundesweit existierenden Freiwilligenarbeit in der Altenhilfe. Die hierbei immer wieder auftauchende Kombination von professionellen und freiwilligen Helfern beinhaltet eine große Chance für Veränderungsprozesse der gegenwärtigen Versorgungslandschaft für hilfsbedürftige Ältere im Sinn von mehr lebensweltlich orientierten Hilfestellungen, die mehr Normalität und Privatheit möglich machen, als dies in den bestehenden Heimstrukturen der Fall ist. Wie dieser Gestaltungsgedanke auch wieder in konkrete Versorgungsformen münden kann, ohne dabei an Gestaltungskraft zu verlieren, will ich abschließend grob skizzieren. Den Anstoß verdanke ich einer Postkarte meines früheren Chefs KLAUS DÖRNER. Der Grundgedanke ist der, dass in einem ersten Schritt sich die Bürger, d.h. also wir, in unserem Wohnumfeld zusammenschließen, um für unsere dementen Angehörigen oder Nachbarn beispielsweise eine Hausgemeinschaft oder Wohngemeinschaft zu schaffen. Je nach den Möglichkeiten für das eigene Engagement gibt es dann drei Optionen: 1. Die Versorgung wird an einen professionellen Träger abgegeben, die Bürger, also wir, behalten aber die Verantwortung; 2. die Bürger gründen einen Verein und betreiben die Hausgemeinschaft selbst, was vor allem für „jüngere Ältere" eine gute Option sein dürfte; 3. die Bürger sehen von einem Verein ab, verpflichten sich aber zusammen mit den ambulanten Pflegediensten und den Hausärzten, die pflegebedürftigen Alten in ihrem Wohnumfeld zu betreuen. Wir aus der Gerontopsychiatrie hätten die Aufgabe, mit Verbänden, Vereinen und anderen Organisationen die Öffentlichkeitsarbeit zu leisten, eine solche Entwicklung in die öffentliche Diskussion zu bringen und gleichzeitig über unsere Möglichkeiten mit den Pflege-, Hauswirtschafts- und Begleitdiensten praktische Hilfe in der Hausgemeinschaft zu leisten. So oder ähnlich könnte vom Ansatz her ein wohnortnaher Umbauprozess des gegenwärtigen Versorgungssystems aussehen, eine Mischung aus professionellen Helfern und uns als bürgerschaftlich Engagierten, die damit für humane Lebensformen sowie für fachliche und ökonomisch tragbare Unterstützungsnetzwerke sorgen.

Literatur

DÖRNER, K. (Hg.): Ende der Veranstaltung. Paranus Verlag, Neumünster 2001

DÖRNER, K., HOPFMÜLLER, E., RÖTTGER-LIEPMANN, B.: Aufforderung an die Fraktionen des Deutschen Bundestages, eine Kommission zur „Enquete der Heime" einzusetzen. Forschungsarbeitsgemeinschaft „Menschen in Heimen", Universität Bielefeld 2001

MEHWALD, M., LEMCKE, C. (Hg.): Dokumentation zum Wettbewerb der Anna Luise Altendorf Stiftung „Innovative Konzepte der Freiwilligenarbeit in der Altenhilfe", Selbstverlag 2001

NETZ, P.: Auf dem Weg zum Gerontopsychiatrischen Verbund – Gerontopsychiatrische Versorgung in Gütersloh. In: SCHMIDT-ZADEL, R., KUNZE, H. (Hrsg.), Mit und ohne Bett: personenzentrierte Krankenhausbehandlung im Gemeindepsychiatrischen Verbund. Aktion Psychisch Kranke, Band 28, 2002, 90-106

Heimbewohner mit psychischen Störungen: Empirische Untersuchung über Häufigkeiten und versorgungsrelevante Variablen – erste Ergebnisse

U. Kastner & R.D. Hirsch

Im Rahmen der vom Bundesministerium für Gesundheit und Soziale Sicherung in Auftrag gegebenen Expertise „Heimbewohner mit psychischen Störungen" wurde eine Stichtagserhebung (02.05.2001) bei 3107 Bewohnern in 33 Alten- und Altenpflegeheimen in 6 deutschen Versorgungsregionen durchgeführt. Die Untersuchung wurde von Fachärzten (Psychiater/Nervenarzt) mit gerontopsychiatrischem Schwerpunkt mittels standardisiertem Frage-/Erfassungsbogen zum einzelnen Bewohner und zur entsprechenden Einrichtung vorgenommen (Hirsch & Kastner 2004).

Ergebnisse

Die Ergebnisse zur Geschlechtsverteilung und zum Alter der Bewohner decken sich mit denen anderer Untersuchungen. 84,4% der Bewohner sind weiblich, der Altersmittelwert beträgt 82,9 Jahre. In der Gruppe der Männer (n= 15,6%) war das mittlere Lebensalter 77,8 Jahre.

Häufigkeit und Art von psychischen Störungen

30 Heimleitungen machten Angaben zu den Häufigkeiten psychischer Störungen bzw. Erkrankungen in der Gesamtbewohnergruppe der Einrichtung. Nach ihrer Einschätzung sind insgesamt 1978 Bewohner psychisch gestört. Dies entspricht – bezogen auf die Gesamtbewohnerzahl dieser Einrichtungen (n=3107) – einem Anteil von 63,7%.

In 10 Einrichtungen konnten durch die Fachärzte alle Bewohner untersucht werden. Von 1120 Bewohnern dieser Einrichtungen haben 722 eine psychischen Erkrankung nach ICD-10. Dies entspricht einem Anteil von 64,5% der Bewohner. Differentialdiagnostisch sind 69% organische psychische Störungen (F0), 14% affektive Störungen (F3) und 11% schizophrene Störungen (F2).

Über 20% der psychisch erkrankten Bewohner weisen zwei oder mehr psychische Erkrankungen auf. 73% der Bewohner hatten mindestens eine weitere körperliche Erkrankung. Auslöser der psychiatrischen Behandlung waren zu 50% Unruhe, zu 29% Depressivität und zu 27% Schlafstörungen. 51% aller Bewohner bzw. 79% der psychisch Erkrankten erhielten mindestens ein Psychopharmakon.

Diagnosespektrum aller erfassten psychisch kranken Heimbewohner

Aussagen über das Spektrum psychischer Diagnosen waren bei insgesamt 1414 Bewohner in 33 Heimeinrichtungen möglich.

Wie zu erwarten fanden sich bei einem Großteil der Bewohner organische psychische Störungen (ICD10: F0). In dieser sehr heterogenen Gruppe (n=985) konnten folgende Unterscheidungen getroffen werden:

89% (n=874) der Bewohner fanden sich in der eigentlichen Gruppe der demenziellen Erkrankungen (F00-F03): 34,9% mit Demenz bei Alzheimer Krankheit (F00), 25,7% mit vaskulärer Demenz (F01) und 24,8% mit unklarer Demenzerkrankung (F03). 5,4% wurden als andere organische Störung und 4,0% als organisch Verhaltens- oder Persönlichkeitsstörung diagnostiziert.

Abbildung 1: Diagnosespektrum aller diagnostizierten Bewohner (n= 1414)

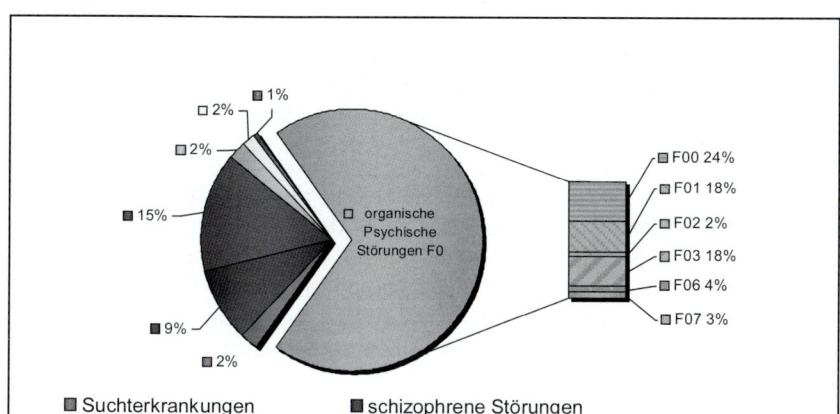

1.3. Multimorbidität

Hier erfolgten bei insgesamt 1410 Bewohner (72,6%) Angaben. Bei 177 Bewohnern (9,1%) wurde eine Erkrankungsanzahl von 3 oder mehr somatischen Einzelkrankheiten dokumentiert.

Häufigste somatische Erkrankungen waren:

- Herzinsuffizienz (n= 631 Fällen; 32,5%),

- Hypertonie (n= 465; 23,9%),

- Diabetes mellitus (n= 343; 17,7%),

- Hirninfarkt (n= 236; 12,2%)

- Arthrose (n= 197; 10,1%)

Leitsymptome und Medikation

Dokumentiert wurden die Symptome, die zur Aufnahme der psychiatrischen Behandlung beim Bewohner führten. Führendes Symptom *war* in 50% der Fälle Unruhe, gefolgt von Depressivität (29%) und Schlafstörungen (27%).

Hieraus wird die vorrangige Medikation mit nieder-, mittel- und hochpotenten Neuroleptika verstehbar: 37% der Bewohner erhielten ein niederpotentes Neuroleptikum, 14% ein mittel- oder hochpotentes Neuroleptikum (ohne atypische Neuroleptika). In der Gruppe der Demenzerkrankten fiel der hohe Anteil (54%) an Neuroleptika auf. Nur 14% erhielten ein Nootropikum (mit Memantin) und 5% einen Acetylcholinesterase-Hemmer.

Abbildung 2: Psychopharmakagaben bezogen auf die jeweilige Diagnose-
gruppe

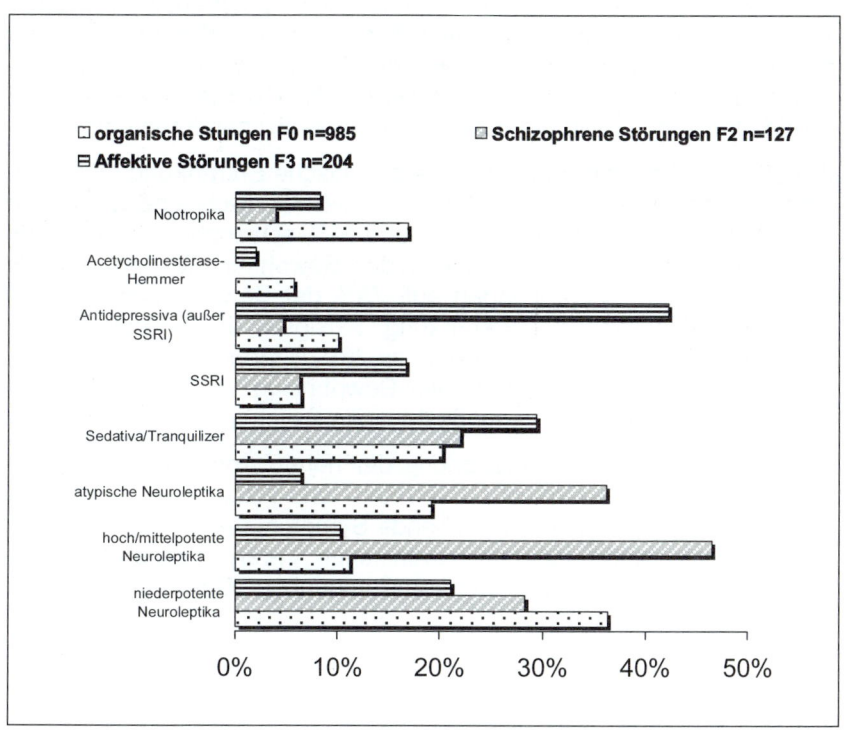

Zusammenfassung

Über die Häufigkeit psychischer Störungen in deutschen Alten- und
Altenpflegeheimen liegen kaum empirische Daten vor. Zumeist beziehe sich die uns bekannten Untersuchungen entweder auf Einschät-
zungen von Heimleitern oder auf die Pflegedokumentation. Die diagnostische Erfassung psychischer Störungen nach anerkannten Klas-
sifikationskriterien wurde bislang in keiner vergleichbaren Größenordnung erhoben.

Im Rahmen der vom Bundesministerium für Gesundheit und Soziale Sicherung in Auftrag gegebenen Expertise „Heimbewohner mit psychischen Störungen" führten wir eine Stichtagserhebung bei 3107 Bewohnern in 33 Alten- und Altenpflegeheimen in 6 deutschen Versorgungsregionen durch. Ziel war die Erfassung gerontopsychiatrischer Krankheitsbilder auf der Basis der ICD10 Klassifikation unter Ergänzung von Leitsymptomatik und therapeutischen Interventionen.

Bei 65% der Bewohner konnte eine psychische Erkrankung diagnostiziert werden. Es fanden sich 69% organische psychische Störungen (F0), 14% affektive Störungen (F3) und 11% schizophrene Störungen (F2). Über 20% der psychischerkrankten Bewohner wiesen zwei oder mehr psychische Erkrankungen auf, 73% der Bewohner mindestens eine weitere körperliche Erkrankung. Auslöser der psychiatrischen Behandlung waren zu 50% Unruhe, zu 29% Depressivität und zu 27% Schlafstörungen. 51% Prozent aller Bewohner bzw. 79% der psychischen Erkrankten erhielten mindestens ein Psychopharmakon.

Insgesamt belegt die Untersuchung der hohen Anteil an Bewohnern mit psychischen Erkrankungen in Alten- und Altenpflegeheimen der Grundversorgung. Die vorherrschende Symptomatik aus dem Bereich der Verhaltensstörungen und psychischen Veränderungen spiegeln dabei die hohe Alltagsbelastung von Personal und Bewohnern wider.

Literatur

Hirsch R.D. & Kastner U. (2004): Heimbewohner mit psychischen Störungen-Expertise. Forum 38, Kuratorium Deutsche Altershilfe, Köln.

Modelle von heute – Lösungen für morgen: Vorstellung neuer Ansätze: Blaue Blume Schwaben – Zentrum für seelische Gesundheit im Altern, Kaufbeuren

W. Vater

Zur Entwicklungsgeschichte

Durch die aufsuchende, multiprofessionelle und gemeindenahe Arbeit der gerontopsychiatrischen Ambulanz, der engen Zusammenarbeit mit der ambulanten, teilstationären und stationären Altenhilfe und der langjährigen Förderung von Angehörigengruppen konnte sich für Kaufbeuren und Umgebung ein modellhaftes gerontopsychiatrisches Versorgungskonzept entwickeln. Das Bezirkskrankenhaus (BKH) Kaufbeuren war eines der vom Bund geförderten Teilprojekte im gerontopsychiatrischen Verbund Schwaben, der im November 1999 den Sozialpreis der bayerischen Landesstiftung aus den Händen des Ministerpräsidenten erhalten hat. Während der Förderphase aus dem Modellprogramm wurden im Vergleich zu den Jahren vorher die Verweildauern in der Psychiatrischen Klinik von 82.000 Pflegetage auf 12.000 Pflegetage verringert. Innerhalb der letzten 10 Jahre wurden 3 Stationen geschlossen und die stationären Akutbehandlungsbetten von 96 auf 38 Betten reduziert. Zur Zeit werden pro Quartal ca. 600 psychisch kranke ältere Menschen ambulant behandelt. Durch die intensivierte ambulante Behandlung wurden weitere Versorgungsprobleme deutlich. Isolation, Vereinsamung, fehlende Tagesstrukturen aber auch fehlende sinnvolle Aufgaben und Erfolgserlebnisse (Sinn) belasten den häuslichen Alltag von demenz-kranken, depressiven aber auch wahnhaft erkrankten Senioren und erhöhen zumindest teilweise das Risiko psychisch zu erkranken. Psychisch kranke ältere Menschen werden häufig weiterhin viel zu spät erreicht und behandelt, wobei die Entwicklung von lebensnahen, alltagsorientierten Fördermaßnahmen in der BRD zudem noch in den Kinderschuhen steckt.

Auch bestehen bei vielen Betroffenen nach wie vor Vorbehalte auch gegenüber ambulanten psychiatrischen Angeboten von Bezirkskrankenhäusern aufgrund einer vermeintlichen Stigmatisierung.

Vorstellung des Modellprojekts „Blaue Blume Schwaben - Zentrum für seelische Gesundheit im Altern"

Ich gestehe, das Wort „Zentrum" hat mich als Befürworter von lebensnaher, alltagsorientierter Psychiatrie zunächst erschreckt. Mein Erschrecken wurde deutlich kleiner, als mir bewusst wurde, dass „Zentrum" bei unserem Projekt primär die Vielfalt von verschiedenen Angeboten bedeutet.

Im Vordergrund steht die Entwicklung von

- gerontopsychiatrischer Prävention / Vorsorge,

- Früherkennung,

- Frühförderung,

- Selbsthilfe,

- Koordination,

- aber auch Rehabilitation,

- und die Erprobung geeigneter Wohnformen.

Verschiedenste Hilfsangebote für psychisch kranke alte Menschen, von psychischer Erkrankung bedrohte alte Menschen und die jeweils betroffene Umgebung (Angehörige, Nachbarn, Altenhilfemitarbeiter usw.) werden in einem inzwischen denkmalgeschützten alten Haus mitten in der Gemeinde gebündelt. Träger ist die gemeinnützige GmbH Blaue Blume Schwaben, alleiniger Gesellschafter ist der Bezirk Schwaben.

Finanziert wird das Modellprojekt zunächst für drei Jahre vom Bundesgesund-heitsministerium. Erwerb und Umbau des Hauses wurden in erheblichem Umfang von der bayerischen Landesstiftung und vom Sozialministerium (zusammen eine Million DM) gefördert. Die Einweihung fand am 18. Juni 2002 statt. Wissenschaftlich begleitet wird unser Modellprojekt von Neues Soziales Wissen e.V., u.a. vertreten durch Frau Dr. Schäfer-Walkmann und Frau Wöhler. Bereits während des ersten Projektjahres entstand ein fachlicher Beirat. Projektspezifisch-fachliche Themenstellungen und die Erarbeitung der Anschlussfinanzierung sind zentrale Inhalte. Die vorgesehenen Mitarbeiter des Modellprojektes setzen sich zusammen aus:

- Einrichtungsleiter (Sozialgerontologe)

- Sozialpädagogin

- drei Fachpflegekräfte (2 Vollstellen)

- eine Psychologin

- eine Verwaltungsangestellte

Zur Konzeptionsumsetzung

Im Erdgeschoß des Zentrums wird eine Aktions- und Begegnungsstätte für psychisch kranke alte Menschen und für von psychischer Erkrankung bedrohte alte Menschen eingerichtet. Rehabilitative und präventive Angebote stehen im Vordergrund. In verschiedenen Gruppenräumen werden gezielt die Fähigkeiten und Kompetenzen der älteren Menschen gefördert. Differenzieren lassen sich u.a.

- Angebote zur Förderung der Alltagskompetenz:

  - Hauswirtschaftliches Training, gemeinsames Kochen (Einbau einer Gemeinschaftsküche), gemeinsames Einkaufen usw.

- Kognitive und kreative Angebote:

  - Kreative Gestaltarbeit, differenziertes Gedächtnistraining (multi-modal, alltagsorientiert), themenorientierte Gesprächsgruppen (Biografie, Zeitgeschichte etc.), Kunst / Malerei

- Körperliche Aktivgruppen:

  - Gymnastik, Entspannungstechniken, „Wohlfühlgruppen" usw.

- Sonstige körperliche Aktivitäten:

    - Spaziergänge, Gartenarbeit, handwerkliche Tätigkeiten

Im Vordergrund steht die ganzheitliche Förderung mit differenzierten Angeboten für die Seele, den Körper, den Geist mit entsprechender sozialer Einbeziehung. Angestrebt wird Angebotsvielfalt, möglichst bedürfnisorientiert und niedrigschwellig.

Um wen geht es eigentlich in der Blauen Blume?

Zielgruppen sind unter Vereinsamung leidende Senioren, ältere Menschen mit Gedächtnisstörungen, leichter kognitiver Beeinträchtigung, beginnender Demenz, Demenz, deren Angehörige, ältere Menschen mit Depressionen, Wahnerkrankungen, Sucht im Alter, aber auch aktive unbelastete Senioren z.b. auf der Suche nach sinnvollen Aufgaben oder auf der Suche nach Begegnung. Sie merken: Wer etwas sucht wird schnell zum Besucher (keine Patienten, Kunden, Klienten oder Bewohner sondern Besucher). In erster Linie geht es um ältere Menschen, die von den vorhandenen etablierten Angeboten nicht oder nicht ausreichend erreicht werden. Theoretische Leitlinien unserer Entwicklungsarbeit sind:

- Kompetenzorientierung, d.h. die Fähigkeiten bzw. gesunden Anteile stehen im Vordergrund und nicht die Defizite oder Symptome (Gesundheitsmodell).

- Autonomieorientierung, d.h. der vorrangige Anspruch auf Selbstbestimmung unserer Besucher ohne vorgefertigte Problemlösungen.

- Biographieorientierung: Das Erfahrungswissen unserer Besucher ist zu nutzen.

- Lebensweltorientierung: Unsere Förderangebote sind auf die Normalität der Lebenssituation abzustimmen.

Im ersten Stock entsteht ein Informations- und Beratungszentrum. Ein Veranstaltungsraum bzw. zwei Gruppenräume werden angeboten zur Nutzung durch Selbsthilfegruppen, überregionale Angehörigenarbeit, Koordinationstreffen der gerontopsychiatrisch betroffenen Altenhilfe-

Anbieter, Helfer-Schulungen, Bürgerinformationen, Veranstaltungsreihen im Sinne der Prävention.

Ein Zimmer wurde als Beratungszimmer eingerichtet. Dort finden u.a. statt:

- Früherkennungsangebote bei Gedächtnisstörungen:

  - persönliche Beratung

  - Testpsychologie

  - Angehörigenberatung

  - Beratungsinhalte sind u.a.: Umgang mit Demenz, Umgang mit Depressionen, Umgang mit Wahngedanken, Anwendung und Vermittlung geeigneter Hilfen etc.,

- Angebote von ambulanten Pflegediensten, Außenberatung der Betreuungsstelle Kaufbeuren zu Fragen zum Betreuungsrecht und der Vorsorgevollmacht

- Außenberatung der AOK Pflegekasse zu Fragen der Pflegeversicherung

Äußerst spannend gestaltet sich die Entwicklung des „Gemeinsamen Wohnens", einer völlig neuen Wohnform im Alter. Der zweite Stock bietet in einer 4-Zimmer-Wohnung (168 qm) für vier psychisch kranke alte Menschen bzw. für von psychischer Krankheit bedrohte alte Menschen die Möglichkeit, selbständig zu wohnen. Wichtige Voraussetzung ist dabei u.a. ausgeprägte Vereinsamungsproblematik und die Bereitschaft mit anderen älteren Menschen zusammenleben zu wollen. Im Miteinander soll die Lebens- und Wohnqualität des Einzelnen erhalten und gefördert werden. Im Zentrum für seelische Gesundheit können die vielfältigen Angebote zu den Öffnungszeiten genutzt werden. Die barrierefreie Wohnung bietet 4 Zimmer (je ca. 20 qm), 1 Wohnküche, 1 Gemeinschaftsraum, 2 Badezimmer, Abstellfläche, Waschküche und Wäscheplatz, Aufzug. Die Kaltmiete liegt bei ca. 185,00 € zzgl. der Nebenkosten. Im Juni 2003 will die erste Mieterin einziehen. Weitere Interessenten durchleben und durchlebten intensivste Entscheidungs-prozesse. Gemeinsame Treffen zum Kennenlernen fanden und finden statt. Zudem wird kostengünstiges Probewohnen angeboten. Zur Zeit wird gezielte Öffentlichkeitsarbeit vorbereitet.

Kurzes Fazit

Erste Ergebnisse zu unserer Besucherstruktur: Wir haben inzwischen ca. 120 regelmäßige Besucher, davon ca. 2/3 aus Kaufbeuren und 1/3 vom Landkreis (Ostallgäu und Unterallgäu). Ca 1/3 unserer Besucher der Blauen Blume kommen wegen Gedächtnisstörungen, von kognitiver leichter Beeinträchtigung bis zur Demenz.

Bei einem weiteren Drittel unserer Besucher sind Depressionen bekannt, dabei zeigen sich bei 2/3 der Betroffenen zur Zeit gute Stabilisierungseffekte. Ein weiteres Drittel unserer Besucher verteilt sich auf Angehörige, aktive „unbelastete" Senioren, chronisch psychisch Kranke und Suchtkranke. 2/3 Drittel unserer Besucher befinden sich in nervenärztlicher Behandlung.

Damit lässt sich feststellen, dass wir ältere Menschen mit seelischen Problemen erreichen, zumindest zum Teil im Rahmen fachärztlicher Behandlung gezielt genutzt werden und das Versorgungssystem mit lebens- und alltagsnahen Angeboten erweitern.

In Zeiten größter Sparsamkeit ergibt sich immer wieder die kritische Frage „wozu das alles gut sein soll"? Eigentlich ganz einfach: Immer mehr Ältere, immer mehr Hochbetagte, d.h. immer mehr Demenzkranke, Depressive, Pflegebedürftige .... Wenn wir nichts tun, werden die Kosten weiter explodieren! Wenn wir einsparen, werden die Kosten noch stärker explodieren!! Ein Leitspruch meines ehemaligen Oberarztes Herrn Dr. Nißle lautet:"Wer nichts verändert, wird verändert."

Wir wollen und dürfen verändern mit Unterstützung des Bundesgesundheitsministeriums, des Bayerischen Freistaates und vor allem mit Unterstützung unserer Besucher, um uns den gerontopsychiatrischen Herausforderungen zu stellen.

5 Diagnostik, Therapie und Versorgung von Menschen mit einer Demenz

Neue Wege der Diagnostik und Therapie bei Alzheimer-Demenz, aktueller Stand und Zukunftsperspektiven

H. Hampel

Notwendigkeit einer effektiven Therapie für Alzheimer Patienten

Die soziodemographischen Entwicklungen, mit zunehmender Alterung der Gesellschaft, führten u.a. auch zur starken Zunahme dementieller Erkrankungen in den letzten Jahren, so dass Demenzursachen, insbesondere die Alzheimererkrankung, in der allgemein- und fachärztlichen Praxis eine zunehmende Rolle spielen. Heute leiden ca. 1,0-1,5 Millionen Menschen in Deutschland an einer Demenzerkrankung, wobei die Alzheimer-Demenz mit 60 bis 80% die bei weitem häufigste dementielle Erkrankung ist. Der Leidensdruck für Patienten und Angehörige ist enorm. Die direkten und indirekten Kosten, die durch die Alzheimer-Demenz verursacht werden, belaufen sich jährlich auf schätzungsweise 20 Milliarden DM. Die Wirksamkeit einer symptomatischen antidementiven Behandlung bei Alzheimer-Demenz Patienten konnte in den letzten Jahren überzeugend nachgewiesen werden. Ein modernes Antidementivum sollte auf drei Ebenen wirken: Zum einen auf die Kognition des Patienten, d.h. Kurz- und Langzeitgedächtnis, Orientierung, sprachliche Funktionen, etc. Weitere wichtige Behandlungsziele sind der Erhalt der Lebensqualität und der Alltagskompetenz des Patienten und die Verringerung der Belastung der Angehörigen bzw. Pflegepersonen. Dem behandelnden Arzt stehen heute bereits wirksame Präparate zur Verfügung, so dass der therapeutische Nihilismus früherer Jahre in der Demenztherapie, heute auf keinen Fall mehr angebracht ist.

Kausale Therapiestrategien (Übersicht s. Tabelle 1) im Sinne einer Heilung oder einer Verzögerung der pathosphysiologischen Progression werden augenblicklich in unterschiedlichen Stadien der präklinischen und klinischen Prüfung durch die pharmazeutische Industrie getestet und weiterentwickelt. Ausserhalb von Therapiestudien stehen sie Patienten bisher noch nicht zur Verfügung. Während die verfügbaren psychopharmakologischen Präparate der ersten Wahl eine symptomatische Wirkung bei Alzheimer Patienten gut belegt haben, zielen neuere Ansätze insbesondere darauf ab, die Progression der Erkrankung zu verhindern. In klinischen und experimentellen Studien werden Substanzen intensiv untersucht, die z.b. den Amyloidstoffwechsel verlangsamen oder antiinflammatorisch wirken. Epidemiologische Studien weisen zudem auf eine prophylaktische Wirkung von Östrogenen und Statinen hin. Als Unterstützung könnten sich auch Vitamine bzw. Antioxidantien erweisen. Neu entwickelte Substanzen, derzeit in klinischer Prüfung, sind z.b. Modulatoren der glutamatergen Neurotransmission und Stimulatoren der Nervenwachstumsfaktorsynthese.

Die aktuell verfügbaren Therapieansätze machen einen frühen Behandlungsbeginn und eine genügend lange Therapiedauer für die Patienten wünschenswert. Dies setzt eine möglichst frühe klinische Diagnose voraus.

Aktuelle Diagnostik der Alzheimer Demenz

Man geht davon aus, daß über 15-40 Jahre ablaufende pathologische Prozesse schließlich in die Endstrecke der klinisch manifesten AD münden. Die Diagnose wird heute meist erst dann gestellt, wenn die kognitiven Defizite einen relativen grossen Ausprägungsgrad erreicht haben. Oberstes Ziel der frühdiagnostischen Bemühungen ist es, bereits die leichte, klinisch manifeste Demenz frühzeitig zu erfassen. Es sollte also auch bei einem grenzwertigen oder unauffälligen Ergebnis im Mini-Mental-Status-Test, einem einfach durchführbaren kognitiven Test, der begründete, möglichst fremdanamnestisch erhärtete Verdacht auf eine kognitive Störung unbedingt abgeklärt werden (abhängig von prämorbiden Intelligenzniveau $\geq$24 bzw. 26 von 30 Punkten).

Anzumerken ist, daß die grundlegenden Diagnosschritte zur Identifizierung des Demenzsyndroms und Stellung der spezifischen Alzheimer Diagnose prinzipiell auch in der Praxis des niedergelassenen Arztes durchführbar ist. Entscheidend ist, die Diagnose bei einer entsprechenden Befundlage überhaupt in Betracht zu ziehen. Zur Diagnosestellung bei besonders leichtgradig beeinträchtigten Patienten und in differentialdiagnostisch schwierigen Fällen empfiehlt sich die Überweisung in eine der Spezialeinrichtungen. Insbesondere die Früh- und komplexere Differentialdiagnose dementieller Erkrankungen ist Aufgabe der Gedächtnissprechstunden oder Memorykliniken, die bereits in vielen größeren deutschen Städten etabliert sind.

Perspektiven der Frühdiagnostik mithilfe von bildgebenden Verfahren und Biomarkern

Die Alzheimererkrankung kommt nicht aus heiterem Himmel. Schon 15 bis 30 Jahre vor den ersten diskreten klinischen Zeichen beginnt die Amyloidablagerung und die Bildung neurofibrillärer Bündel im Gehirn. Mit neu entwickelten bildgebenden Verfahren und laborchemischen Tests könnte es gelingen, die Krankheit sehr viel früher als heute zu erfassen, also bereits im Stadium der leichten kognitiven Störung (prädementielles Stadium) bzw. sogar im präklinischen Stadium. So „gescreente" Patienten könnten wesentlich früher und damit auch effizienter behandelt werden. Die Etablierung potentieller biologischer Prädiktoren für die frühe Vorhersage einer Alzheimer-Demenz ist aktuell in einem besonders dynamischen und für die Klinik entscheidenden Stadium. Protoypverfahren und -marker werden aktuell in grossen Netzwerkinitiativen national und international evaluiert und etabliert. So ist zu erwarten, dass es in Zukunft aus der Kombination von Risikomarkern aus verschiedenen methodischen Bereichen (z.B. Vermessung des Hippocampusvolumen oder subkortikale Faserintegrität mithilfe der MRT, Darstellung des kortikalen Hypometabolismus in der PET, Messung des erhöhten Gesamt- oder phosphoryliertes Tau-Proteins im Nervenwasser) möglich sein wird, für einen einzelnen Patienten in einem frühen Krankheitsstadium mit nur diskreten kognitiven Ausfällen (Leichte kognitive Störung) ein sehr genaues Wahrscheinlichkeitsmaß für das Vorliegen einer Alzheimer-Demenz-Pathologie im Gehirn anzugeben.

Entwicklung biologischer Marker

Bislang gab es noch keinen Biomarker, der im klinischen Alltag mit ausreichender Sicherheit zur spezifischen Diagnose einer Alzheimer-Demenz herangezogen werden konnte. Veränderungen für die Pathologie der Alzheimer-Demenz charakteristischer Proteine konnten jetzt jedoch im Liquor von Alzheimer-Demenz-Patienten nachgewiesen werden. Neben dem Tau-Protein und $A\beta1$-42-Peptiden ist insbesondere das phosphorylierte Tau-Protein ein vielversprechender und möglicherweise spezifischer Parameter für die AD. Eine Reihe neuerer Publikationen zeigen konsistent, dass phosphoryliertes Tau Protein (p-tau) Alzheimer Patienten mit einer globalen Sensitivität und Spezifität von ca. 85% von Kontrollen und Vergleichspatienten (gesunde Probanden, andere neurologische Erkrankungen, andere Demenzerkrankungen) differenzieren kann. Insbesondere konnte auch die diagnostische Trennschärfe gegenüber anderen klinisch wichtigen Demenzerkrankungen gegenüber der Messung des Gesamt-Tau Proteins erhöht werden. Weitere Untersuchungen legen nahe, dass p-Tau Messungen die Alzheimer Erkrankung bereits schon sehr früh, im prädementiellen Stadium der leichten kognitiven Störung identifizieren kann. Dabei ist der Test methodisch sehr robust, reproduzierbar, kostengünstig und zuverlässig. Mit dem Nachweis dieses Proteins im Nervenwasser könnte in Zukunft die Diagnose einer Alzheimererkrankung wesentlich früher und sicherer erfolgen als bisher. P-Tau als aussichtsreicher Biomarkerkandidat wird augenblicklich in grossen internationalen Demenz-Netzwerken validiert und etabliert.

Neue Methoden bildgebender Verfahren (Neuroimaging)

Mit Hilfe moderner bildgebender Verfahren, basierend auf fortentwickelten computer-gestützten Tomographen und speziell entwickelte Auswertesoftware für die Bestimmung spezifischer Gehirnstrukturen lassen sich nicht nur andere Ursachen für ein dementielles Syndrom ausschließen, sondern direkt Gehirnveränderungen nachweisen, die positiv auf das Vorliegen einer Alzheimererkrankung hinweisen. Solche positiven Marker der Alzheimererkrankung sind vor allem der Substanzverlust in Hirnregionen, die einen starken Zusammenhang mit der Gedächtnisleistung haben, also der Hippocampus, die Amygdala und der Entorhinalkortex, drei Strukturen die an der Innenseite des Schläfenlappens verborgen liegen, aber mit den Mitteln der Kernspintomographie sichtbar gemacht und vermessen werden können. Auch andere Gehirnveränderungen, die für die Alzheimererkrankung charakteristisch sind, etwa der Faserverlust des Balkens (Corpus callosum), der beide Hirnhälften verbindet, oder eine Abnahme der Dichte und der Dicke des Hirnmantels lassen sich mit der modernen Kernspintomographie abbilden.

Weitere Ansätze zur früheren Erfassung von neurodegenerativen Veränderungen im Gehirn konnten zudem durch die sogenannte funktionelle Bildgebung erreicht werden, bei der ein Rückgang oder eine Veränderungen der Aktivierbarkeit der Hirnrinde gemessen wird. Seit neustem kann die Integrität bzw. der Untergang von subkortikalen Nervenfasern und Leitungsbahnen im Gehirn durch die Methode des sogenannten Diffusion Tensor Imaging (DTI) direkt visualisiert werden. Durch die Kombination dieser Verfahren, also der morphologischen Bildgebung, der funktionellen Bildgebung und der DTI ergibt sich in näherer Zukunft die Möglichkeit, Patienten in frühen Stadien oder Vorstadien dementieller Erkrankungen sicherer als bisher zu diagnostizieren und ihnen so eine spezifische Therapie zu einem sehr frühen Zeitpunkt im Verlauf der Erkrankung zukommen zu lassen, wodurch ein optimaler Nutzen der Behandlung für den Patienten gewährleistet wird. Zugleich kann mit diesen Verfahren die Wirksamkeit einer aktuellen oder zukünftigen Behandlung auf die Gehirnveränderungen, die dem dementiellen Abbau zugrunde liegen, direkt gezeigt werden.

In Kombination mit bildgebenden Verfahren, die die Funktion des Gehirns abbilden können, etwa der Positronenemissionstomographie (PET), die direkt den Zuckerstoffwechsel der Nervenzellen darstellt, oder der funktionellen Kernspintomographie (fMRT), die die Aktivierung von Nervenzellverbänden bei einer Gedächtnisleistung zeigt, lässt sich so die Diagnose der Alzheimererkrankung früher und mit höherer Sicherheit stellen. Darüber hinaus kann die Wirkung einer Behandlung auf die Hirnstruktur und -funktion beim einzelnen Patienten im Krankheitsverlauf dargestellt werden, wodurch eine optimierte Behandlung des Einzelnen und eine raschere Entwicklung neuer Behandlungsansätze möglich wird.

Sowohl die Untersuchung von Biomarker-Proteinen im Liquor, als auch die Untersuchung von positiven Krankheitsmarkern in der Bildgebung, ist bisher noch nicht Teil der klinischen Routinediagnostik bei Demenzerkrankungen, obwohl beide Verfahren mittlerweile in zahlreichen nationalen und internationalen wissenschaftliche Studien umfangreich dokumentiert sind. Das im letzten Jahr begonnene Kompetenznetz Demenzen, ein vom Bundesministerium für Bildung und Forschung geförderter Zusammenschluss deutscher universitärer Expertenzentren in der klinischen Demenzforschung, hat sich zur Aufgabe gemacht, diese neuen Verfahren auf ihre Anwendbarkeit in der klinischen Routine hin zu testen und die am besten etablierten Verfahren in die klinische Patientenversorgung zu überführen. Diesem Ziel widmet sich auch die grosse Alzheimer Neuroimaging Initiative der Nationalen Gesundheitsbehörde der USA (National Institutes of Health (NIH), National Institute on Aging (NIA)), die in diesem Jahr beginnen soll.

Tabelle 1:   Strategien in der Behandlung der Alzheimer Demenz. Dargestellt sind die verschiedenen therapeutischen Ansätze, Beispiele für einzelne Substanzen sowie das Stadium der Entwicklung bzw. die Phase (klinische Studien der Phasen I-III) der klinischen Prüfung.

Wirkmechanismus	Substanzen	Entwicklungs-phase
1. Modulation von Neurotransmittern	Cholinesterasehemmer Donepezil, Rivastigmin, Galantamin, Tacrin	bereits zugelassen
	TAK-147	III
	Selektive muskarinerge und nikotinerge Agonisten: ABT-418, AF102B, Arecolin, Nikotin, RS-86, SB 202026, Xanomelin	II-III
	NMDA-Antagonisten: Memantine	bereits zugelassen
	L-701252, LY-235959, WIN-63480-2	II-III
	AMPA-Agonisten: CX-516 (BDP-12), CX-546	II
2. Beeinflussung der Amyloidab-lagerungen	β-Sekretasehemmer: OM99-1, OM99-2, OM99-3	präklinisch
	γ-Sekretasehemmer: MDL-28170, Calpeptin, MG-132, MW-167	präklinisch
	Plaque Busters: IMSB, TDZM, iA□ p̣, PPI-368, PPI-1019 Gelsolin (GM1)	präklinisch I
	immunologisch: aktive Immunisierung (AN-1792), IVIgG, Immunkonjugate	gestoppt in IIa I
3. Antiinflammatorisch	nicht-steroidale Antiphlogistika: Ibuprofen, Naproxen, Nimesulid	II-III
	selektive Cyclooxygenase-2 Inhibitoren: Celecoxib, Rofecoxib	II-III
4. Antioxidativ	Vitamine: Vitamin E und C	II-III
	MAO-B-Hemmer: Selegilin	III
5. Hormonell	Östrogene, Premarin, ABPI-124, Neurestrol	II-III
6. Lipidsenkung	Statine	II-III
7. Neurotroph	Neotrofin (AIT-082), AK-30-NGF, NBI-106, rhNGF	II

Literatur

Originalarbeiten zum Beitrag

Frank RA, Galasko D, Hampel H, Hardy J, De Leon M, Mehta DP, Rogers J, Siemers E, Trojanowski QJ. Biological markers for therapeutic trials in Alzheimer's disease. Proceedings of the biological markers working group; NIA initiative on neuroimaging in Alzheimer's disease, Neurobiology of Aging, 2003, 24(4):521-36.

Hampel H, Buerger K, Zinkowski R, Goernitz A, Teipel SJ, Andreasen N, Sjogren M, DeBernardis J, Kerkman D, Ishiguro K, Ohno H, Vanmechelen E, Vanderstichele H, McCulloch C, Möller HJ, Davies P, Blennow K. Measurement of phosphorylated tau epitopes in the differential diagnosis of Alzheimer's disease - a comparative CSF study, Archives of General Psychiatry, 2004, 61(1):95-102.

Übersichtsarbeiten zum Beitrag

Blennow K, Hampel H. Cerebrospinal fluid markers for incipient Alzheimer's disease. Lancet Neurology, 2003, 2(10):605-13.

Diehl J, Staehelin H, Wiltfang J, Hampel H, Calabrese P, Monsch A, Schmid R, Romero B, Schunk M, Kuhlmann HP, Wolter-Henseler DK, Mauerer C, Stoppe G, Kurz A für die deutschsprachigen Memory-Kliniken. Erkennung und Behandlung der Demenz in den deutschsprachigen Memory-Kliniken: Empfehlungen für die Praxis. Zeitschrift für Gerontologie und Geriatrie, 2003, 36(3):189-96.

Dodel RC, Hampel H, Du Y. Immunotherapy for Alzheimer's disease. Lancet Neurology, 2003, 2:215-20.

Frölich L, Fox J, Padberg F, Maurer K, Möller HJ, Hampel H. Targets of antidementive therapy: drugs with specific pharmacological mechanism of action. Current Pharmaceutical Design, 2004, 10(3):223-9.

Fuchsberger T, Möller HJ, Hampel H. Aktuelle Antidementiva - Demenzkranken steht eine moderne Therapie zu. MMW-Fortschritte der Medizin, 2003, 145(2):49-52, 54.

Fuchsberger T, Möller HJ, Hampel H. Behandlung der Alzheimererkrankung. Aktueller Stand der Pharmakotherapie. Der niedergelassene Arzt, 2003, 9:32-4.

Fuchsberger T, Möller HJ, Hampel, H. Demenzpatienten: Was spricht für neue, was für alte Antiagitativa? Geriatrie Journal, 2003, 9:12-7.

Hampel H, Görnitz A, Bürger K. Advances in the development of biomarkers for Alzheimer's disease. From CSF total tau and Aß1-42 proteins to phosphorylated tau protein. Brain Research Bullettin, 2003, 61(3):243-53.

Hampel H, Kamleiter M, Möller HJ. Zukunftsstrategien in der Pharmakotherapie der Alzheimerdemenz. Medical Journal, 2003, 3:1-2.

Haus- und fachärztliche Aufgabenverteilung in der Diagnose und Therapie von Hirnleistungsstörungen

G. Stoppe

Einleitung

Die haus- und fachärztliche Zusammenarbeit ist in verschiedenen Versorgungszusammenhängen wichtig. Der stationäre Bereich im Krankenhaus und in den Heimen bedarf einer guten konsiliarischen Zusammenarbeit. Auch die tagesklinische Versorgung bzw. die in den spezialisierten gerontopsychiatrischen Tageskliniken und Zentren ist hier zu nennen. Der ambulante Bereich ist im wesentlichen gekennzeichnet durch die Zusammenarbeit zwischen Hausärzten sowie den niedergelassenen Fachärzten und den Gedächtnissprechstunden (zur Übersicht: Bickel 1995, BMG 1999, Delius et al. 1994, Gutzmann 2001, Hirsch 1997, Niklewski et al. 2001, Stoppe 2002a, b, Weyerer et al. 2000, Wolter-Henseler 1996).

Sämtliche Einrichtungen müssen auf dem Hintergrund des Bedarfs einerseits und der derzeit vorhandenen Kapazitäten andererseits gesehen werden. Es muss ausserdem beachtet werden, inwieweit die entsprechenden Versorgungsangebote Akzeptanz in der betroffenen Bevölkerung finden. Auch spielt die Kompetenz der Arztgruppen und der im Gesundheitssystem zusätzlich tätigen Berufsgruppen eine wesentliche Rolle. Schliesslich bedeutet die Facharzttätigkeit noch nicht zwingend eine Kompetenz im Bereich der Demenzversorgung, sowie andererseits die hausärztliche Tätigkeit diese nicht grundsätzlich ausschliesst. Nicht zuletzt spielen in der gesundheitspolitischen Debatte zunehmend die Kosten eine grosse Rolle.

Der vorliegende Beitrag versucht Hinweise zur Schnittstellenoptimierung zu geben und setzt sich zunächst mit den genannten Punkten kritisch auseinander.

Der Bedarf / die Ausgangssituation

Etwa 10% aller über 60-jährigen sind von einer Demenz betroffen. Es findet sich dabei ein Anstieg sowohl der Erkrankungshäufigkeit (Prävalenz) als auch der Neuerkrankungsrate (Inzidenz) mit zunehmendem Lebensalter. Auf die Alzheimerdemenz entfällt dabei der grösste Anteil von etwa 70%. Weitere 10-20% entfallen jedoch auch auf neurodegenerative Demenzursachen mit zum Teil erheblichem Anteil der Alzeimer Pathologie z.B. den Lewy-Body-Demenzen bzw. die Mischformen aus Alzheimer- und vaskulären Demenzen (Bickel 1999). In der Versorgung werden etwa 60% der Demenzkranken ambulant von ihren Partnern bzw. der Familie versorgt. Nach entsprechenden Untersuchungen im Bundesgebiet bezeichnen weniger als 5% dieser pflegenden Angehörigen die Pflege als leicht (Klingenberg & Szcescenyi 1999). Es verwundert deshalb nicht, dass 30-50% der pflegenden Angehörigen im Laufe des Betreuungsprozesses selber körperlich oder seelisch erkranken (Rainer et al. 2002). Letztendlich ist in den meisten Fällen dann auch eine Einweisung in ein Pflegeheim in späteren Krankheitsphasen nötig. Die Veränderung der letzten Jahre, insbesondere auch die Einführung der Pflegeversicherung, hat dazu geführt, dass Patienten länger zuhause versorgt werden. Insgesamt hat sich dadurch die in Pflegeheimen versorgte Klientel in ihrer Alters- und Krankheitsstruktur erheblich verändert. Mit mehr als 50% sind Demenzerkrankungen danach heute der Haupteinweisungsgrund und mehr als zwei Drittel aller Bewohner von Pflegeheimen habe eine Demenz, oft zusätzlich noch weitere Krankheitsdiagnosen (Weyerer 2000). Nachdem Demenzen auch mit erheblichen Verhaltensstörungen einhergehen und inzwischen gute Erkenntnisse dazu vorliegen, dass architektonische und Massnahmen bzw. die Gestaltung des Milieus einen erheblichen Einfluss auf Wohlbefinden der Patienten aber auch Symptomausprägung von Verhaltensstörungen haben, kann mit einer gewissen Berechtigung der Anspruch erhoben werden, dass die betreuenden Ärzte von Altenheimen eine spezielle Kompetenz für Demenzerkrankungen haben sollten.

Es ist unstrittig, dass die Frühdiagnose vor allem der degenerativen Demenzen angestrebt werden sollte. Hierfür wird zum einen die notwendige frühe Differentialdiagnose auch zu anderen (besser) behandelbaren Störungen angeführt, zum anderen bessere Ergebnisse in der Behandlung, aber auch die besseren Resultate für die Angehörigengesundheit bei früh beginnenden Interventionen (Stoppe 2002b). Es gibt jedoch auch eine ethische Konsequenz, dass bei noch früher Erkrankung der Betroffene in wichtige Entscheidungen für den zukünftigen Lebensweg miteinbezogen werden kann (Testament, Patientenverfügung):

Tabelle 1:   Gründe für die Frühdiagnose von Demenzen

• frühe (Differential-)Diagnostik anderer (besser) behandelbarer Störungen (z.b. Depressionen)
• Die Behandlung ist wirkungsvoller, je weniger fortgeschritten die Krankheit ist.
• Erschließung von Möglichkeiten zur Prävention bzw. Frührehabilitation
• Die Angehörigen können rechtzeitig über die Krankheit und ihre Folgen sowie über Unterstützungsmöglichkeiten informiert werden.
• Ethische Konsequenzen: einerseits größere Gefahr "falsch positiver" Fälle, andererseits "unbedenklichere" Einwilligung in Maßnahmen

Problematisch ist nun, dass gerade die Frühdiagnose einen höheren diagnostischen Aufwand braucht, weil die diagnostische Sicherheit um so geringer ist, je früher die Diagnose gestellt werden soll.

Abbildung 1:   Schematische Darstellung der Beziehung zwischen dem jeweiligen Ausmaß von diagnostischer Sicherheit und Aufwand einerseits sowie Neurodegeneration und therapeutischem Effekt andererseits

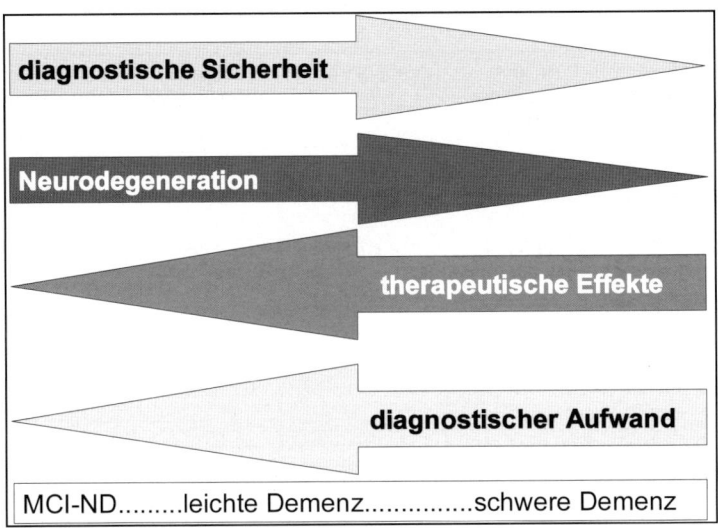

Kapazität in der ambulanten Versorgung

Angebote der ambulanten fachärztlichen Versorgung stehen derzeit leider noch nicht überall flächendeckend zur Verfügung. Dies bedeutet, dass in Ballungszentren bzw. Städten niedergelassene Fachärzte und auch Gedächtnissprechstunden heute in der Regel vorhanden sind. So konnten wir bei einer letzten Erhebung die Anzahl der Gedächtnissprechstunden /Memorykliniken in Deutschland mit 90 beziffern (2002). Andererseits müssen gerade Bewohner in ländlichen Strukturen erhebliche Wartezeiten und auch Anreisezeiten für einen Besuch beim Facharzt veranschlagen. Dies muss auf dem Hintergrund von Machbarkeit aber auch Finanzierbarkeit gesehen werden. Auf jeden Fall ist der Anstieg der Zahl von Gedächtnissprechstunden in den letzten Jahren ein gutes Zeichen dafür, dass die seit Mitte der 80-iger Jahren begonnene Etablierung entsprechender Spezialambulanzen erfolgreich verläuft, somit auch hohe Akzeptanz hat (Stoppe 2002a).

Tabelle 2:   Ärztestatistik 2002 (Quelle: Bundesärztekammer, Internet, Stand 31.12.2002)

Fachgebiet	Anzahl berufstätiger Ärzte	Ambulant tätig	Stationäre Versorgung	In Behörden und Körperschaften
Nervenheilkunde	4811	2874	1519	229
Neurologie	2641	670	1844	41
Psychiatrie	3406	1203	1883	195
Psychiatrie und Psychotherapie	2192	733	1328	81

Schaut man sich die Anzahl der Fachärzte für Neurologie und Psychiatrie an, so finden sich nach der Statistik der Bundesärztekammer etwa 4800 niedergelassene KollegInnen. Sollten diese an der mitunter geäusserten Forderung festhalten, dass jeder Demenzpatient fachärztlich mitversorgt werden müsste, so würde dies bedeuten, dass jeder dieser Ärzte ca. 200 Demenzpatienten betreuen müsse (Stoppe 2002b). Hierbei müssen Schwankungsbreiten bedacht werden mit geringeren Zahlen für z.B. Berlin und höheren Zahlen für Landregionen.

Akzeptanz der ambulanten ärztlichen Versorgungsangebote

Bedacht werden muss dabei, dass zum einen viele der Fachärzte nicht unbedingt Wert darauf legen, Demenzpatienten in diesem Umfang zu betreuen, zum anderen ältere Patienten heute immer noch eher zurückhaltend sind, wenn es darum geht einen Nervenarzt aufzusuchen. Nach der Berliner Altersstudie besuchten 85% der über 70-jährigen den Hausarzt mehrmals im Quartal und 60% besuchten auch zusätzlich Fachärzte. Jedoch waren dies nur in 4% Nervenärzte (Mayer & Baltes 1996). Dies deckt sich auch mit Daten aus Erhebungen in der Stadt Mannheim. Jemals wegen Demenz oder Verdacht auf eine Demenz wurden damals 13,8% der über 65-jährigen ambulant untersucht (Bickel 1995).

Zur Kompetenz für die Versorgung von Demenzkranken

Im Medizinstudium wird die Verantwortung für altersmedizinische- und speziell auch gerontopsychiatrische Inhalte letztendlich auf verschiedene Fächer verteilt. Sowohl die Geriatrie als auch die Gerontopsychiatrie haben trotz wiederholt geäußerter und begründeter Forderungen keine bessere Präsenz an den Universitäten in den letzten Jahren erhalten. Entsprechend kann in der universitären Ausbildung von angehenden Ärzten auch keine gute altersmedizinische Ausbildung erwartet werden. Hausärzte haben kaum gerontopsychiatrische Weiterbildungsinhalte, wobei sie selber im Mittel den Anteil an Demenzkranken ihrer Praxisklientel mit über 5% einschätzen. Es fehlen auch zusätzliche Kenntnisse über die Möglichkeiten anderer Berufsgruppen, insbesondere der Altenhilfe. Nach unserer eigenen Untersuchungen findet eine Frühdiagnose oder auch Therapie kaum statt, somit wundert es auch nicht, dass die Mehrheit der in der Gerontopsychiatrie stationär behandelten Patienten mit ihrer Aufnahme ihren Erstkontakt mit der Psychiatrie überhaupt haben (Stoppe et al.1994, 1999).

Gerontopsychiatrische Zentren und Tageskliniken spielen zwar regional eine immer grössere Rolle, jedoch ist infolge ihrer noch geringen

Anzahl in Deutschland noch keine Kapazität erreicht, die für die ambulante Versorgung relevant ist (Wolter-Henseler 1996).

Tabelle 3:   Arbeitsschwerpunkte von Haus- und FachärztInnen

	Spezialist	**Hausarzt**
Ziel	Entlassung	Langzeitbetreuung
Patienten	Selektiert	Unselektiert
Anamnese	Assessment	Erlebte Anamnese

Wenn im folgenden Leitlinien und Empfehlungen betrachtet werden, so muss immer wieder beachtet werden, dass der Arbeitsschwerpunkt von Hausärzten anders ist als der von Spezialisten. Der Hausarzt hat in der Regel eine Langzeitbetreuung seiner Patienten und speziell für die Demenzdiagnose gilt, dass es sich hier eher um eine Such- und eben nicht um eine Bringdiagnose handelt, wie es z.b. typischerweise in Gedächtnissprechstunden der Fall ist. Ein Patient der in letztere Einrichtung geht, hat sich schon entschieden, dass er einen entsprechenden Verdacht bei sich abklären möchte. Er wird deshalb einer Testung der Hirnleistungsfähigkeit eher nicht ambivalent gegenüberstehen.

Bisherige Empfehlungen zum Demenzmanagement und Ausblick

In Deutschland gibt es bisher vier Leitlinien bzw. Empfehlungen. Zum einen hat sich die Behandlungsleitlinie Demenz der Deutschen Gesellschaft für Psychiatrie, Psychotherapie und Nervenheilkunde ausschliesslich mit der fachärztlichen Versorgung von Demenzkranken beschäftigt (DGPPN 2000). Der Berufsverband Deutscher Allgemeinärzte gab das Demenz-Manual heraus (BDA 2000). Das Bundesministerium für Gesundheit beschäftigte sich auch in dem 1999 herausgegebenen Leitfaden für die ambulante und teilstationäre gerontopsychiatrische Versorgung mit der Versorgung von Demenzkranken (BMG 1999). Die Leitlinie Demenz der Arzneimittelkommission der

Deutschen Ärzteschaft, die im Jahre 2003 in ihrer dritten Auflage erscheinen wird, nimmt ebenfalls zur Diagnostik und Therapie von Demenzerkrankungen Stellung (Arzneimittelkommission der Deutschen Ärzteschaft 2001).

Allen Leitlinien – nicht nur den deutschen –. gemeinsam ist, dass sie sich um eine Definition der Versorgungsschnittstelle letztendlich nicht gekümmert haben (Müller et al. 2003). Zum Teil hat man auch den Eindruck, als seien sie in Unkenntnis der anderen an der Versorgung beteiligten Berufsgruppen verfasst worden. Dabei kann es doch als eine besondere Herausforderung verstanden werden, dass die im fachärztlichen Bereich vorhandene sozialpsychiatrische Kompetenz in das „Case-Management" eingebaut wird.

Im Rahmen eines Ressortforschungs-Auftrages des Bundesgesundheitsministeriums an die Deutsche Gesellschaft für Gerontopsychiatrie und -psychotherapie e.V. habe ich mich um die Definition dieser Schnittstelle in Zusammenarbeit mit Vertretern der relevanten Berufsverbände und Fachgesellschaften bemüht. Hierbei konnten wir uns zum einen darauf einigen, dass eine erste Abklärung mit Anamnese, körperlicher Untersuchung, Überprüfung der Medikation, Laboruntersuchungen und Screening-Tests auf Depression und kognitive Störung in der hausärztlichen Praxis geleistet werden kann. Erhärtet sich der Verdacht auf das Vorliegen einer der häufigsten Demenz von Alzheimertyp kann der Hausarzt einen Behandlungsbeginn zunächst ohne Herbeiziehen eines Facharztes unternehmen. Erhärtet sich der Verdacht nicht, sollten in mehrmonatigen Abständen Kontrolluntersuchungen durchgeführt werden. Ergeben sich Hinweise für eine sekundäre Demenz, ist eine Ausschaltung bzw. Behandlung der Krankheitsursache anzustreben mit anschließender Kontrolle, ob sich die Zeichen einer Demenz zurückgebildet haben. HausärztInnen sollten den Facharzt dann heranziehen, wenn der Verdacht auf eine Demenz anderer Ursachen besteht bzw. wenn sich im weiteren Verlauf bzw. unter der Behandlung unerwartete Wirkungen einstellen, oder auch neurologische und psychiatrische Symptome neu auftreten. Die Vermittlung sozialer Hilfen und die Betreuung der Angehörigen sollten Haus- und Fachärzte gemeinsam planen. Auch halten wir es für sinnvoll, dass bei drohender Heimeinweisung vorher noch eine fachärztliche Untersuchung erfolgt. Schliesslich ist dieser Schritt mit hohen Kosten verknüpft und muss mit allen Möglichkeiten der ambulanten Therapie vorher ausgeschöpft sein.

Damit schliessen wir uns weitgehend dem Konsensus der Amerikanischen Gesellschaften für Alterspsychiatrie, für Geriatrie und der Alzheimer Assoziation an. Diese hatten 1997 in einem entsprechenden Papier veröffentlicht, dass es aus pragmatischer Sicht sogar sinnvoll sein könne, Praxishelferinnen zu instruieren, einen Teil der Untersuchungslast zu übernehmen. Insgesamt könne sehr viel der notwendigen Behandlung erfolgreich im hausärztlichen Sektor erfolgen (Consensus Statement 1997).

Es wäre sicher schön, wenn unser Vorschlag – der in Kürze publiziert wird – auf der Basis der vorliegenden wissenschaftlichen Evidenz zum Ausgangspunkt z.b. eines Disease Management Programmes (DMP) werden könnte. Eine erhöhte Aufmerksamkeit für die Demenzkranken und eine kompetente Versorgung wären jedenfalls dringend von Nöten.

Literaturverzeichnis

Arzneimittelkommission der deutschen Ärzteschaft (Hrsg.) (2001) Demenz. Arzneiverordnung in der Praxis. Therapieempfehlungen der Arzneimittelkommission der Deutschen Ärzteschaft. 2. Auflage

Bickel H (1995) Demenzkranke in Alten- und Pflegeheimen: Gegenwärtige Situation und Entwicklungstendenzen. In: Forschungsinstitut der Friedrich-Ebert-Stiftung (Hrsg.): Medizinische und gesellschaftspolitische Herausforderung: Alzheimer Krankheit. Der langsame Zerfall der Persönlichkeit. Bonn, Friedrich-Ebert-Stiftung, S. 49-68

Bickel H (1999). Epidemiologie der Demenzen. In: Förstl H, Bickel H, Kurz A (Hrsg.) Alzheimer Demenz. Grundlagen, Klinik und Therapie. Berlin Heidelberg New York: Springer Verlag, S. 9-32

BDA-Manual Demenz (2000) Kybermed GmbH, Emsdetten

BMG/Die Bundesministerin für Gesundheit (Hrsg.) (1999): Schriftenreihe des Bundesministeriums für Gesundheit; Bd. 114: Hirsch RD, Holler G, Reichwaldt W, Gervink T: Leitfaden für die ambulante und teilstationäre gerontopsychiatrische Versorgung. Nomos Verlags Gesellschaft, Baden-Baden

Consensus Statement of the American Association for Geriatric Psychiatry, the Alzheimer's Association, and the American Geriatrics Society: Diagnosis and Treatment of Alzheimer Disease and Related Disorders (1997) JAMA 278: 1363-1371

Delius P, Schürmann A, Wetterling T (1994) Ältere Patienten im psychiatrischen Konsiliardienst. Krankenhauspsychiatrie 5:61-65

DGPPN (2000) Leitlinie Demenz, Steinkopff Verlag, Darmstadt

Gutzmann HH (2001) Psychisch kranke alte Menschen: Wo sind sie geblieben? Spektrum 2:31-33

Hirsch RD (1997) Gesundheitspolitische Aspekte der Gerontopsychiatrie. Psycho 23 (suppl):14-24

Klingenberg A, Szecsenyi J (1999) Unterstützungsbedarf von pflegenden Angehörigen. Befragungsergebnisse von Familien Demenzkranker in einer ländlichen Region bei Bremen. Z Allg Med 75: 1113-1118

Mayer KU, Baltes PB (1996) Die Berliner Altersstudie. Berlin: Akademie Verlag

Müller U, Wolf H, Kiefer M, Gertz HJ (2003) Nationale und internationale Demenz-Leitlinien im Vergleich. Fortschr Neurol Psychiat 71: 285-295

Niklewski G, Lehfeld H, Pelzl S, Simen S, Stein B, Herzog T (2001) Sind ältere Patienten eine im Konsiliardienst vernachlässigte Gruppe? Ein Vergleich psychiatrischer Konsiluntersuchungen bei Patienten unterschiedlicher Altersgruppen. Eur J Ger 3: 122-130

Rainer M, Jungwirth S, Krüger-Rainer C, Croy A, Gatterer G, Haushofer M (2002) Pflegende Angehörige von Demenzerkrankten: Belastungsfaktoren und deren Auswirkung. Psychiat Prax 29: 142-147

Stoppe G (2002a) Kapazität und aufgabe fachärztlicher Versorgung. In: Hallauer J, Kurz A (Hrsg.): Weißbuch Alzheimer: Versorgungssituation relevanter Demenzerkrankungen in Deutschland. Thieme Verlag, Stuttgart, S. 59-61

Stoppe G (2002b) Gedächtnissprechstunden/Memory-Kliniken.In: Hallauer J, Kurz A (Hrsg.): Weißbuch Alzheimer: Versorgungssituation relevanter Demenzerkrankungen in Deutschland. Thieme Verlag, Stuttgart, S. 85-86

Stoppe G, Koller M, Hornig C, Lund I, Sandholzer H, Staedt J (1999) Gerontopsychiatrische Behandlung im Vergleich zwischen integrierter Versorgung an einer Universität und separierter Versorgung an einem Landeskrankenhaus.
I.   Patientencharakteristik.   Psychiat   Prax   26:   277-282
Stoppe G, Sandholzer H, Staedt J, Winter S, Kiefer J, Kochen MM, Rüther E (1994) Diagnosis of dementia in primary care: Results of a representative survey in lower Saxony, Germany. Eur Arch Psychiatry Clin Neurosci 244: 278-283

Weyerer S, Hönig T, Schäufele M, Zimber A (2000) Demenzkranke in Einrichtungen der voll- und teilstationären Altenhilfe. Epidemiologische Forschungsergebnisse; in Sozialministerium Baden-Württemberg (Hrsg.):

Weiterentwicklung der Versorgungskonzepte für Demenzerkrankte in (teil-)stationären Altenhilfeeinrichtungen. Stuttgart, S.1-58

Wolter-Henseler DK (1996): Gerontopsychiatrie in der Gemeinde. Bedarf und Realisierungsmöglichkeiten für ein Gerontopsychiatriches Zentrum am Beispiel Solingen. Köln, Kuratorium Deutsche Altershilfe

Das Kompetenznetz Demenz – Eine Initiative des BMBF zur Verbesserung von Diagnostik und Therapie der Demenzen

L. Frölich & F. Henn

Zusammenfassung

Das Kompetenznetzwerk Demenzen (KND) ist ein bundesweiter Zusammenschluss von 14 universitären Einrichtungen, die auf dem Gebiet der klinischen Demenzforschung führen. Zu den zentralen Zielen des Kompetenznetzes gehört die Durchführung von 3 großen bundesweiten Forschungsprojekten in den Bereichen Früh- und Differentialdiagnostik, Pharmakotherapie demenzieller Erkrankungen sowie Epidemiologie, Genetik und hausärztliche Versorgung. Erweitert wird dieses „horizontale Netz" durch den Aufbau eines „vertikalen Netzes", das Elemente der Versorgungsmedizin wie Klinikabteilungen, niedergelassene Fach- und Allgemeinärzte sowie Selbsthilfegruppen Pflegender von Demenzkranken einschließen soll. Darüber hinaus findet eine Zusammenarbeit mit Unternehmen aus dem Gesundheitssektor statt, wodurch eine raschere Umsetzung der Ergebnisse des Kompetenznetzes in die Praxis erwartet wird. Das „Kompetenznetz Demenzen" gehört zu den derzeit 17 Kompetenznetzen in der Medizin, die vom Bundesministerium für Bildung und Forschung (BMBF) gefördert werden. Die Förderung ist über einen Zeitraum von maximal fünf Jahren vorgesehen und beträgt 2,5 Millionen Euro pro Jahr.

Einleitung

In den letzten 50 Jahren haben sich erhebliche Umschichtungen in der Altersstruktur der Bevölkerung entwickelt. Bedingt durch eine gestiegene und weiter steigende Lebenserwartung sowie den Geburten-rückgang nimmt der Anteil der alten Menschen ständig zu. Zur Zeit sind etwa 15% der Bevölkerung in den Ländern Europas über 65 Jahre alt mit weiter steigender Tendenz. Eine der am stärksten altersabhängigen Gruppe von Erkrankungen sind die Demenzen. Heute gibt es ca. 1.0 Mio Demenzkranker in der BRD. Deren Zahl wird sich in den nächsten 30-40 Jahren verdoppeln. Die finanziellen Lasten, die durch die Demenzen verursacht werden, sind ebenso dramatisch wie das Schicksal der betroffenen Menschen und ihrer Angehörigen, weil diese Erkrankungen bisher nicht heilbar sind und zu langdauernden Pflegebedürftigkeit führen.

Weltweit wurden bisher unterschiedliche Netzwerke gegründet, um Diagnostik, Therapie und Ätiologie dementieller Erkrankungen zu erforschen.

In den USA wird die Alzheimer's Disease Cooperative Study (ADCS) vom National Institute of Aging gesponsort und arbeitet am Design und der Durchführung klinischer Studien zur Entwicklung geeigneter Pharmakotherapien.

Europaweit gibt es ein Netzwerk spezialisierter Alzheimer Zentren, die sich im European Alzheimer's Disease Consortium (EADC) zusammengeschlossen haben. Primäres Ziel ist es, multizentrische Studien durchzuführen, um die primäre und sekundäre Symptomatik der Alzheimer Demenz zu verhindern, verlangsamen oder zu verbessern.

Im Programme Hospitalier de Recherche Clinique (PHRC) in Frankreich besteht ein Netzwerk aus 15 Alzheimer Zentren an 10 universitären Kliniken, das Faktoren für die Institutionalierung von Alzheimer Patienten und den Einfluss auf das Gesundheitssystem in Frankreich untersucht.

In Deutschland wurde vom Bundesministerium für Bildung und Forschung (BMBF) nach Ausarbeitung eines umfangreichen Forschungsprogrammes das Kompetenznetz Demenzen initiiert, um die vorhandenen Defizite in der klinischen Forschung und der angewandten Grundlagenforschung im Bereich der Demenzen in der BRD zu beheben und eine Beitrag zu einer besseren Versorgung der Demenzkranken zu leisten. Hier ist erstmals in der BRD ein großer und längerfristiger Forschungsvebund entstanden, der seit Mitte 2002 vom BMBF gefördert wird. Hier sind 14 Universitätskliniken für Psychiatrie und Psychotherapie zusammengeschlossen, die sich zuvor schon in der Demenzforschung ausgewiesen hatten (z.B. über eine Memory Klinik). Das Netzwerk von Memory Kliniken bildet den Kern von gemeinsamen, koordinierten multizentrischen Forschungsprojekten zu Diagnostik und Therapie der Demenzen. Es sollen Forschungsergebnisse erarbeitet werden, deren Schlußfolgerungen dann auch in die Praxis der Versorgung umgesetzt werden können. Auf regionaler E-bene sollen die einzelnen Zentren eine vertikale Vernetzung mit lokalen Institutionen weiter entwickeln, die in der Versorgung von Demenzkranken engagiert sind. In einem großen Hausärztenetz werden an 6 Zentren Forschungsfragen der primärärztlichen Versorgung bearbeitet. Desweiteren ist die Deutsche Alzheimer Gesellschaft als Bundesverband von Betroffenen und Angehörigen beteiligt (siehe Abbildung 1).

Abbildung 1: BMBF-Kompetenznetzwerk Demenzen

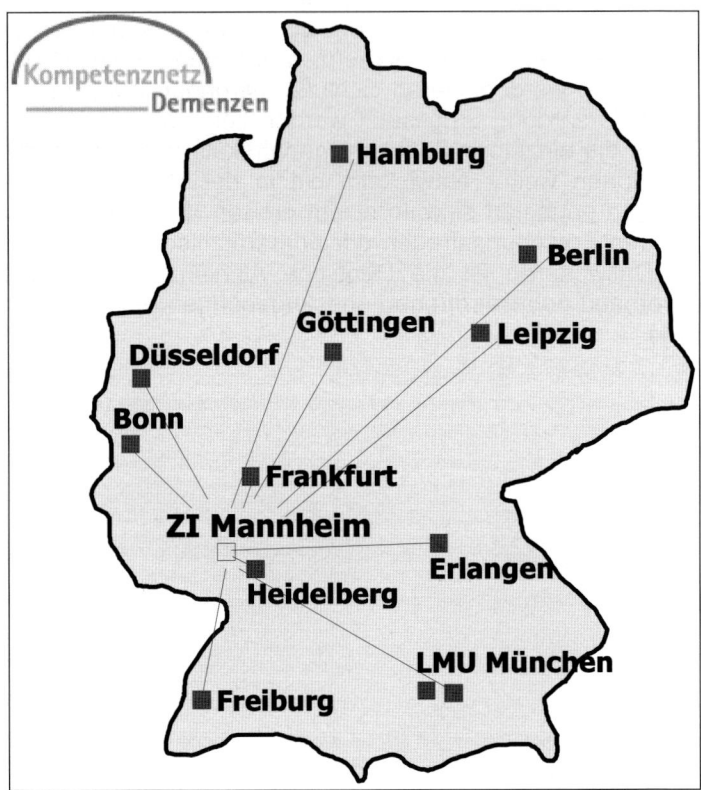

Zu den zentralen und primären Zielen des Kompetenznetzes gehört die Durchführung von 3 bundesweiten Forschungsprojekten (siehe Abbildung 2).

Im Zentrum des Moduls E1: „Früherkennung und Diagnostik" steht die Verbesserung der Genauigkeit verschiedener klinischer diagnostischer Verfahren und die Frage, ob biologische Marker zu einer effizienteren verbesserten Frühdiagnostik der Demenzen genutzt werden können. Im Zentrum steht hier die klinische Frage, wie die häufigste Demenzfrom, die Alzheimer Krankheit, von anderen Demenzformen abgegrenzt werden kann.

Im Modul E2: „Therapie" wird erstmals eine medikamentöse Kombinationstherapie mit Galantamin und Memantine bei Patienten mit leichten kognitven Gedächtnisstörungen (mild cognitive impairement) und Patienten mit leichter bis mittelschwerer Alzheimer-Erkrankung klinisch erprobt.

Das Modul E3: „Epidemiologie und Genetik" soll anhand epidemiologischer Datenerhebungen neue Erkenntnisse über Entstehung und Verlauf demenzieller Erkrankungen in der hausärztlichen Praxis liefern und Risikofaktoren identifizieren. Desweiteren ist der Aufbau einer zentralen Gendatenbank bei Demenzerkrankungen geplant.

Daneben sollen bundeseinheitliche Richtlinien für die Diagnostik und Therapie demenzieller Erkrankungen entwickelt werden Durch den Aufbau geeigneter Arbeitsstrukturen soll zudem der Wissensaustausch zwischen Wissenschaftlern und Praktikern intensiviert werden und über spezielle Aus- und Weiterbildungsangebote eine Verbesserung der hausärztlichen Früherkennung und Therapie demenzieller Erkrankungen erzielt werden. Hier ist eine intensive Kooperation mit niedergelassenen Fach- und Allgemeinärzten auf der Ebene des jeweiligen lokalen Zentrums geplant.

Abbildung 2:   Struktur des Kompetenznetzes Demenzen

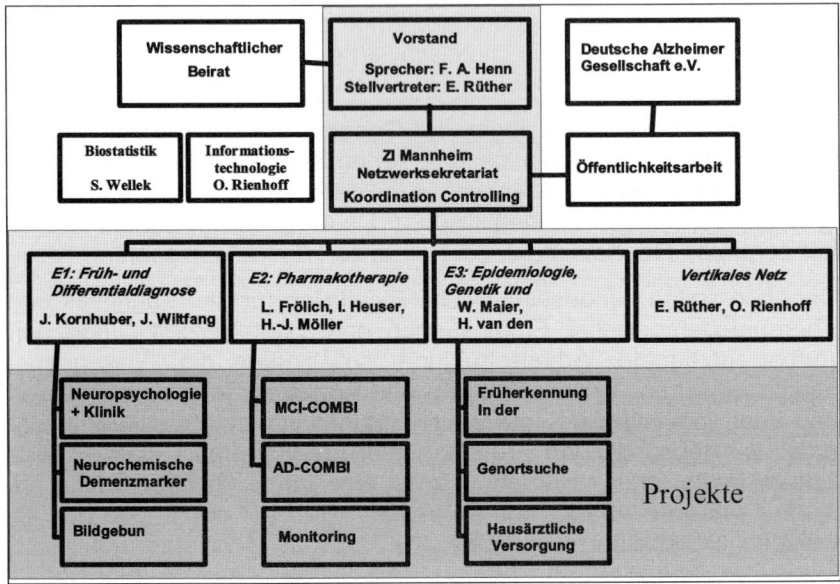

Das Forschungsprogramm ist auf einen Zeitraum von 5 Jahren ausgerichtet, danach soll ein sich selbst tragendes Netzwerk für die Durchführung weiterer Forschungsprojekte etabliert sein. Die Rekrutierung
von Patienten für die 3 Forschungsmodule hat im März 2003 begonnen.

Die Teilmodule

Nachfolgend sollen die drei Module des Kompetenznetzes Demenz
näher beschrieben werden (siehe Abbildung 3).

Abbildung 3:   Patienten-Evaluation und Fluß durch das Netzwerk

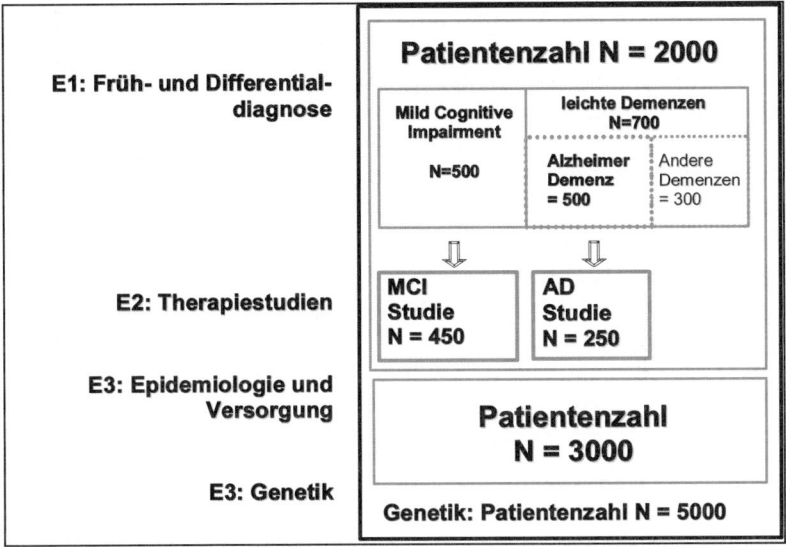

Modul E1: „Früherkennung und Diagnostik"

Das Forschungsmodul „Früh- und Differentialdiagnostik" hat sich zur Aufgabe gemacht, innerhalb der drei Teilmodule Neuropsychologie, neurochemische Demenzdiagnostik und Bildgebung die Diagnostik von Frühstadien von Demenzerkrankungen zu verbessern. Ziel ist es, neuropsychologische Leistungsdefizite bei verschiedenen demenziellen Erkrankungen zu beschreiben, einzelne Fähigkeiten im Krankheitsverlauf zu betrachten und über die genaue Charakterisierung des klinischen Phänotyps möglichst spezifische Leistungsdaten als Bezugspunkt für die instrumentellen Daten wie Liquor-Diagnostik und Bildgebung bereitzustellen.

Im Zentrum steht die Abrenzung der Alzheimer Krankheit von anderen Demenzformen und die Bewertung des Konzeptes des „Mild Cognitive Impairment (MCI)". Bezüglich der Frühdiagnose einer demenziellen Erkrankung spielt das Konzept des MCI eine wichtige Rolle. Die meisten Patienten, bei denen die Diagnose einer Alzheimer Krankheit gestellt wird, klagen bereits im Vorfeld über nachlassende kognitive Leistungen, die nicht das Ausmaß einer Demenz erreichen. Aus epidemiologischen Untersuchungen weiß man, daß etwa 10% der Patienten mit einem MCI innerhalb eines Jahres eine Alzheimer Demenz entwickeln, wenn zunächst tatsächlich eine Vergesslichkeit im Vordergrund der Beschwerden steht. Umgekehrt leiden aber nicht alle Patienten mit MCI an einer beginnenden Alzheimer Krankheit, bei manchen bilden sich die Gedächtnisstörungen auch wieder zurück, bei anderen bleiben sie über lange Zeit stabil.

Bisher gibt es keine eindeutige Definition und keine anerkannten biologischen Risikofaktoren des MCI im Sinne eines Vorstadiums der Alzheimer Krankheit. Die Studien im Kompetenznetz haben das Ziel, die Kriterien für ein MCI als Vorstadium einer Alzheimer Krankheit möglichst genau zu definieren und damit verbundene Empfehlungen in diagnostische und therapeutische Leitlinien einfließen zu lassen.

Weiteres Ziel des Moduls Früh- und Differentialdiagnostik ist es, mittels der drei Teilmodule die Voraussetzung für eine möglichst frühe (präventive) Therapie zu schaffen (siehe Tabelle 1). Um dieses Ziel zu erreichen, werden innerhalb von zwei Jahren durch die beteiligten 14 Netzwerkpartner insgesamt 1200 Patienten mit Frühstadien demenzieller Erkrankungen und 800 Patienten mit leichter kognitiver Störung eingeschlossen und verlaufsabhängig über drei Jahre untersucht.

Tabelle 1:   Kriterien für die Studienteilnahme

Einschlusskriterien	Ausschlusskriterien
Leichte kognitive Störung (vorherrschende Gedächtnisstörungen)	Gleichzeitig vorliegende körperliche Erkrankung mit hoher Mortalität
Demenz leichten Grades	Mangelnde Beherrschung der deutschen Sprache
Verfügbare Bezugsperson	Fehlende Möglichkeit oder Bereitschaft, an Nachuntersuchungen oder Therapiestudien teilzunehmen
	Aktueller Substanzmissbrauch oder Abhängigkeit

In der Gedächtnissprechstunde werden in einem freien Interview mit dem Patienten und seinem Angehörigen die psychiatrischen und körperlichen Vorerkankungen erhoben, die Medikamenten- und Suchtmittelanamnese, die Familienvorgeschichte und mögliche krankheitsbegünstigende und schützende Faktoren, es wird eine ausführliche körperliche Untersuchung sowie eine psychiatrische und neurologische Untersuchung durchgeführt. In einer umfangreichen psychometrischen und neuropsychologischen Testbatterie werden die Patienten hinsichtlich des Ausfallsmusters und des Schweregrades der kognitiven Störungen charakterisiert.

Im Teilmodul Neuropsychologie wird Wert auf die möglichst gute klinische Unterscheidung demenzieller Syndrome mittels neuropsychologischer Verfahren (siehe Tabelle 2) nach operationalisierten, spezifischen diagnostischen Kriterien sowie auf die breite Erfassung verschiedenartiger Fähigkeiten gelegt. Zusätzlich zu den neuropsychologischen Tests CERAD, Wechsler Memory Scale-R-Logical Memory I und II, Uhrzeichentest und Trail Making Test, wurden in die Testbatterie besonders im Hinblick auf frontotemporale Demenzen Fragebögen integriert, die im Angehörigeninterview das Vorliegen von Merkmalen wie Vernachlässigung der persönlichen Hygiene, Hyperoralität, Apathie, Depression und Aggression erheben. Dieses Vorgehen dient der differenzierten Beschreibung des Defizitspektrums und als Grundlage für eine Korrealtion mit biologischen Markern.

Tabelle 2:   Screeninginstrumente und neuropsychologische Tests

- kognitive Leistungsfähigkeit: CERAD-Testbatterie, Uhrentest, Trail Making Test A und B, Wechsler Memory Scale-R (Logical Memory I, II)
- Alltagsbewältigung: Informant Questionnaire on Cognitive Decline, Bayer-Activities of Daily Living
- Persönlichkeits-/Verhaltensänderungen: Frontal Behavioral Interview
- Schweregrad der Erkrankung: Clinical Dementia Rating

Innerhalb des Teilmoduls neurochemische Demenzdiagnostik wird zwischen einem Basis- und einem Forschungsmodul unterschieden. Das Basismodul untersucht neurochemische Demenzmarker deren diagnostische Validität bereist in unabhängigen multizentrischen Studien gezeigt wurde. Dazu gehören die beta-Amyloidpeptide, das Gesamt-Tauprotein und phosphorylierte Tauproteine. Weiterer Schwerpunkt im Basismodul ist die verbesserte Standardisierung der präanalytischen Probenbehandlung. Im Forschungsmodul sollen über den Einsatz neuer methodischer Verfahren neuartige neurochemische Demenzmarker in Serum, Plasma und Liquor identifiziert werden und mit der Entwicklung so genannter „Multiplex Assays" die gleichzeitige Bestimmung mehrere Marker im selben Probenvolumen ermöglicht werden.

Das dritte Teilmodul bilden die bildgebenden Verfahren auf der Basis der Kernspintomographischen Techniken. Die Bildgebung wird genutzt zur Verbesserung der Frühdiagnostik demenzieller Erkrankungen und zum Monitoring von Therapieeffekten. Bei allen Studienteilnehmern wird ein Routine-NMR durchgeführt und nach standardisierten Kriterien ausgewertet, bei einem Teil der Patienten wird zusätzlich eine quantitative volumetrische Auswertung von regionalen Strukturen wie dem Hippokampus u.a. durchgeführt. In sechs der 14 beteiligten Studienzentren kann eine Protonen-MR-spektroskopische Untersuchung zur nicht-invasiven Bestimmung zentralnervöser Stoffwechselprodukte durchgeführt werden.

Modul E2: „Pharmakotherapie demenzieller Syndrome"

Im Rahmen des E2-Moduls gibt es zwei Teilprojekte. Zum einen die Pharmakotherapie von Patienten mit leichter kognitiver Störung (MCI). Hier soll geprüft werden, ob die Konversionsrate von MCI zu einer Demenz vom Alzheimer-Typ signifikant reduziert werden kann. Zum anderen die Behandlung einer leichten Alzheimer-Demenz mit derselben Kombinationstherapie, um zu untersuchen, ob eine symptomatische Verbesserung im Krankeitsverlauf gegenüber einer Standardtherapie erzielt werden kann. Weiteres Ziel des KND ist die Etablierung einer vernetzten Infrastruktur zur raschen Durchführung von wissenschaftlichen und klinischen Projekten zur Behandlung der Demenz.

Personen mit einem MCI sollen im KND im Rahmen einer multizentrischen, randomisierten, doppleblinden, prospektiven und kontrollierten Studie mit dem Acetylcholinetserase-Hemmer Galantamin oder einer Kombination aus Galantamin und dem NMDA-Antagonisten Memantine gegenüber Placebo behandelt werden (MCI-Combi). Die Patienten werden über zwei Jahre behandelt und in regelmäßigen Abständen untersucht (siehe Tabelle 3). Die drei Parallelgruppen mit je 200 Patienten erhalten somit Placebo, Galantamin oder Galantamin plus Memantine. Neben der Untersuchung der kognitiven Funktionen mit einer ausführlichen neuropsychologischen Testbatterie, werden MRT, genetische, Blut- und Liquoruntersuchungen durchgeführt.

Tabelle 3:   Untersuchungen (Outcome-Variablen) im Rahmen der Therapiestudie

- Alzheimer´s Disease Assessment Scale-cog, Trail Making A und B
- Free and Cued Selective Reminding Test
- Alltagsbewältigung: ADCS-MCI-ADL Inventar zu Aktivitäten des täglichen Lebens
- Persönlichkeits-/Verhaltensänderungen: Neuropsychiatrisches Inventar
- Depressionsabgrenzung: Montgomery-Asperg Depression Rating Scale
- Schweregrad der Erkrankung: Clinical Dementia Rating
- Resource Utilization in Dementia

Im zweiten Projekt, das 18 Monate nach Beginn der MCI-Combi Studie starten wird, soll in einer multizentrischen, doppelblinden, randomisierten Studie zur Behandlung der leichten bis mittelschweren Alzheimer-Demenz mit 125 Patienten je Therapiegruppe eine Monotherapie von Galantamin mit einer Kombinationstherapie von Galantamin und Memantine verglichen werden. In einem identischen Untersuchungsdesign wird die Studiendauer ein Jahr betragen.

Modul E3: „Epidemiologie, Genetik und hausärztliche Versorgung"

Im Rahmen des E3 Moduls gibt es drei Teilprojekte: Früherkennung von Patienten mit Hirnleistungsstörungen und Demenz in der hausärztlichen Versorgung, Identifikation von genetischen Marlern und Haplotypen und die hausärztliche Versorgung von Patienten mit Hirnleistungsstörungen und Demenz.

Hauptziel des Moduls ist es, Hausärzten Kriterien an die Hand zu geben, mit deren Hilfe sie das Risiko eines Patienten an einer Demenz zu erkranken, besser abschätzen können. Dafür werden an 6 Standorten je 500 Patienten im Alter über 75 Jahren, die zu Beginn der Studie keine Symptome einer demenziellen Erkrankung aufweisen, über viereinhalb Jahre in allgemeinärztlichen Praxen untersucht. Von den Ergebnissen dieser Studie werden auch neue Erkenntnisse über die

Entstehungen und den Verlauf demenzieller Erkrankungen erwartet. Geplant ist außerdem der Aufbau einer genetischen Datenbank für Demenzen. Es sollen Gene identifiziert werden, die das Erkrankungsrisiko beeinflussen bzw. das Ansprechen auf Therapien unter spezifischen Behandlungsverfahren voraussagen. Das Modul beschäftigt sich zudem mit Fragen der hausärztlichen Versorgung sowie der Lebensqualität von Patienten.

Fazit

Mit dem Kompetenznetz Demenz wird erstmals auf nationaler Ebene versucht, Erkenntnis-Defizite in der medizinischen Versorgung Demenzkranker anzugehen. In Zusammenarbeit mit führenden universitären Einrichtungen auf dem Gebiet der Demenzforschung soll eine stärkere Bündelung vorhandener Forschungskapazitäten gezielte Fortschritte in der Demenzforschung erbringen. Hierzu sollen Forschungsergebnisse erarbeitet werden, die eine Brauchbarkeit für die Praxis aufweisen.

Wesentliche Ziele im KND sind bundesweit einheitliche Richtlinien für Diagnostik und Therapie demenzieller Erkrankungen zu erarbeiten. Als zweites zentrales Ziel sollen wirksame Therapien erprobt werden, die von vorhandenen pharmakologischen Substanzen ausgehen, um so dem Verlauf der Erkrankung stärker als bisher zeitlich hinauszuzögern oder im besten Fall zu stoppen; es sollen außerdem Frühsymptome sowie Risikofaktoren an einer Demenz zu erkranken in der Versorgungsmedizin erarbeitet werden, und die Früherkennung und Therapie demenzieller Erkrankungen durch Hausärzte verbessert werden.

Die Umsetzung dieser Ziele soll erfolgen durch den Aufbau geeigneter Kommunikationsstrukturen und regionaler Netze zwischen Gedächtnisambulanzen, Allgemeinkrankenhäusern, Bezirkskrankenhäusern, Nervenärzten, Allgemeinärzten und Patientenorganisationen, die eine enge Zusammenarbeit zwischen Patienten, Angehörigen, Ärzten und Wissenschaftlern fördern.

Weiterführende Literatur

Areosa SA, Sherriff F (2003) Memantine for dementia. Cochrane Database Syst Rev. (3):CD003154

Bennett DA (2003) Update on mild cognitive impairment. Curr Neurol Neurosci Rep 5:379-84

Colurso GJ, Nilson JE, Vervoort LG (2003) Quantitative assessment of DNA fragmentation and beta-amyloid deposition in insular cortex and midfrontal gyrus from patients with Alzheimer's disease. Life Sci. 73(14):1795-803

Fahy E, Nazarbaghi R, Zomorrodi M, Herrnstadt C, Parker WD, Davis RE, Ghosh SS (1997) Multiplex fluorescence-based primer extension method for quantitative mutation analysis of mitochondrial DNA and its diagnostic application for Alzheimer's disease. Nucleic Acids Res 15:3102-9

Farlow M (2002) A clinical overview of cholinesterase inhibitors in Alzheimer's disease. Int Psychogeriatr. 14 Suppl 1:93-126

Hampel H, Goernitz A, Buerger K (2003) Advances in the development of biomarkers for Alzheimer's disease: from CSF total tau and Abeta(1-42) proteins to phosphorylated tau protein. Brain Res Bull 61(3):243-53

Hartmann S, Mobius HJ (2003) Tolerability of memantine in combination with cholinesterase inhibitors in dementia therapy. Int Clin Psychopharmacol 18(2):81-5

Kantarci K, Reynolds G, Petersen RC, Boeve BF, Knopman DS, Edland SD, Smith GE, Ivnik RJ, Tangalos EG, Jack CR (2003) Proton MR spectroscopy in mild cognitive impairment and Alzheimer disease: comparison of 1.5 and 3 T. AJNR Am J Neuroradiol 24(5):843-9

Lewczuk P, Esselmann H, Meyer M, Wollscheid V, Neumann M, Otto M, Maler JM,

Ruther E, Kornhuber J, Wiltfang J (2003) The amyloid-beta (Abeta) peptide pattern in cerebrospinal fluid in Alzheimer's disease: evidence of a novel arboxyterminally elongated Abeta peptide. Rapid Commun Mass Spectrom 17(12):1291-6

Mador J, Clark M, Crotty M, Hecker J (2002) Utility-weighted measures of quality of life in Alzheimer disease. Alzheimer Dis Assoc Disord 16(3):202

Mintzer JE, Kershaw P (2003) The efficacy of galantamine in the treatment of Alzheimer's disease: comparison of patients previously treated with acetylcholinesterase inhibitors to patients with no prior exposure. Int J Geriatr Psychiatry 18(4):292-7

Mitchell A, Brindle N (2003) CSF phosphorylated tau--does it constitute an accurate biological test for Alzheimer's disease? Int J Geriatr Psychiatry 5:407-11

Petersen RC (2003) Mild cognitive impairment clinical trials. Nat Rev Drug Discov 8:646-53

Rademakers R, Cruts M, Van Broeckhoven C (2003) Genetics of early-onset Alzheimer dementia. ScientificWorldJournal 3(6):497-519

Sunderland T, Linker G, Mirza N, Putnam KT, Friedman DL, Kimmel LH, Bergeson J, Manetti GJ, Zimmermann M, Tang B, Bartko JJ, Cohen RM (2003) Decreased beta-amyloid1-42 and increased tau levels in cerebrospinal fluid of patients with Alzheimer disease JAMA 289(16):2094-103

Weiss U, Bacher R, Vonbank H, Kemmler G, Lingg A, Marksteiner J (2003) Cognitive impairment: assessment with brain magnetic resonance imaging and proton magnetic resonance spectroscopy. J Clin Psychiatry 64(3):235-42

Winblad B, Mobius HJ, Stoffler A (2002) Glutamate receptors as a target for Alzheimer's disease--are clinical results supporting the hope? J Neural Transm Suppl (62):217-25

Desynchronisationsphänomene bei Alzheimer-Demenz

E. Schumann & M. Schecker

Ausgangspunkt der folgenden Überlegungen sind die sprachlichen Defizite bei Alzheimer Demenz in den klinischen relevanten Anfangsstadien (GDS-Stadien 3 und 4)[1].

Gut beschrieben sind die quantitativen und qualitativen Merkmale von Wortfindungsstörungen im konfrontativen Benennen und in der Spontansprache (u.a.: Bayles et al. 1992; Randolph et al. 1993; Martin 1993; Hodges et al. 1996; Schecker 1999 und 2002). Dies trifft genauso für die abnehmende verbale Flüssigkeit zu (u.a.: Martin 1983 und 1987; Schecker 1999; Tröster et al. 1989; Weingartner et al. 1993).

Die Störungen im Umgang mit referenziellen Ausdrücken beschreiben Almor et al. exemplarisch am Beispiel von Pronomen (Almor et al. 1999, 2001).

Erwähnt wird gleichfalls die Schwierigkeit von Alzheimer-Patienten, bildhafte Ausdrücke und sogenannte „übertragene" Bedeutungen zu verstehen. Belegen lässt sich diese Tatsache durch Überprüfen des Verständnisses von Homonymen[2] oder Sprichwörtern (u.a.: Faupel et al. 2000; Maisch 2002; Chenery et al. 1998).

Außerdem scheinen Alzheimer-Patienten Schwierigkeiten zu haben, zusammenhängende Diskurse zu entwickeln bzw. ihnen zu folgen – eine Beobachtung, die sich teilweise aus den oben genannten Defizi-

---

[1] Ich beziehe mich dabei vor allem auf die Einteilung der Schweregrade der GDS-Skala (Global Deterioration Scale). Wenn wir von leichten, mittleren und schweren Beeinträchtigungen ausgehen, entsprechen die sehr frühen, leichten Beeinträchtigungen den GDS-Stadien 3-4.

[2] Homonyme: Wörter mit zwei Bedeutungen – wie z.B. Schloss (1. ein Türschloss / 2. ein Königsschloss)

ten ergibt. Allerdings soll im weiteren darauf nicht näher eingegangen werden.

Auf der Suche nach möglichen Erklärungsgrundlagen wird in der Literatur von Zusammenhängen von Sprachdefiziten und Gedächtnisprozessen hingewiesen. Beispielsweise werden die Benennstörungen und die abnehmende verbale Flüssigkeit immer wieder mit Beeinträchtigungen des semantischen Systems in Verbindung gebracht (u.a.: Bayles & Kaszniak 1987; Crowe, Dingjan & Helme 1997; Hirono, Mori & Ishii et al. 2001). Diskutiert werden insbesondere Störungen der semantischen Repräsentation und/oder Probleme des Zugriffs. Das impliziert gewissermaßen lokalisatorisch eine direkte Zuordnung von Morphologie (Anatomie) und Funktion.

Wie aber ist es mit dieser These zu erklären, dass zum Beispiel die Benennleistungen signifikant steigen, wenn man den Patienten statt Schwarz-Weiß-Strichzeichnungen Farbfotos vorlegt; und dieser Effekt bei der Präsentation von Realien noch deutlicher wird? (Vgl. Kirshner et al. 1984; Shuttleworth & Huber 1988; Cormier et al. 1991; Schecker 1999 und 2002).

Eine semantische Störung – wie auch immer diese vorstellbar ist – müsste sich unabhängig von der Präsentation des Materials zeigen. Natürlich sind Beeinträchtigungen von semantischen Konzepten anzunehmen, aber sie erklären nicht die oben erwähnten Leistungsdifferenzen.

Und: Wie können auf diese Weise die Defizite im Umgang mit Pronomina erklärt werden? Almor et al. (1999 und 2001) wiesen nach, dass das Verständnis von Pronomina nicht mit den Leistungen des semantischen Gedächtnisses korreliert. Wenn nun das Konstrukt des „working memory" zugrunde gelegt wird – wie dies die Arbeitsgruppe um Almor für die Defizite im Umgang von Pronomina favorisiert – auf welche Weise könnte dieses Konstrukt die abnehmende verbale Flüssigkeit und die Störungen im konfrontativen Benennen erklären?

Die bisherigen Konstrukte scheinen keine allgemeine Grundlage zu bieten, auf der alle beschriebenen Beeinträchtigungen gleichermaßen erklärbar wären.

Müssen wir also von zwei oder sogar mehreren Einzelerkrankungen ausgehen – die aber, soweit wir sehen, immer gemeinsam auftreten? Oder anders gefragt:

wie könnte ein Erklärungsansatz aussehen, der die heterogenen Auffälligkeiten einheitlich erklärt?

Gehen wir noch einmal zurück zum konfrontativen Benennen. Was passiert – zunächst ganz allgemein – bei der Präsentation von Bildmaterial, wenn hierbei Modellvorstellungen der kognitiven Psychologie und der Neurophysiologie zu Grunde gelegt werden:

Auf den sensorischen Input folgen Prozesse der Merkmalsanalyse. Es liegt auf der Hand, dass eine Schwarz-Weiß-Strichzeichnung gegenüber einem Farbfoto – und erst recht gegenüber der dreidimensionalen Realie – weit weniger sensorischen Input bietet. Das heißt: Es kann – wegen des unterdeterminierten Inputs – keines der Konzepte voll aktiviert werden. Um die Mustererkennung nach Präsentation einer solchen Schwarz-Weiß-Strichzeichnung noch erfolgreich abschließen zu können, muss die von der Sensorik aufsteigende bottom-up Verarbeitung durch top-down Prozesse sozusagen „ergänzt" werden (siehe Abbildung 1).

Abbildung 1: Mustererkennung und „Vervollständigung" durch top-down Steuerung

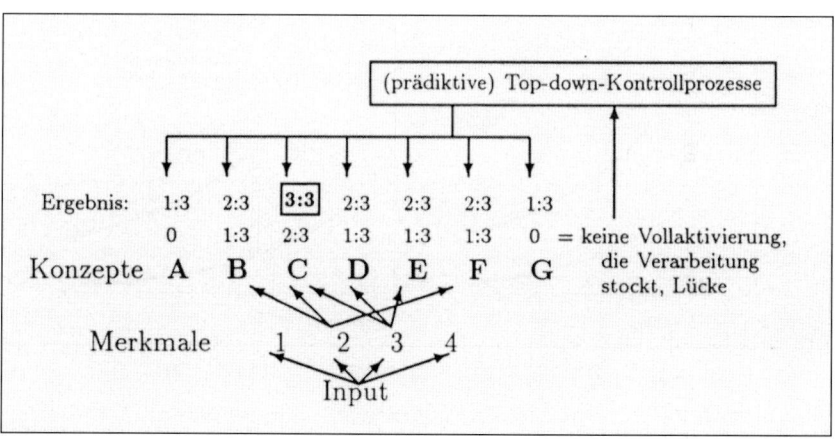

Wir nehmen an, dass bei Alzheimer-Demenz diese top-down Prozesse verlangsamt sind.

Wie aber ist eine Verlangsamung von top-down Prozessen – neurobiologisch gesehen – vorstellbar?

Eine Vollaktivation von Nervenzellen erfolgt erst mit dem Erreichen eines bestimmten Schwellenwertes, dies ist auch durch eine Aufsummierung von Einzelimpulsen möglich. Das Zusammenspiel von bottom-up und top-down Prozessen ist dabei aber nur in einem engen Zeitfenster denkbar, damit die einzelnen Spannungsänderungen zusammen den Schwellenwert überschreiten können. Die linke Seite der folgenden Abbildung zeigt eine solche synchrone Verarbeitung

Treffen nun die Signale der top-down Steuerung zu spät oder gar nicht ein, so ist die durch bottom-up Prozesse in entsprechenden Nervenzellen erzeugte Spannungsänderung möglicherweise schon wieder soweit verringert, dass auch der Impuls „von oben" nicht mehr zu einer Vollaktivation von Konzepten führt – ein Beispiel für eine solche Desynchronisation ist auf der rechten Seite der Abbildung zu sehen (siehe Abbildung 2).

Abbildung 2: Spannungsänderung – links: synchrone Verarbeitung und rechts: desynchrone Verarbeitung

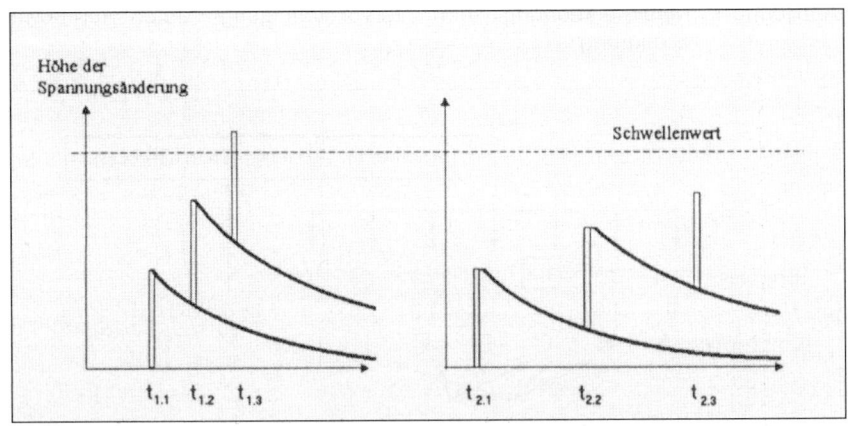

Diese Annahme lässt sich mit physiologischen Daten gut stützen. Es sei an dieser Stelle nur kurz auf die Verlangsamung des Alphagrundrhythmus[3] von 10Hz auf 8Hz (und weniger) bei Alzheimer-Patienten hingewiesen. In der Forschung wurde auf einen möglichen Zusammenhang zwischen Alpha-Grundrhythmus und Gedächtnisleistungen hingewiesen (vgl. Klimesch, Schimke & Pfurtscheller). Weiterhin vergrößert sich bei Alzheimer-Patienten die Latenz der P3oo und die Amplitude (also die Auslenkung) nimmt ab.[4] Auch hier greifen wir auf Daten zurück, die die P3oo als Maß für zeitstrukturelle Gegebenheiten ausweisen (vgl. Wraneck Ladurner & Klimesch 1990 und 1992).

Wie aber kann die Überlegung von „top-down-Steuerungen" (vgl. Abbildung 1) auf sogenannte „höhere" Verarbeitungsebenen bezogen werden? Folgen wir einem längeren Gespräch, so sind wir ohne weiteres in der Lage, die verwendeten definiten Pronomina – wie „er", „sie" oder „es" – dem Kontext gemäß zu interpretieren, obwohl diese an sich bedeutungsleer sind. („Er" liegt auf dem Bett. – Wer oder was ist hier „er"? Der Strumpf, der Mann...?)

Warum sind wir dazu in der Lage? Der referentielle Bezug wird uns – salopp gesagt – dazugeliefert, weil wir den laufenden Kontext mit Hilfe von top-down Prozessen für eine beschränkte Zeit präsent halten können. Genau das bereitet aber den Alzheimer Patienten zunehmend Probleme.

Eine klassische Situation macht derartige Prozesse bewusst: jemand begrüßt uns vertraulich und wir „suchen" fieberhaft der Identität dieser Person – man könnte auch sagen, dass wir den aufgebauten Kontext – top-down – erweitern oder verschieben, um schließlich die Identität der betreffenden Person doch noch ‚aufrufen' zu können.

Wie eine solche top-down-Steuerung in neuronalen Netzen denkbar ist, dazu wurde in Freiburg bereits ein Modell entwickelt. Simulationen auf dem PC, die eine solche Desynchronisation konstruierten, erbrachten interessanterweise ziemlich genau die Fehlleistungen, die üblicherweise bei Alzheimer-Patienten zu beobachten sind – sehr im Unterschied zu simulierten Diskonnektionen. Allerdings kann ich darauf nicht weiter eingehen (vgl. Kochendörfer 1998).

---

[3] Dies ist eine regelmäßige Spannungsänderung, die beim Ableiten eines EEG's von Personen im entspannten Wachzustand zu beobachten ist. Die Versuchspersonen sind keinem sensorischen Input ausgesetzt (Augen geschlossen)

[4] Die P300 ist ein positiver Ausschlag während hirnelektrischer Ableitungen, der durchschnittlich 300 bis 600 ms nach Reizdarbietung auftritt und der auf die „Neuheit" von zu bearbeitenden Stimuli zu beziehen ist.

Literatur

Almor A, Kempler D, Mac Donald, M (2001) Comprehension of long distance number agreement inprobable Alzheimer´s Disease. Language and Cognitive Processes 16 (1), 35-63

Almor A, Kempler D, MacDonald MC, Andersen ES, Taylor LK (1999) Why do Alzheimer patients have difficulty with pronouns? Working memory, semantics, and reference in comprehension and production in Alzheimer's disease. Brain and Language 67, 202-227

Bayles KA, Tomoeda C K, Trosset, MW (1992) Relation of linguistic communication abilities of Alzheimer's patients to stage of disease. Brain & Language 42, 454-472.

Bayles K, Kaszniak AW (1987) Communication and cognition in normal aging and dementia. Taylor & Francis Ltd.: London

Chenery HJ, Ingram JCL, Murdoch BE (1998) The resolution of lexical ambiguity with reference to context in dementia of the Alzheimer's type. Int J Language & Communication Disorders, 33 (4), 393-412

Cormier P, Margison JA, Fisk JD (1991) Contribution of perceptual and lexical-semantic errors to the naming impairments in Alzheimer's disease. Perceptual and Motor Skills 73, 175-183

Crowe SF, Dingjan P & Helme RD (1997) The neurocognitive basis of word-finding difficulty in Alzheimer's Disease. Australian Psychologist 32 (2), 114-119

Faupel M, Maisch S & Möller G (2000) Kontextverarbeitung bei dementiellen Syndromen. In: Hock C, Hüll M, Schecker M (eds.) Die Alzheimer-Krankheit. Narr-Verlag (Cognitio 9): Tübingen, 67-90

Hirono N, Mori E, Ishii K, Imamura T, Tanimukai S, Kazui H, Hashimoto M, Takatsuki Y, Kitagaki H, Sasaki M (2001) Neuronal substrates for semantic memory: a positron emission tomography study in Alzheimer's disease. Dementia & Geriatric Cognitive Disorders 12 (1), 15-21

Hodges J R, Patterson K Graham N, Dawson K (1996) Naming and knowing in dementia of Alzheimer's type. Brain & Language. 54 (2), 302-25

Kirshner H, Webb W, Kelly M (1984) The naming disorder of dementia. Neuropsychologia 22, 23-30

Klimesch W, Schimke H, Pfurtscheller G (1993) Alpha frequency, cognitive load, and memory performance. Brain Topography 5, 241-251

Kochendörfer G (1998) Sprachverarbeitung bei Alzheimer-Demenz. Narr-Verlag (Cognitio 4): Tübingen

Maisch S (2002) Prädiktives Monitoring bei Alzheimer-Demenz (PMA). Ansätze zu einer Bestimmung von Normbereichen. In:Veit D & Schecker M (2002) „Beschreiben" und „Erklären" in der Klinischen Linguistik. Narr-Verlag Tübingen (cognitio 12)115-124

Martin A (1993) Semantic knowledge in patients with Alzheimer's disease: Evidence for degraded representations. In: Bäckman L (ed.) Memory function in dementia. New York: North-Holland 1993, 119-134

Martin A (1987) Representation of semantic and spatial knowledge in Alzheimer's patients: Implications for models of preserved learning in amnesia. Journal of Clinical and Experimental Neuropsychology, 9, 191-224

Martin A, Fedio P (1983) Word production and comprehension in Alzheimer's disease: The breakdown of semantic knowledge. Brain and Language 19, 124-141

Randolph C, Braun AR, Goldberg TE, Chase TN (1993) Semantic fluency in Alzheimer's, Parkinson's and Huntington's disease: Dissociation of storage and retrieval failures. Neuropsychology 7, 82-88

Schecker M (2002) Prozesse der Aktivierung des mentalen Lexikons (anhand von Auffälligkeiten des Benennens bei Alzheimer-Demenz). In: Schecker M (ed):

Wortfindung und Wortfindungsstörungen. Narr-Verlag (Cognitio 11): Tübingen, 109-132

Schecker M (2000a) Die Alzheimer-Krankheit – ein Desynchronisationssyndrom? In: Hock C, Hüll M & Schecker M (eds.) Die Alzheimer-Krankheit. Narr-Verlag (Cognitio 9): Tübingen, 91-104

Schecker M (1999) Wortfindung und verbale Flüssigkeit in frühen Stadien der Alzheimer-Krankheit. In: Kleiber G, Kochendörfer G, Riegel M & Schecker M (eds.) Kognitive Linguistik und Neurowissenschaften. Narr-Verlag (Cognitio 7): Tübingen, 128-150.

Shuttleworth E C & Huber S J (1988) The naming disorder of dementia of Alzhheimer type. Brain and Language 34, 222-234

Tröster AI, Salmon DP, McCullough D, Butters N (1989) A Comparison of the Category Fluency Deficits Associated with Alzheimer's and Huntington's Disease. Brain & Language 37, 500-513

Weingartner HJ, Kawas K, Rawlings R, Shapiro M (1993) Changes in Semantic Memory in Early Stage Alzheimer's Disease Patients. The Gerontologist, 33 (5), 637-643

Wranek U, Ladurner G, Klimesch W (1990) P300 und Demenz. Diagnostische Relevanz I. EEG-EMG Zeitschrift für Elektroenzephalographie, Elektromyographie und verwandte Gebiete 21, 137-144

Wranek U, Ladurner G, Klimesch W (1992) P300 und Demenz. Diagnostische Relevanz II. EEG-EMG Zeitschrift für Elektroenzephalographie, Elektromyographie und verwandte Gebiete 23, 67-74

Positive Personenarbeit bei Dementia Care Mapping

Chr. Müller-Hergl

Ganzheitliches Modell der Demenz

Nach Tom Kitwood, Sozialpsychologe aus Bradford und Begründer der DCM-Methode, besteht das Problemfeld Demenz nicht in dem Kranken, der die Demenz „hat", sondern aus der gestörten Interaktion und Kommunikation zwischen neurologisch Behinderten und Menschen, deren Kulturtechniken (innere Struktur) intakt sind. Es kommt zu Missverständnissen und Störungen, in deren Gefolge Formen herausfordernden Verhaltens seitens der Menschen mit Demenz entstehen, die – sichtbar und vordergründig – zum eigentlichen „Problem" werden. Einseitig als „Symptome" einer Erkrankung fehlbeschrieben, werden diese Anlass für ruhig stellende bzw. fixierende Medikation oder andere, das Personsein des Betroffenen tangierenden Maßnahmen – inklusive der oft sehr belastenden Testverfahren. Was dabei als tolerabel gilt, wird durch diejenigen festgeschrieben, die über die Situationsmacht verfügen. Kitwood unterscheidet im Rahmen seiner Theorie der „malignen Sozialpsychologie" insgesamt 17 Formen „personaler Detraktionen" (PD) im Pflege- und Betreuungsalltag, die eine personale Involution der Betroffenen verstärken und Subjektivität zum Verschwinden bringen.

Umgekehrt kann es gelingen, das Personsein der Betroffenen zu nähren, zu füllen, zu ergänzen. In Kitwoods Theorie der „positiven Personenarbeit" werden 12 Interaktionsformen beschrieben, die dem Betroffenen helfen, sich selbst als Person zu erfahren. Je mehr die neurologische Beeinträchtigung voranschreitet, desto mehr sind die Betroffenen darauf angewiesen, erleichternde Ergänzungen bei „abgerissenen Handlungsprogrammen" (Jutta Becker) zu erfahren und somit in ihrem Personsein gestützt zu werden. Im Unterschied zu Menschen mit intakter innerer Struktur lebt die Subjektivität bei Menschen mit

Demenz immer mehr davon, Wertschätzung gespiegelt, Beschäftigung und Arbeit angeboten zu bekommen, in Gemeinschaft geführt und begleitet zu werden und in der Konstanz von Personen, Strukturen und individuellen Routinen Sicherheit und Geborgenheit zu erfahren. Erfahrungsgemäß nimmt das „herausfordernde Verhalten" in einem personenunterstützenden Milieu erheblich ab. Grundlagen eines solchen Umgangs sind:

- ein Milieu mit einem hohen Maß an Expressivität und einem geringen Grad an Dominanz. Ungewöhnliches und bizarres Verhalten wird toleriert und zugelassen, begleitet, ermöglicht und „gehalten". Nicht das „objektive Pflegeresultat" (die soziale Präsentabilität der Menschen) ist entscheidend, sondern das „wie", der Prozeß der Pflege selbst. Das eigentliche Ergebnis der Pflege ist die psychologische Qualität der Pflegeprozesse selbst.

- Die Beziehung wird aus einer grundlegend therapeutischen, zulassenden Haltung heraus gestaltet mit den Merkmalen der Wertschätzung, der Echtheit und der Empathie. Es geht darum, den anderen zu einfühlend zu verstehen und ihn/sie in der Welt ihrer/seiner Szenen zu begleiten, nicht allein zu lassen, sondern – auch im Schreien – auszuhalten, bis der Zustand sich ändert oder bis feststeht, dass ein Angebot jetzt nicht angenommen werden kann, worauf sich die Begleitperson zunächst zurückzieht. Menschen mit Demenz können nicht mehr „positiv bei sich selbst intervenieren" bzw. sich durch Selbstinstruktionen aus belastenden Gefühlen befreien. Sie benötigen daher Menschen, die mit ihren Gefühlen mitgehen und diese wandeln helfen.

- Die Pflegesituation sollte offen und nicht durch vorab festgelegte Ablaufsysteme „geschlossen" sein. Jeden Tag muss neu herausgefunden und erarbeitet werden, was jetzt und hier für diesen Menschen Sinn machen kann. Eine sich an der Lust und am Humor orientierende Suchhaltung mit genügend Neugierde und Phantasie ist nötig, um „Schlüssel" zu den Welten und Szenen der Menschen mit Demenz zu gewinnen. Depressive Teams, die sich alleingelassen fühlen („verlassene Mütter mit einem hoffnungslosen Kind") können dies nicht.

- Eine niedrige Abwehr der Pflegenden erlaubt die Solidarität mit den chaotischen und anarchischen Anteilen und damit auf den Verzicht zwanghafter Sauberkeits- und Beschäftigungsrituale. Nicht jede lustvolle Libidoregression (Schmieren) muss sogleich unterbrochen werden; wichtig ist es, für diese Tätigkeit einen nicht-beschämenden,sicheren Kontext zu schaffen. In der Regel gilt: Gegen die Symptome zu arbeiten ist ein Pflegefehler. Alles herausfordernde Verhalten ist als Kommunikationsversuch zu verstehen, die verstanden werden wollen.

- Die Aufmerksamkeitssteigerung für die Eigenarten des Gegenübers gelingt durch Fallarbeit und dabei durch die „Verähnlichung" mit den Betroffenen.(vgl die aristotelisch-aquinatische Erkenntnistheorie: sensibile in actu est sensus in actu) Ohne Bearbeitung der eigenen „dementogenen Persönlichkeitsanteile" in Fallarbeiten, Inszenierungen, psychodramatischen Übungen gelingt es nicht, in die Schuhe der anderen zu schlüpfen und hermeneutisches Fallverstehen zu praktizieren. Reflexionsschulung ermöglicht es, Gegenaffekte zu vermeiden, Übertragungen zu verstehen und die Themen Tod, Trauer, Verlassenheit und Verlorenheit zu bearbeiten, die untergründig die Organisationsdynamik der Institution dominieren.

- Arbeit mit Menschen mit Demenz ist therapeutische Körperarbeit. Pflegende müssen lernen, schreiende Menschen zu halten, Trost zu vermitteln, lernen zu streicheln, zu berühren, den eigenen Leib einzusetzen. Dies wird ohne körpertherapeutische Selbsterfahrung nicht möglich sein, um „Körperpanzerungen" aufzulösen und auf der primären, vorsprachlichen Ebene Begegnungs- und Wahrnehmungsangebote zu machen.

Arbeit mit Menschen mit Demenz ist eine der anspruchvollsten Aufgaben, die diese Gesellschaft zu vergeben hat. Der Pflegende stellt sich dabei mit seiner ganzen Person zur Verfügung und eben nicht als objektivierender, rationaler, distanziert-sachlicher Experte. Das zweckrational-technische Ideal der/des neutralen Expertin/en ist als Widerstand gegen das Verstehen imaginärer Lebenswelten und als Zurückweisung des Beziehungsangebotes und der Lebenswelt des Dementen zu analysieren (K.Gröning). Die Fähigkeit, die eigenen Grenzen zu weiten und sich ein stückweit „symbiotisch" zu machen mit den Betroffenen, zugleich aber in der Lage zu sein, entstehende Gegenübertragungen und Gegenaffekte (Wut, Ekel, Grauen) im Team und der Supervision zu reflektieren, setzt eine hoch entwickelte ethische und psychotherapeutische Kompetenz in der Pflege voraus.

Innerhalb einer von solcher Kompetenz geprägten Pflegebeziehung kann es gelingen, dem anderen Menschen relatives Wohlbefinden zu verschaffen und damit sein Subjektsein zu erhalten, alsozu helfen, den eigenen Willen zu behaupten, die eigenen Gefühle auszudrücken, soziale Kontakte aufzunehmen, Zuneigung zu schenken und zu genießen, die Bedürfnisse anderer wahrzunehmen, sich selbst zu achten, die Verwirrtheit anderer anzunehmen, humorvoll zu sein, kreativ zu werden, sich zu vergnügen, hilfreich zu sein und sich zu entspannen und zu erholen. In all diesen sozialen Bezügen sind Menschen mit Demenz u.U. kompetent und drücken in diesem Kontext ihr Personsein aus. In der Regel gehen diese Dimensionen im klinischen Assessmentverfahren unter. (vgl Sabat)

Demenz ist zunächst ein soziales Problem. Von der Beziehung und dem Milieu hängt es ab, ob personales Leben mit Demenz gelingen kann oder ob Menschen als Personen zum Verschwinden gebracht werden. Die Sozialpsychologie ist damit das wichtigste Interventionsfeld.

Qualität in der Pflege und Betreuung von Menschen mit Demenz

„Gute Pflege erhält Personsein und stellt in dem Maße wachsende Kompensationsangebote bereit, in dem die geistigen Fähigkeiten abnehmen. Gute Pflege strebt danach, dem Betroffenen trotz kognitiven Verfalls zu einem Gefühl relativen Wohlbefindens zu verhelfen."(Kitwood) Entscheidend für die Qualität in der Pflege sind demnach nicht Symptomfreiheit und Arbeit an gestörten Funktionen, sondern Prozessqualität – wie Pflege durchgeführt, verhandelt wird, wie Beteiligung ermöglicht wird, wie pflegerische Maßnahmen einfühlend, humorvoll, mitgehend und verlangsamend durchgeführt werden. Im Mittelpunkt des Qualitätsbegriffes steht die *inhaltliche* Auseinandersetzung mit der Demenz und die aus dieser Auseinandersetzung sich ergebenden Schlussfolgerungen für Möglichkeiten, Wohlbefinden zu steigern. Anforderungen der MitarbeiterInnen, der Leitungen, der Aufsichtbehörden und auch der Angehörigen bleiben zunächst außen vor.

Wenn das Pflegeergebnis im Prozess besteht, entsteht die Frage, wie der Prozess abgebildet werden kann. Die beste Abbildung des Pflegeprozesses besteht nicht in der Analyse der Dokumentation, sondern in der gezielten kontinuierlichen Beobachtung des Pflegeprozesses selbst. Eben dies will das DCM-Verfahren leisten.

Ausgangspunkt bildet die Überlegung, dass relatives Wohlbefinden der Menschen mit Demenz ein gutes und zentrales Kriterium für Pflegequalität darstellt. In Anlehnung an Winnicott charakterisiert Kitwood Wohlbefinden anhand von vier globalen Empfindungszuständen („global sentient states"), die relativ unabhängig von komplexen kognitiven Fähigkeiten auf alle Menschen zutreffen: Jeder Mensch bedarf der Anerkennung seines Wertes, seiner Würde und Bedeutsamkeit; jeder Mensch möchte handeln, auf Menschen und Dinge einwirken, einen Unterschied im Lauf der Dinge machen können; jeder bedarf des Vertrauens in soziale Beziehungen, benötigt Kontakt und Interaktion; jeder bedarf der Hoffnung im Sinne des Urvertrauens, dass Welt und Menschen in einem fundamentalen Sinne gut und verlässlich sind. In gewisser Weise entsprechen diese „globalen Zustände" den kantianischen „regulativen Ideen der Vernunft". Wer über diese vier Dimensionen ausreichend verfügt, dem/der wird es auch relativ gut gehen – relativ zu den übrigen Belastungen, Herausforderungen und „zufallsblinden Prägungen" des Lebens.

Relatives Wohlbefinden bedeutet, dass den Grundbedürfnissen der Menschen nachgekommen wird und es den Pflegekräften gelingt, Wünsche und Bedürfnisse herauszufinden und zu befriedigen, Verhalten als Kommunikation zu deuten und die darin enthaltenen Intentionen zur Zufriedenheit zu ergänzen, zu unterstützen und zum Erfolg zu bringen. Beim Beobachten relativen Wohlbefindens wird von folgenden Prämissen ausgegangen:

1   Psychische Zustände sind keine „inneren Objekte", die anderen Menschen unzugänglich sind und nur von der Person selbst aus einer privilegierten Position heraus „erkannt" werden können. Wie es anderen geht, ist in der Regel ersichtlich und offensichtlich. Auf dieser Tatsache beruht sowohl die Kommunizierbarkeit von Gefühlen als auch die Eigenprädikation psychischer Prädikate im präsentischen Aktiv der ersten Person Singular. Wenn wir nicht wüssten, was es hiesse, dass ein anderer Schmerzen hat, dann könnten wir es von uns auch selbst nicht wissen bzw. bekennen. (Wittgenstein: Privatsprachenargument, Anscombe: The First Person)

2   Als Gruppenwesen haben alle Menschen eine empathische Befähigung, die Gefühle und das Befinden ihrer Mitmenschen richtig

einzuschätzen. Diese Befähigung ist nicht unfehlbar, wie alle anderen Erfahrungs- und Erkenntniswege auch nicht. Empathie kann diszipliniert werden: Wie ein Zustand einzufühlen und zu benennen ist, dies ist durchaus kritischer Diskussion zugänglich, theoretisierbar, differenzierbar und konsensfähig. Auf diesem Umstand beruht die Ausbildung in allen Psychotherapien.

3   Menschen mit Demenz haben die Fähigkeit weitgehend verloren, anders zu erscheinen, als sie fühlen. In der Regel können wir hier unseren Intuitionen über ihr Wohlergehen vertauen.

4   Psychometrische Verfahren müssen nicht den gleichen Objektivitätsanspruch anstreben wie streng naturwissenschaftliche Verfahren. Es wäre allerdings ein Missverständnis, diese Art von naturwissenschaftlicher Objektivität in jedem Untersuchungsfeld anzustreben. Naturwissenschaft hat keinen privilegierten Zugang zu dem, „was ist". In hiesigem Fall reicht der Anspruch, auf dem Hintergrund einer sozialpsychologisch plausiblen Theorien eine begründete Sicht der Verhältnisse erstellen zu wollen, die auf dem beruht, was der/die MapperIn gesehen hat. Je detaillierter und fundierter die Beobachtungen, desto mehr wird man sich mit ihnen auseinandersetzen wollen und müssen. Und dies ist, was erzielt werden soll.

5   Eine ganze Reihe von Vorrangsregeln, Beispielen sowie eine auf sechs Wohlbefindlichkeitsstufen beschränkte Skala operationalisiert den Begriff des Wohlbefindens.

Grundhypothese für die Beobachtung ist: Wenn es Menschen mit Demenz relativ gut geht, dann ist dies ein wesentliches Kriterium für eine gute Pflegequalität. Wohlergehen von Menschen mit Demenz muß demnach überzeugend operationalisiert werden. Geht es Menschen mit Demenz in der Regel schlecht, werden wesentliche Bedürfnisse wohl nicht wahrgenommen. Eine Reorganisation der Pflege ist erforderlich.

Einige Details zum Abbildungsprozeß

Der Mapper (Abbildner) beobachtet eine Gruppe von Menschen mit Demenz kontinuierlich über mindestens 6 Stunden bzw. einen ganzen Tag lang. Er ist dabei gehalten, das „Feld" nach Möglichkeit nicht zu verändern, bemüht sich aber um freundliche Offenheit allen gegenüber, die sein/ihr Tun befragen oder auf ihn/sie zugehen. Im Grundsatz ist der Mapper an die Maximen positiver Personenarbeit gebunden und geht in schwierigen Situationen auch zur Hand. Die Mapper verbleiben im öffentlichen Raum und dringen nicht in die Privaträume der Menschen mit Demenz ein.

Auf einem Rohdatensammelblatt trägt er für eine Gruppe von 5 oder mehr Personen Verhaltensformen und Wohlbefindlichkeitswerte ein. Kitwood und MitarbeiterInnen haben das komplexe Verhaltensspektrum von Menschen mit Demenz auf insgesamt 24 verschiedene Verhaltensformen kondensiert. Jede dieser Verhaltensformen wird mit einem Kodebuchstaben angekürzt (z.B. C für „Cool", in sich gekehrtes, kontaktlosen Starren), so dass beim Mappen jeder Person ein Verhaltenskode zugeordnet werden kann. Unterhalb dieses Kodebuchstabens wird ein Wohlbefindlichkeitswert aus einer sechsstufigen Skala eingetragen. Die Eintragungen erfolgen in einem Rhythmus von 5 Minuten, so dass in einer Stunde 24x2= 48 Daten über jede beobachtete Person gesammelt werden. Besonders gelingende Situationen werden durch „Positive Ereignisberichte", personenunwürdige Kommunikationen und Interaktionen im Rahmen der „Personalen Detraktionen" festgehalten.

Diese Daten werden anschließend nach vorgegebenen Regeln analysiert und zu Wohlbefindlichkeitsprofilen und Verhaltensprofilen von Einzelnen und Gruppenaufgearbeitet. In der Bearbeitung der Daten zeigt sich die Pflegekultur einer Einrichtung: Gibt es viele „Degenerationsverläufe", in denen ein Mensch einem fortschreitenden psychischen Verfall preisgegeben wird? Gibt es viele positive Ereignisse, in denen es gelingt, Absichten richtig zu deuten, schwierige Gefühle phantasievoll umzuwandeln oder bislang nicht genutzte Ressourcen zu mobilisieren? Werden viele Personale Detraktionen beobachtet, die zeigen, dass z.B. ein infantilisierender Umgang zum „Stil des Hauses" zu gehören scheint? Zeigen die Verhaltensprofile an, dass verschiedene Angebote die Menschen auch erreichen und diese in für sie sinnvolle Aktivitäten hineinnehmen?

Die Analyse der Daten ist wie ein Fingerabdruck: Stärken und Schwächen im Prozess werden offenbar, Bevorzugungen bestimmter Bewohner oder Vernachlässigung anderer manifest, der Erfolg von Maßnahmen wird transparent und der Zusammenhang von Tagesstruktur und Wohlbefinden analysierbar. Mit diesen Daten geht der

Mapper nach ausgiebiger Analyse zurück ins Team mit der Absicht, den MitarbeiterInnen ein Feedback über ihre Arbeit zu geben. Dieser Spiegel soll nicht der „Belohnung" oder Beschämung dienen, sondern Ansatzpunkte deutlich machen, wo und wie konkret für einzelne Personen und Gruppen Wohlbefinden verbessert werden kann. Das Feedbackgespräch endet in einem gemeinsam entwickelten Handlungsplan, möglichst in quantifizierbarer Form, so dass die Vereinbarung beim nächsten Mappen überprüft werden kann.

In einem dreitägigem Lehrgang inklusive Assessment nach den Regularien der Universität Bradford werden TeilnehmerInnen mit den Regeln und Verfahren von DCM vertraut gemacht. Vorbereitende und nachbearbeitende Schritte, ethische Überlegungen, Beteiligung des Teams, Umgang mit schwierigen Situationen werden erörtert und geklärt. Anhand der Errechnung des Konkordanzkoeffizienten kann die „inter-reliability" der Mapper überprüft werden. Intensiv wird der Begriff der „auf Entwicklung bezogenen Evaluation" besprochen, denn dies ist das Ziel der ganzen Übung: Entwicklung hin zu einem personenzentrierten Pflegen und Betreuen zu befördern und nachhaltige Entwicklung anzustoßen.

Grenzen und Rahmenbedingungen

Das Verfahren kann nur ein Instrument unter vielen darstellen in dem Versuch, personen-zentrierte Pflege zu optimieren. Nicht jede Einrichtung wird von dem Verfahren profitieren: Lernwilligkeit, Erfahrungen mit Veränderungs- und Projektmanagement, gesicherte Kommunikationswege, Klärung von Verantwortlichkeiten und ein gemeinsam getragener Wille, die eigene Arbeit zu verbessern, bilden wesentliche Voraussetzungen. DCM benötigt einige organisatorische Rahmenbedingungen, damit die Teams nicht ratlos vor dem Befund sitzen und ihre Schuldgefühle pflegen. Es bedarf Methoden, die Ergebnisse an die relevanten Stellen wohldosiert zu transportieren und Veränderungen verbindlich zu machen – Ablaufplanung, Pflegeplanung, Leitungsverantwortung. DCM ist nicht „nebenbei" zu machen – es bedarf eindeutiger Prioritätensetzung und ist in Gefahr, des Arbeitsaufwandes wegen in der Fülle parallel laufender Projekte und dem operativen Tagesgeschäft unterzugehen. DCM bedarf der Planung, z.B. Mappen, zeitnahes Feedback, Handlungsplan mit Verantwortlichen, Eingang in die Pflegeplanung, Durchführung, Auswertung anhand eines neuen Mappings. Das Verfahren bedarf unterstützender Rahmenbedingungen, um den Mappern zu helfen, mit ihren Erfahrungen und Rollenkonflikten zurecht zu kommen und um den Entwicklungsprozeß in Gang zu halten (vgl J.Bolton etal). Es ist sehr günstig, wenn Leitende am Training teilnehmen und die Mapper unterstützen. Teams müssen auf Mappings vorbereitet und eingestimmt werden, um sich anschließend die Daten auch aneignen zu können. Dazu gehört auch, dass dem Management deutlich gemacht werden muss, dass die Detaildaten (Rohdatensammelblätter und und WIB-Punktzahlen) dem Team gehören und nur abstrahierte Kennziffern zur Leitung gelangen. Wo dies nicht geschieht, werden oft unnötige Kontrollängste mobilisiert, die den Lernprozess behindern.

Die formale Qualifikation ist nicht ausschlaggebend für die persönliche Eignung als Mapper. Wichtig sind allerdings: Kommunikationsfähigkeit, Gruppengespür, Bereitschaft, sich auseinanderzusetzen. Das Mappen und das Feedback profitieren beide von einer fundierteren Weiterbildung oder Fortbildung mit gerontopsychiatrischen Inhalten.

DCM ist ein auf Entwicklung zielendes Evaluationsinstrument. Es deckt Ressourcen und Defizite auf, regt einen Lernprozess an, der aber von der Substanz her außerhalb des Verfahrens gestaltet werden muss: Maßnahmen der Personal- und Organisationsentwicklung, Fortbildungen, Trainings, Veränderungen hart an der „front-line" entlang. DCM kann diesen Lern- und Entwicklungsprozess begleiten, nicht aber ersetzen.

Eine wichtige und schwierige Grenzziehung betrifft die Frage, bis zu welchem Schweregrad gemappt werden soll. Kitwood und die Mitglieder der Bradford Dementia Group lehnen herkömmliche Stufentheorien der Demenz ab. Daher gibt es auf diese Frage keine einfache Antwort. Aus der Erfahrung des Mappens selbst und aus den Begrenzungen der Methode heraus lassen sich aber folgende Empfehlungen ableiten: Die Grenze ist dort zu ziehen, wo die Verhaltensdiversität aufgrund des weit vorangeschrittenen Krankheitsprozesses sehr gering ist (vgl Perrin, Renz-Junginger). DCM bezieht sich auf komplexe „behavioural composites". Bei sehr schwerer Demenz benötigt man ein Instrument, das mit Mikro-Verhaltenskomponenten arbeitet und methodisch nicht auf kontinuierliche Langzeitbeobachtung, sondern auf kurze Prä-, Peri- und Postinterventionsphasen ausgerichtet ist.

Kritische Aspekte

Die gängigsten Einwände gegen die Methode seien hier kurz zusammengefasst:

A – Die Methode sei zu subjektiv. Wohlergehen reiche zur Qualitätsbeurteilung nicht aus. Die unterschiedlichen WIB-Werte würden sehr subjektiv zugeordnet. – Dagegen: Wohlbefinden ist das Schlüsselkriterium(outcome measure) für Qualität. „Harte" Strukturkriterien sind weder notwendige noch hinreichende Bedingungen für Qualität: Unter optimalen Bedingungen kannn „kalt" versorgt werden, unter ärmlichen Bedingungen die Beziehung wunderbar gelingen. Es ist Beziehung und Kontakt, von denen Wohlbefinden wesentlich abhängt. Beziehung und Wohlbefinden kann nur über disziplinierte Subjektivität beurteilt werden. Auf einen fundierten, begründeten, aber subjektiven Standpunkt, der Intuition und Empathie für Menschen mit Demenz als Erkentnisweg in Rechnung stellt, kann in der Qualitätsbeurteilung nicht verzichtet werden.

Die Zuordnnung der WIB-Werte erfolgt subjektiv, keinesfalls aber willkürlich: Beispiele im Handbuch, Rollenspiele, Übungsbeispiele im Training, Arbeit an der „Affekt-Basislinie"(Lawton) sowie beispielhafte Erarbeitung körpersprachlicher und interaktionsorientierter Signale und Zeichen versuchen, Orientierung für den Anwender zu geben, um die „Bandbreite" des beobachteten Teilnehmers zu erspüren.

Das Verfahren ist weder rein qualitativ noch rein quantitativ. Dennoch kann mit gutem Grund vermutet werden, daß in dem hermeneutisch-interpretativen Anteil die eigentliche Stärke des Verfahrens zu suchen ist.

B – Es gibt keine wissenschaftlichen Evidenzen für die Reliabilität und Validität des Verfahrens. Die bislang erfolgten Validierungsversuche lassen an methodischer Gründlichkeit zu wünschen übrig. Zur Zeit wird in mehreren Untersuchungen in England und den USA mit Nachdruck an der Validitätsfrage gearbeitet. Allerdings ist die DCM-Methode nicht als wissenschaftliches Instrument entworfen worden, obwohl das Verfahren in wissenschaftlichen Untersuchungen verwendet wurde und wird. Immer wieder stellen sich die Fragen, ob Wohlbefinden und Verhalten getrennte oder intern(logisch aufeinander) bezogene Variablen sind und welche Verhaltensformen dies betrifft, ob beide einer wissenschaftlichen Analyse in der gewünschten Breite des

Alltags zugänglich sind, und wenn nicht, ob dies ein Einwand gegen die Methode sein könnte. Einige Schritte in der Datenbearbeitung, insbesondere die Punktzahlen, sind fragwürdig, da hier Ordinalzahlen metrisch behandelt werden. Inzwischen besteht auch in Bradford in Verbindung mit den „associates" Übereinstimmung darüber, daß die aussagekräftigsten Bearbeitungsschritte in den WIB-Wert- und Verhaltens-Profilen besteht.

C – Kritiken im Detail betreffen die Anzahl der Kategorien (zu viele), das Gefüge von Regeln und Ausnahmen (zu komplex) sowie die sich an der Kategorie C (apathischer, stiller Rückzug, bewegungslose Versteinerung) entzündende Frage der Gültigkeit der Engagementtheorie in der Arbeit mit Menschen mit Demenz. Die Kategorien und Regeln müssten reduziert und vereinfacht werden. Bezüglich „C" steht eine Grundsatzdebatte über die Balance von Anregen zur Aktivität und Zulassen von Passivität an. Im Kontext der Methode geht es im Zusammenhang von Degenerationen eher um die Frage einer zulassenden, aber aufmerksamen Kontakt-, Beziehungs- und „Fassungs"arbeit. Die Diskussion um „C" berührt grundlegende Fragen bezüglich Wohlergehen in unterschiedlichen Stadien und Erscheinungsweisen von Demenz unter Einschluss der Themen „Depression in der Demenz" sowie Rückzug und Reminiszenz(„ stummes Leben in inneren Welten").

D – Viele auch skeptische Fragen betreffen die Umsetzbarkeit in Einrichtungen: Nicht nur sei das Verfahren zeit- und bearbeitungsaufwändig; die kommunikativen Defizite vieler Mitarbeiter und Teams mache es sehr schwierig, Feedback „auf gleicher Augenhöhe" zu geben und zu empfangen. Das Verfahren unterstütze zudem eine Pflege- und Betreuungskultur, die dem verrichtungsorientierten Pflegebegriff und einem zunehmend bürokratisierten Qualitätsbegriff nicht entsprächen. Dagegen: Jedes Qualitätsverfahren kostet Zeit und Geld. Kommunikative Schwierigkeiten sind ein Anlass, an ihnen zuarbeiten. Einen bürokratisch-technischen Pflegebegriff muss man als unvermeidliches Übel hinnehmen; dies ist kein Grund, ihn willig zu bedienen und das eigene QS-System danach auszurichten.

E – DCM ist weniger ein „Messinstrument" von Qualität am Faktor „Wohlergehen" (diese Proposition ergibt wahrscheinlich wenig Sinn), sondern eine begründete, nachvollziehbare und hoch vorstrukturierte Einschätzung des Lebens von Menschen mit Demenz durch eine/n kompetente/n, geschulte/n Kollegen. Diese Einschätzung ist Grundlage einer Selbstbewertung der Arbeit durch das Pflege- und Betreuungsteam mit anschliessender Handlungsplanung. In diesem Sinne ist DCM ein der Supervision vergleichbares Instrument der Teamentwicklung.

Gelegentlich wird erörtert, DCM in abgewandelter Form für Qualitätsprüfungen zu verwenden. Ein solcher Gebrauch würde den selbstbestimmten Entwicklungsgedanken gefährden: der „fremde Blick" könnte u.U. zum „Raubtierblick" werden bzw. derart empfunden werden. Die intime Natur der Daten

Abschließende Bemerkung

DCM kann nur ein Beitrag zur Entwicklung von Prozessqualität in der Pflege darstellen. Das Verfahren will dazu anregen, konkrete und auf das Individuum bezogene Fallarbeit durchzuführen und Wege zu beschreiten, die die Lebensqualität bzw. das Wohlbefinden konkret erhöhen. Je weiter sich die Daten vom Team entfernen und abstrahiert werden, desto mehr verlieren sie an Aussagekraft. In der Regel gehören die Daten den Pflegenden, die sie benutzen sollen, um ihre Prozesse im Sinne der Klienten zu optimieren.

Das Verfahren macht das Leben und Arbeiten in der stationären Pflege durchsichtig; daher handelt es sich um ein „mächtiges" Instrument, da z.B. die schonende Maske der Dokumentation oder der Pflegeplanung nicht greift. Versuche, besser zu sein, als man ist, enden in der Regel in einem noch schlimmeren Zustandsbild. Daher nehmen ethische Überlegungen in der Ausbildung der Mapper einen breiten Raum ein. Wenn die Mapper sich nicht um die Pflegenden kümmern, dann kümmern sich die Pflegenden auch nicht um die Daten der Mapper.

Kitwood glaubte an den Weg der kleinen, aber kontinuierlich erfolgenden Verbesserung. Es ist notwendig, in den Kleinigkeiten des Alltags konkrete Verbesserungen zu finden. Allerdings zeigt das Verfahren auch die Grenzen der Pflegenden auf und macht kenntlich, wie z.B. die Prozessqualität bei einer sehr schmalen Personaldecke abfällt, wie ungünstige Milieubedingungen sich auf die BewohnerInnen auswirken, wie starre Abläufe in der Pflege Detraktionen begünstigen. Im Unterschied zu den meisten qualitätssichernden Verfahren nimmt der Qualitätsbegriff Maß an den tatsächlichen, ermittelten und nachvollziehbaren Bedürfnissen einer bestimmten Gruppe von Menschen. Also gibt es denjenigen eine Stimme, die sich selbst zur Pflege nur eingeschränkt oder mit Mühen äußern können. Folglich ist das Verfahren selbstreferentiell bzw. stellt es sich selbst den Anforderungen, die es an die Qualität der Pflege stellt.

Literatur

G.E.M.Anscombe (1981) Metaphysics and The Philosophy of Mind Insb. „The Intentionality of Sensation", „The First Person", „The Subjectivity of Sensation".

J.Becker. Die Wegwerfwindel auf der Wäscheleine; Gell, heut geht`s wieder auf die Rennbahn.

J.Bolton et al(2000). Stepping back to move forward with DCM. In: The Journal of Dementia Care July/August(2000) 26-28

M.Foucault (1973). Wahnsinn und Gesellschaft

R.D. Hirsch (Hrsg) (1994). Psychotherapie bei Demenzen

T.Kitwood (1992). Towards a Theory of Dementia Care: Personhood and Well Being, in: Ageing and Society(1992) 12 269-287

Dementia Reconsidered: The Person Comes First

J.Lear (1988). Aristotle: The Desire to Understand

M.P.Lawton et al (2000). Emotion in People with dementia :A Way of Comprehending Their Preferences and Aversions. In: Interventions in Dementia Care

I.Parker et al. (1995). Deconstructing Psychopathology

T.Perrin (1997). The Positive Response Schedule for Severe Dementia. In: Aging and Mental Health 1(1997)2 184-191

P.Retz-Junginger et al. (2000). Über die Bedeutung von Persönlichkeitsmerkmalen bei der Alzheimer-Demenz, in: ZGerontolGeriat 33(2000) 52-58

R.Rorty (1992). Kontingenz, Ironie und Solidarität

S.R.Sabat et al (1999). Intact social, cognitive ability, and selfhood. A case study of Alzheimer`s disease. In: American Journal of Alzheimer`s Disease Jan/Febr(1999) 11-19

S.R.Sabar & R.Harre (1992). The Construction and Deconstruction of Self in Alzheimer`s Disease, in: Ageing and Society (1992)12 443-461

L.Wittgenstein (1958). Philosophische Untersuchungen.

Copingstrategien bei Personen mit Demenz

W. Stuhlmann

Einleitung

Selbstvertrauen, Selbstidentität,ein konstantes Selbstbild in der eigenen Biographie und Lebensplanung, sich als zugehörig erleben in einem festen Rahmen und sich sicher fühlen sind Grundvoraussetzungen für seelische Gesundheit.

Die Vorstellung, den eigenen Verfall der geistigen Kräfte, den zunehmenden Verlust von Vergangenheit und Zukunft bewusst mitzuerleben, löst Angst aus.

Eine größere seelische Belastung und ein größerer seelischer Stress sind kaum vorstellbar. Sie setzten Reaktionen in Gang, um das innere und äußere Gleichgewicht zu bewahren und um das Selbstwertgefühl zu erhalten.

Der Organismus wird bei Gefahr in Alarmbereitschaft versetzt und löst Gefühle, Gedanken und Handlungen aus, um mit der Belastung umzugehen, die Bedrohungen abzumindern und die innere Anspannung abzubauen.

Im Verlauf seiner Lebensgeschichte hat jeder Mensch Erfahrungen erworben, mit Stress und Belastungen auf eine Weise umzugehen, die ihm ein Überleben ermöglicht haben.

Es stellt sich die Frage, wie sich die erworbenen Bewältigungsstrategien in der Konfrontation mit einer sich langsam entwickelnden Demenzerkrankung auswirken.

Einige Veränderungen des Erlebens und Verhaltens einer Person, die als Krankheits-Symptome wahrgenommen werden, sind Versuche der Bewältigung einer letztlich nicht zu bewältigenden Krankheit.

Verhängnisvoll für den Demenzprozess ist, dass durch die physiologischen Stressreaktionen nach längerer Dauer auch das neuronale Netzwerk geschädigt werden kann. Durch die Einwirkung der Stresshormone können z.b. auch Nervenzellverbindungen zerstört werden.

Eine Zielsetzung im Umgang, der Betreuung und der Versorgung von Personen mit Demenz ist daher die Schaffung einer Umgebung und das Erlernen von Umgangsweisen, die als möglichst wenig stresserzeugend und stressverstärkend wirken.

Definition von Bewältigungsstrategien

Bewältigungs-Strategien sollten nicht wertend, im Sinne von erfolgreicher Lösung eines Problems definiert werden, sondern alle Formen des Umgang mit Belastungen und der sich daraus ergebenden Anspannung umfassen.

Als Coping-Strategien bezeichnet man den Umgang einer Person mit belastenden Situationen. Die Strategien umfassen die subjektive Wahrnehmung der Situation (z.b. als bedrohlich) und die Interpretation (z.b. Einschätzung von Handlungsmöglichkeiten) in einer Situation.

Zur Bewältigung der Anforderung werden alle Ebenen des Erlebens und Verhaltens (physiologisch-biologische, kognitiv-gedankliche, emotionale und Handlungsebene) aktiviert und in den Prozess einbezogen.

Ziel der Bewältigungs-Strategien ist es, einen inneren und äußeren Gleichgewichtszustand aufrechtzuerhalten, in welchem Spannungen abgebaut und/oder Bedrohungen abgewendet oder toleriert werden können.

Bewältigung ist der Versuch, die objektiven Anforderungen in subjektive Realität umzuformen.

Auf welchen Ebenen die Person (gleichzeitig) aktiv wird, hängt von dem verfügbaren (z.B. Bewältigungserfahrungen) und dem aktivierbaren (z.B. aktuelle Kompetenz) Bewältigungsrepertoire ab.

Beispiele für Coping Strategien auf verschiedenen Ebenen des Erlebens und Verhaltens bei Demenzkranken sind in folgender Übersicht zusammengestellt:

▶ **Physiologische Ebene:**	Vegetative Anspannung, Unruhe, Verkrampfung der Bewegungen
▶ **Emotionale Ebene:**	Angst, Depression, Ärger, Wut, Enttäuschung, Scham, Gefühl der Bedrohung, Aggression, Resignation aber auch Dankbarkeit und (Ur)vertrauen
▶ **Kognitive Ebene:**	Verleugnung, Verdrängung, wahnhafte Umdeutung und Interpretation, Ablenkung, Akzeptieren und Zufriedenheit
▶ **Handlungs Ebene:**	Vermeiden, Rückzug, Abwehren, Suchen, Hinlaufen, Konfrontation, Kämpfen, zwanghaftes Handeln, Neigung zu Wiederholungen

Das individuelle vegetative Reaktionsmuster der Stressbewältigung bleibt relativ konstant und ist auch im Verlauf der Demenzerkrankung erkennbar.

Copingstrategien in der Frühphase der Demenz

Bereits in der Zeitspanne vor dem Erkennen der Demenzerkrankung, d.h. im Allgemeinen bevor die klinische Diagnose gestellt werden kann, zeigen sich Hinweise auf diese Strategien, die dann im Verlauf der Erkrankung deutlicher zum Vorschein kommen. Bereits in dieser Vorphase der Demenz kann das „Nichtkönnen" Teil einer (unbewußten) Vermeidungsstrategie sein und dem Rückzug aus Belastungssituationen oder Konflikten dienen.

Situatives Nichtwahrnehmen oder Nichtdenken können sich als ein unbewusster Bewältigungsstil (als Muster) in langjährigen Beziehungen entwickeln, in denen sich eine Person in der Abhängigkeitsrolle befand und sich an diese gewöhnt hat.

Die folgende Übersicht gibt Hinweise auf Risiken, die bereits zu einem frühen Zeitpunkt eine Bewältigungs-Strategie erkennen lassen, die den Verlauf der späteren Demenz beeinflussen kann. Oft werden diese auf Strategien nicht mit einer beginnenden Demenzerkrankung in Verbindung gebracht.

Einige Frühsymptome im Krankheitsverlauf weisen auf Bewältigungs-Muster hin, die für die weitere Krankheitsentwicklung von Bedeutung sind.

▶ **Rückzug von Alltagsaktivitäten, Aufgabe von Interessen und Hobbies, Rückzug aus Beziehungen und Kontakten**
▶ **Reduzierung (Einsparung) von Lebensenergie, rasche Erschöpfbarkeit**
▶ **Rigidität in Einstellungen (z. B. eingeengte Flexibilität im Denken, verminderte Umstellungsfähigkeit)**
▶ **mangelnde Verwertung von Rückmeldung (Feed-back)**
▶ **Depression**
▶ **Vermeidungsverhalten**
▶ **Delegation von Verantwortung (Anhängigkeit in Beziehungen)**
▶ **Vernachlässigung von Pflichten, Aussehen, Körperpflege u.a.**
▶ **Wahnhafte Umdeutung oder Projektion (s.u.)**

Bewältigungs-Strategien als Abwehrmechanismen

Es gibt verschiedene psychologische Ansätze, die Bewältigungs-Strategien von Personen zu beschreiben oder zu erklären. Jeder dieser Ansätze beschreibt Reaktionsebenen, die sich ergänzen und eine ganzheitliche Sichtweise von Erlebens- und Verhaltensmöglichkeiten bei Belastungen erleichtern.

Die Psychoanalyse beschreibt die Bedeutung von Abwehrmechanismen, die dazu dienen, den Selbstwert einer Person zu regulieren und zu stabilisieren.

Die Abwehrmechanismen stehen im Dienste der Ich-Funktionen und vermitteln zwischen verschiedenen seelischen Strebungen mit dem

Ziel, das Selbstwertgefühl bei realen oder befürchteten Kränkungen, Bedrohungen oder Versagenserlebnissen zu stützen sowie die Angst zu mindern oder abzubauen.

Beispiele für die Auswirkung der klassischen Abwehrmechanismen bei Personen mit Demenz

Verleugnung:	Nichtwahrhaben wollen: unterstützt wahnhaftes Umdeuten der Realität, Kompetenz wird im Bewusstsein erhalten durch Verleugnung von Defiziten und im Zeitgitter transformiertem Bewusstsein von Kompetenzen und Pflichten (z.b. zur Arbeit gehen wollen)
Verdrängung:	Eine Form des Vergessens: schwächt die Gedächtnisfunktionen
Projektion:	Verschiebung auf Andere: verlegt Verantwortung nach außen, Schuldzuweisungen
Regression:	Einengung, Rückzug, Verweigerung, Appell, Hilflosigkeit, Wunsch nach Zuwendung

Andere Abwehrmechanismen können z.b. Verharmlosung oder aggressiv getönte Zurückweisung sein.

Eine andere, aus der Verhaltenspsychologie stammende Reaktion, ist das **Vermeidungsverhalten** im Zusammenhang mit erwarteten oder konkreten belastenden Situationen.

Dies kann durchaus sinnvoll sein und zur Sicherheit und zum Schutz beitragen, vor allem dann, wenn die zur Verfügung stehen Ressourcen realistisch und ohne zu starke Ängste beurteilt werden können. Diese Sichtweise ist im Rahmen der Demenz eingeschränkt.

So werden einerseits Situationen vermieden in denen Scham und Versagen befürchtet werden, andererseits aber Situationen nicht vermieden in denen reale Gefahren bestehen, die aber verkannt werden.

Ein bekanntes Beispiel ist das Problem mit der Fahreignung beim Autofahren. In diesem Fall wiegt die Verleugnung stärker als die Angst vor dem Versagen oder Schaden zu nehmen bzw. zu verursachen. Bewältigung durch Vermeidung ist bei Demenz eine im Krankheitsverlauf früh erkennbare und häufige Strategie mit hohem Vorhersagewert für die weitere Demenzentwicklung. Die folgende Übersicht zeigt die Vor- und Nachteile einer Vermeidungshaltung im Rahmen einer Bewältigungsstrategie.

Vorteile der Vermeidungsstrategie
- ▶ Selbstwertschutz durch Vermeiden von Peinlichkeit, Scham, Bloßstellung,
- ▶ Reduzierung von Versagensängsten
- ▶ Schutz vor Gefahren und Überforderung
- ▶ Sparen von Kräften
- ▶ Zuwendung durch Hilflosigkeit bekommen
- ▶ Bewahrung von Haltung (Fassade)

Nachteile der Vermeidungsstrategie
- ▶ Keine Annäherung an Problemlösung
- ▶ Mangel an Erfolgserlebnissen
- ▶ Keine Angstminderung vor nächster Situation
- ▶ Verzerrte Bewertung von Problemen
- ▶ Gefahr der Unterforderung
- ▶ Teufelskreis der Kompetenzminderung, Hilflosigkeit und Regression
- ▶ Verlust von Kontrolle
- ▶ Schwächung des neuronalen Netzwerkes durch mangelnde Aktivierung

---

Wahnhafte Bewältigungsstrategien

Im Verlauf der Demenzerkrankung, oft schon im Anfangsstadium, können wahnhafte Strategien eingesetzt werden, die dazu dienen die Realität im Sinne der in der aktuellen Situation erlebten Gefühle umzudefinieren.

Dies kann im Falle eines Bedrohungserlebens mit starken Affekten von Angst und Abwehr einhergehen.

Die folgende Übersicht zeigt eine Systematik dieser Symptome, die dem psychotischen Syndrom zugeordnet werden können. Diese Zuordnung erleichtert das systematische Erfassen dieser Symptome die untereinander in einer Beziehung stehen können und geben Hinweise für eine gezielte Therapie.

Verstärkt werden können wahnhafte Reaktionsweisen durch Veränderungen der Informationsaufnahme wie z.b. durch sensorische Defizite wie Schwerhörigkeit, oder Sehbehinderung.

Wahnhaftes Erleben als Bewältigungs-Strategie bei Demenz

1. **Einzelne Wahnideen**
   ▸▸ Typisch ist der einfache Bestehlungswahn:
   ▸▸ Projektion eines Defizits auf andere Person
2. **Einfaches Wahnsystem**
   ▸▸ Projektion von Bedrohung nach außen (Versuch einer, wenn auch wahnhaften, Erklärung)
   ▸▸ Bedürfnis nach Schutz und Sicherheit sowie Mangel an Vertrauen
3. **Identifikationsstörungen**
   ▸▸ Inkonstanz innerer Bilder (Gesichter u.a.)
   ▸▸ Austausch von Objekten (Personen, Orte, Gegenstände) in einer Zeitreise (Bezug zu: Eltern, Wohnung, Beruf u.a.)
   ▸▸ Verkennung von Personen (Wahrnehmungen) als Funktion des Vergessens mit Umdeutung in der aktuellen Situation
   ▸▸ Umdeuten oder nicht-erkennen des eigenen Spiegelbildes
   ▸▸ Personen im Fernsehen werden als anwesend erlebt
   ▸▸ Gewissheit über Anwesenheit von Personen in der Wohnung
   ▸▸ Angst verlassen worden zu sein
   ▸▸ Nach Hause wollen

Bei den wahnhaften Strategien wird auch die Nähe zu den Abwehrmechanismen der Verleugnung und Projektion deutlich, die in der Lebensgeschichte als Wesensmerkmale (Charakterzüge) möglicherweise diese Art der Bewältigung gebahnt haben. Das Eingeständnis eigener Unzulänglichkeit und der Umgang mit Defiziten und
Versagenserlebnissen und Versagensängsten sind hier möglicherweise prägend.

Die Erhaltung des Bildes von sich als kompetent steht im Vordergrund.

Biographie und Coping

In der Lebensgeschichte finden sich viele Hinweise auf die erlernten
Verhaltenweisen und Erlebensweisen, mit denen ein Individuum bisher Belastungen bewältigt hat. Ausschlaggebend sind frühe Bin-
dungserfahrungen, die den Umgang mit Abhängigkeit, Trennungen
und Bedrohung prägten.

Eine gute Möglichkeit konstruktive und Ich-stützende Bewältigungsmechanismen zu fördern ist die biographische Arbeit. Die (noch) er-
zählbare Lebensgeschichte ist der Schlüssel zum Verständnis der
Gegenwart. Etwas erinnern heißt ständiges Umarbeiten der Vergangenheit gemäß dem gegenwärtigen Kontext und den aktuellen Hand-
lungsbedingungen.

Der „rote Faden" der Lebensgeschichte ist an vielen Stellen unterbrochen, einige Abschnitte sind verloren gegangen, andere sind blockiert
und nicht mehr zugänglich und wiederum andere sind in den Vordergrund getreten und dominieren den aktuellen Gefühlszustand.

Wenn es gelingt, den „roten Faden" wieder aufzunehmen und in Teilen wieder zu verbinden kann die an Demenz erkrankte Person sich
wieder als identisch, zugehörig und im Kontext der Biographie als
kompetent erleben.

Die verbindenden Knoten des Fadens sind die Emotionen, die stets in
der Gegenwart erlebt werden, die subjektiv immer richtig sind und
zum großen Teil die Bewältigungsmechanismen mit steuern.

Literatur

Bauer, J. u.a. (1998). Lebenslaufuntersuchungen bei Alzheimer-Patienten. In: Kruse, A. (Hrsg.) Psychosoziale Gerontologie, Band 2, Jahrbuch der med. Psychologie, Band 16, Hogrefe-Verlag, Göttingen

Gunzelmann, T. u.a. (1999). Formen der Krankheitsbewältigung bei älteren Menschen, Z. Gerontol. Geriat. 32:238-245

Heim, E. (1988), Krankheitsbewältigung. In: Buddeberg, C. und Willi, J., Psychosoziale Medizin, Springer Verlag, Berlin-Heidelberg

Muthny, F.A. (1994). Forschung zur Krankheitsverarbeitung und psychosomatische Anwendungsmöglichkeiten, Deutsches Ärzteblatt 91:A-3090-3107

Retz-Junginger, P. u.a. (1999). Über die Bedeutung von Persönlichkeitsmerkmalen bei der Alzheimer-Demenz. Z. Gerontol. Geriat. 33:52-58

Stuhlmann, W. (2000). Psychotherapie im Alter. Möller, H.J. (Hrsg.) Lehrbuch der psychiatrischen Therapie, Thieme Verlag, S 1222-1232.

Stuhlmann, W. (2000). Psychopharmakotherapie bei Störungen der Impulskontrolle im Demenzverlauf. In: Hirsch, R.D., Bruder, J. und Radebold, H. (Hrsg.), Aggression im Alter, Bonner Schriftenreihe „Gewalt im Alter", Band 7, Bonn, S. 233 – S. 257.

6 Pflegende bei Menschen mit einer Demenz

Das bundesweite Alzheimer-Telefon: Angebot für Betroffene, Angehörige, ehrenamtlich und beruflich Engagierte

S. Jansen

Mit der offiziellen Einweihung des Alzheimer-Telefons, Rufnummer 0180 3 17 10 17 (Kosten 0,09 €/Minute), ist ein lang gehegter Wunsch der Deutschen Alzheimer Gesellschaft in Erfüllung gegangen. Am 8. Januar 2002 wurde das Alzheimer-Telefon im Rahmen einer Pressekonferenz in der Geschäftsstelle der Deutschen Alzheimer Gesellschaft durch die damalige Ministerin für Familie, Senioren, Frauen und Jugend, Dr. Christine Bergmann eingeweiht. Das Bundesministerium für Familie, Senioren, Frauen und Jugend (BMFSFJ) hat auch die Finanzierung für drei Jahre im Rahmen eines Leistungsvertrages sichergestellt.

Warum ein bundesweites Alzheimer-Telefon?

Für ein zentrales bundesweites Alzheimer-Telefon sprechen mehrere Gründe:

- Es gibt eine große Anzahl von Betroffenen, nämlich ca. eine Million Demenzkranke in der Bundesrepublik, wobei neben den Kranken selbst auch die Familien mitbetroffen sind.

- Viele betroffene Familien sind nicht genügend informiert über die Erkrankung und die mit ihr zusammenhängenden Aspekte, wie zum Beispiel Diagnostik, Therapiemöglichkeiten, Unterstützungsangebote, Finanzierungsmöglichkeiten usw.

- Das Telefon ist ein Kommunikationsmittel, das fast in jedem Haushalt zu finden ist und dessen Gebrauch einerseits vertraut ist und das andererseits auch Anonymität gewährleistet.

-   Eine zentrale Nummer deshalb, weil sie besser beworben und gemerkt werden kann.

Warum ist die Deutsche Alzheimer Gesellschaft Träger des Alzheimer-Telefons?

Die Deutsche Alzheimer Gesellschaft ist der Bundesverband der Alzheimer Gesellschaften, die auf örtlicher, regionaler bzw. Landesebene arbeiten und der Alzheimer-Selbsthilfegruppen. 1989 von betroffenen Angehörigen und Fachleuten gemeinsam gegründet, hat sie sich in den letzten Jahren zu einer Anlaufstelle für betroffene Familien, auch Kranke selbst, für im Arbeitsfeld Demenz Tätige unterschiedlicher Professionen, Medien, Politik und andere Interessierte entwickelt. Die Deutsche Alzheimer Gesellschaft verfügt über eine Vielzahl von Ratgeber-Broschüren sowohl allgemeiner Art wie zum Beispiel „Das Wichtigste über die Alzheimer-Krankheit" als auch spezieller Art wie zum Beispiel der „Leitfaden zur Pflegeversicherung" oder neu „Technische Hilfen für Demenzkranke". In einer Adress-Datenbank, die in den letzten Jahren kontinuierlich aufgebaut wurde und ständig weiterentwickelt wird, befinden sich eine Vielzahl von Adressen, an die Rat Suchende weiter verwiesen werden können. Diese Grundvoraussetzungen haben es einleuchtend gemacht, dass ein solches bundesweites Telefon sinnvollerweise bei der Deutschen Alzheimer Gesellschaft anzusiedeln war.

Rahmenbedingungen der Beratung

Zu möglichst umfassenden Zeiten sollen Rat Suchende eine qualifizierte Beratung erfahren. Unter der Rufnummer 0180 3 17 10 17 sind montags bis donnerstags von 9.00 bis 18.00 und freitags von 9.00 bis 15.00 jeweils zwei Leitungen geschaltet, an denen in der Regel Sozialarbeiterinnen Auskunft geben. Das Alzheimer-Telefon ist für Sprach- und Hörbehinderte auch über Fax und über das Internet unter der Adresse   www.alzheimer-telefon.de   bzw.   per   E-Mail   unter info@alzheimer-telefon.de zu erreichen. Seit wenigen Wochen wird auch eine Chat-Beratung angeboten, in der individuelle Beratungen in einem virtuellen Sprechzimmer angeboten werden.

Zwei volle Stellen, von denen eine auch für die Koordination des Projektes zuständig ist, und zusätzliche Honorarkräfte decken die Beratungszeiten ab. Alle im Projekt tätigen Kolleginnen arbeiten in Teilzeit, was sich in der Praxis auch als sehr sinnvoll herausgestellt hat. Insbesondere nach Veröffentlichungen in der Presse gibt es Zeiten, in denen das Telefon nicht ruhig steht und ein Beratungsgespräch nach dem anderen zu führen ist. Da es sich oft um anstrengende, lange, psychosoziale Beratungsgespräche handelt, ist ein Dienst über den ganzen Tag nicht denkbar.

Alle hauptamtlichen Beraterinnen haben Erfahrung in der Arbeit mit Demenzkranken, sei es, dass sie vorher in Wohnprojekten oder ambulanten Diensten beschäftigt waren, eine frühere Ausbildung als Krankenschwester absolviert haben bzw. als Angehörige betroffen sind. Alle im Telefondienst tätigen Kolleginnen haben zusätzlich eine interne Schulung erfahren, in der über die Probleme und Fragen der betroffenen Familien, die Strukturen des Hilfesystems und des Netzes der Alzheimer Gesellschaften und über die zur Verfügung stehenden Publikationen informiert wurde. Diese Schulungen werden kontinuierlich weitergeführt, so steht zum Beispiel demnächst ein Vortrag einer Ärztin über mögliche Therapien auf dem Programm. Auch finden für das gesamte Beraterteam regelmäßig Supervisionen statt.

Um eine qualifizierte Beratung unabhängig vom persönlichen Wissen der Beraterinnen zu ermöglichen, steht zur Zeit bereits eine Adress-Datenbank zur Verfügung, in der Adressen von Alzheimer Gesellschaften und -Selbsthilfegruppen, Beratungsstellen und Gedächtnissprechstunden gespeichert sind. Diese wird ständig ergänzt, bildet aber selbstverständlich nicht das gesamte vorhandene Spektrum von Beratungsstellen in Deutschland ab.

Des weiteren unterstützt eine Wissens-Datenbank die qualifizierte Beratung, in der zu allen relevanten Themen Informationen zur Verfügung stehen. Dieses Beratungstool wird ständig erweitert und ergänzt. Die Beraterinnen können bei anfallenden Fragen über das Inhaltsverzeichnis bzw. über eine Schlagwortsuche Informationen abrufen und erhalten Hinweise auf weiterführende Quellen. Diese Wissensdatenbank soll es auch Honorarkräften und Praktikanten, später eventuell auch ehrenamtlichen Beraterinnen ermöglichen, eine qualifizierte Beratung mit einem gleichbleibendem Standard anzubieten.

Zahlen 2002

Die Zahlen des ersten Jahres – im folgenden sind die Monate Januar bis Dezember 2002 ausgewertet – zeigen, dass der Bedarf für ein solches Telefon enorm ist. Insbesondere in den ersten Monaten, wo nach der Pressekonferenz viele Medien über das neue Angebot berichteten war der Ansturm enorm. Im Januar 2002 konnten laut Statistik der Telekom im Januar 2358 Anrufe, im Februar 3865 Anrufe registriert werden. Diese Anrufe konnten auf nur zwei Leitungen nicht alle angenommen werden. Im Januar 2002 wurden insgesamt 697 Anrufer „bedient", im Februar waren es 616. Spitzenzeiten sind sehr stark im Zusammenhang mit Fernsehbeiträgen zu beobachten. Nach der Sendung ARD-Buffet, in der ein Vorstandsmitglied der Deutschen Alzheimer Gesellschaft live im Studio zu Gast war und die Nummer parallel eingeblendet wurde, riefen zum Beispiel in zwei Tagen nach der Sendung 3005 Anrufer an, von denen „nur" 232 angenommen werden konnten. Am 21.02.02 entsprach dies einer Rate von 5,0%, am 22.02.02 einer Rate von 16,9%. Danach flachte die Anruferdichte langsam wieder ab. Insgesamt wurden 6.433 Beratungen per Statistikbogen erfasst.

Aber auch im Jahresverlauf zeigte sich, dass das Alzheimer-Telefon auch in Monaten, in denen keine herausragenden Werbeaktionen zu vermelden waren, stetigen Zuspruch fand.

Die Gespräche haben dabei eine sehr unterschiedliche Gesprächsdauer. Die Spannbreite geht von einer (Broschürenbestellung) bis zu siebzig (psychosoziales Beratungsgespräch) Minuten. Die durchschnittliche Gesprächsdauer belief sich im Durchschnitt zwischen 8,87 Minuten im Februar bis 14,60 Minuten pro Gespräch im Oktober.

Wer ruft an?

Immerhin 7% der AnruferInnen sind selbst Betroffene, die entweder in einem frühen Stadium diagnostiziert wurden bzw. von sich selbst vermuten, dass sie demenzkrank sein könnten. Die größte Gruppe der AnruferInnen, die übrigens zu 73% weiblich sind, sind die (Schwieger)kinder mit 30%, dann folgen mit 13% die Ehepartner, weitere Angehörige machen weitere 14% aus. Am Alzheimer-Telefon melden sich außerdem zu 19% Profis, d.h. jeder fünfte hat aus beruflichen Gründen Informations- und Beratungsbedarf.

Die AnruferInnen sind überwiegend weiblich, was angesichts der immer noch verbreiteten Rollenverteilung nicht verwundert. Immerhin 52% der AnruferInnen pflegen selbst.

Die Zugänge zum Alzheimer-Telefon sind sehr unterschiedlich. Die meisten AnruferInnen geben an, über andere Broschüren vom Alzheimer-Telefon erfahren zu haben (29%), fast ebenso viele (23%) haben über Zeitungen und Zeitschrift Kontakt aufgenommen, eine weitere große Gruppe (21%) über das Internet oder über Mitmenschen (19%). Über Radio und Fernsehen sind 2% zum Alzheimer-Telefon gekommen.

Wie stellt sich die Situation der Erkrankten dar?

Bei den Erkrankten selbst konnte man feststellen, dass es sich doch zu einem großen Teil um Menschen in einem Lebensalter über 75 handelt. Erstaunlich viele leben noch allein zu Hause (47%), ein weiterer großer Teil (43%) bei Verwandten. Nur 8% der Erkrankten leben im Heim. Anscheinend ist bei den Angehörigen der im Heim lebenden Kranken der Beratungs- und Hilfebedarf nicht mehr so hoch bzw. die Situation nicht (mehr) so belastend, dass Hilfebedarf vorhanden ist.

Auch die Erkrankten sind überwiegend (mit 61%) weiblich, was die Tatsache widerspiegelt, das Frauen auch wegen ihrer statistisch höheren Lebenserwartung häufiger betroffen sind.

Mit welchen Themen nehmen die Anrufer Kontakt zu uns auf?

Grundsätzlich kann man sagen, dass die Inhalte der Gespräche zum Teil beeinflusst sind von den Inhalten der Sendung, durch die die Anrufer von unserem Alzheimer-Telefon erfahren haben. So kamen zum Beispiel nach der Sendung ARD-Buffet vermehrt Fragen zur Pflegeversicherung, weil diese Thematik in der Sendung angesprochen wurde.

Am häufigsten waren Fragen zur Diagnostik, d.h. viele Personen, die bei sich selbst oder im Familienkreis beunruhigende Symptome beobachtet hatten, fragten uns nach den Symptomen und dem Verlauf einer Demenzerkrankung bzw. wollten wissen, an wen sie sich zwecks Untersuchung wenden können. Der Wunsch nach Beratung zur Alltagsbewältigung (Umgang mit Betreuungs- und Pflegeproblemen) war der zweithäufigste Grund, das Alzheimer-Telefon in Anspruch zu nehmen, danach folgten die Suche nach einem Ansprechpartner oder einer Angehörigengruppe vor Ort und Fragen zur Pflegeversicherung. Weitere Themen waren Behandlungsmöglichkeiten, die Suche nach einem Heim, sonstige rechtliche Fragen und anderes.

Die Beraterinnen bemerkten, dass es häufig einfacher für Angehörige ist, Kontakt aufzunehmen, wenn ein konkreter Anlass oder eine konkrete Fragestellung abzufragen ist. Während des Gesprächs ergeben sich dann häufig weitere Aspekte und Probleme, die zu besprechen sind. Vielfach findet sich in der Zeitung ein Hinweis auf Broschürenbestellung und daraus ergibt sich dann ein Beratungsgespräch. Grundsätzlich kann man sagen, dass ein Thema im Vordergrund der Kontaktaufnahme steht, dass aber eine umfassende Beratung häufig auch mehrere Themenbereiche umfasst.

Was passiert nach dem Anruf?

Ergänzend zu den mündlichen Informationen während des Gesprächs werden in ca. 30% der Anrufe anschließend ergänzend Informationsmaterialien verschickt, entweder allgemeiner Natur bei Menschen, die erst anfangen, sich mit der Alzheimer-Krankheit zu beschäftigen („Das Wichtigste über die Alzheimer-Krankheit") oder spezifischer Natur („Leitfaden Pflegeversicherung", „Ratgeber in rechtlichen und finanziellen Fragen", Infoblatt „Das Wichtigste über die medikamentöse Therapie",...) bei Personen, die schon länger pflegen. Ebenfalls recht hoch mit ca. 21% ist der Anteil derer, die an eine regionale Alzheimer Gesellschaft oder Angehörigengruppe weitervermittelt werden, so dass man folgern kann, dass das Alzheimer-Telefon zu vermehrten Kontakten vor Ort führen wird. In Einzelfällen erfolgt eine erneute telefonische oder schriftliche persönliche Kontaktaufnahme von unserer Seite, weil spezielle Fragen zunächst recherchiert werden müssen.

Einige Stimmen

Unser subjektiver Eindruck ist, dass die Art der Anrufe im Vergleich zu denen, die die Alzheimer Gesellschaft als Anlaufstelle sowieso hat, anders ist. Die betroffenen Angehörigen zum Beispiel, die in der Regel vorher von der Institution Alzheimer Gesellschaft nichts wußten und nun über ein Medium (Tageszeitung, Fernsehen) von der Möglichkeit des für sie anonymen Alzheimer-Telefons erfahren haben, sind oft sehr emotional am Telefon. Verzweiflung, Ärger, Einsamkeit brechen sich oft Bahn, auch wenn anfänglich „nur" eine Broschüre angefordert werden sollte.

So hatte ich selbst zum Beispiel eine Anruferin, die folgendes sagte: „Gott sei Dank, dass ich bei Ihnen durchkomme. Ich pflege seit drei Jahren meine Mutter und komme fast gar nicht mehr aus dem Haus...."

Oder eine Dame, die eigentlich nur eine Broschüre anfordern wollte auf die Frage, ob sie selbst im Verwandtenkreis von der Krankheit betroffen sei, weinend: „Ja, mein Mann hat vor wenigen Tagen die Diagnose bekommen und wir wissen nicht, wie es jetzt weiter gehen soll......"

Manche Anrufer sind auch schon sehr informiert. Auf Nachfragen erfährt man, dass sie bereits eine umfangreiche Literatursammlung haben und im Prinzip auch wissen, wie sie am besten mit den Kranken umgehen. In diesen Gesprächen geht es häufig darum, den pflegenden Angehörigen zu bestätigen, dass sie eine gute Betreuung und Pflege leisten, und ihnen die fehlende Anerkennung zu geben.

Probleme

Problematisch sind für uns insbesondere zwei Aspekte:

1   Nach erfolgter Nennung des Alzheimer-Telefons in der Presse, insbesondere Fernsehen, sind die Anrufe auf zwei Leitungen nicht zu bewältigen. Hier müssen wir uns längerfristig überlegen, ob und wie wir es technisch und personell schaffen, kurzfristig die Kapazitäten zu steigern, um der Anfrage gerecht zu werden. Zur

Zeit liegen uns aber noch keine Erkenntnisse darüber vor, ob die Anrufer es erneut versuchen oder die Kontaktaufnahme aufgeben.

2   Leider gibt es noch viele Regionen, insbesondere im ländlichen Gebiet, wo wir über keine Adressen verfügen, an die wir weiter verweisen können. Wir bieten zwar gern an, dass die betroffenen Menschen uns wieder anrufen können. Grundsätzlich wäre es aber wünschenswert, dass den Anrufern ein Ansprechpartner vor Ort genannt werden kann, mit dem – falls gewünscht – auch eine persönliche Kontaktaufnahme möglich ist. Zum einen liegt dies Defizit darin begründet, dass wir nicht die Kapazität haben, Anlaufstellen unterschiedlichster Art systematisch abzufragen. Wir hoffen, dass die vom BMFSFJ geplante Strukturerhebung uns hier weiterhilft. Zum anderen liegt das Defizit darin begründet, dass nicht alle Versorgungsstrukturen überall vorhanden sind. Es gibt nicht überall Selbsthilfegruppen, Beratungsstellen, Tagespflegeeinrichtungen und Betreuungsgruppen, um nur einige Beispiele zu nennen. Hier sind alle im Problemfeld Demenz Tätigen, insbesondere aber die politischen Entscheidungsträger auf allen Ebenen (Bund, Länder, Kommunen) aufgerufen, den Aufbau umfassender Versorgungsstrukturen zu fördern.

Evaluation

Die Arbeit des Alzheimer-Telefons wird kontinuierlich ausgewertet. Auf Statistikbögen werden die Anrufer mit Angaben zur Person, der Art der Kontaktaufnahme, mit ihren Anliegen und gegebenenfalls der Situation des Pflegebedürftigen erfasst. Allerdings fragen wir nicht systematisch alle Angaben ab. Nachfragen nach der Adresse würde zum Beispiel in Widerspruch zur Anonymität stehen, die wir anbieten. Trotzdem wird uns die kontinuierliche Auswertung wertvolle Hinweise liefern, welches die Hauptprobleme der von der Krankheit betroffenen Menschen und ihrer Angehörigen sind. Diese Erkenntnisse sind auch für die Politik von Bedeutung, die gezielter mit entsprechenden Maßnahmen tätig werden kann bzw. tätig werden sollte.

Außerdem wollen wir sicher gehen, dass wir mit dem Alzheimer-Telefon den Bedürfnissen der betroffenen Familien gerecht werden. Schon in den vergangenen Jahren haben wir jährlich stichprobenartig mit Fragebögen, die wir nach dem Zufallsprinzip an die Bezieher unserer Informationsmaterialien verschickt haben, eine Evaluation über die Zufriedenheit mit unserem Broschürenversand durchgeführt. Abgefragt wurden dabei zum Beispiel die Verständlichkeit unserer Broschüren, das Preis-Leistungsverhältnis, die Zufriedenheit mit dem Versand. Diese Evaluation wurde in diesem Jahr um Fragen zum Service des Alzheimer-Telefons erweitert und hat – bei einer allerdings noch sehr kleinen Stichprobe – eine hohe Zufriedenheit ergeben. Der überwiegende Teil der AnruferInnen war zufrieden, empfand das Gespräch als hilfreich und die Beraterin als kompetent und freundlich. Auch hatten die meisten das Gefühl, dass sich die Beraterin genügend Zeit genommen hat.

Neben der Zufriedenheit mit der Beratung wurde auch die Zufriedenheit mit den Zeiten abgefragt. Auch diese wurde allgemein als ausreichend bewertet.

Fazit

Die Zahlen des ersten Jahres zeigen uns, dass wir mit unserem Angebot Alzheimer-Telefon auf jeden Fall dem Bedarf entsprechen. Nach wie vor sind viele Menschen allein mit dieser Krankheit und der Pflege und Betreuung von Angehörigen. Es hat sich auch gezeigt, dass es wichtig ist, gut geschulte Kräfte in der Telefonberatung einzusetzen. Das Spektrum der Fragen zum Beispiel über das Wie und Wo der Diagnostik, die Bewältigung von schwierigen Alltagssituationen und die Auskunft von speziellen Fragen im Sozialversicherungsrecht, insbesondere des SGB XI, braucht ein umfassendes Wissen zu allen Aspekten der Demenzerkrankung. Hinzu kommt, dass in den doch häufig ausführlichen psychosozialen Gesprächen Beratungskompetenz unbedingt erforderlich ist.

Als gutes ergänzendes Angebot hat sich unsere telefonische Rechtsberatung erwiesen, die wir alle zwei Wochen für zwei Stunden durch eine Rechtsanwältin anbieten (Finanzierung im Rahmen der Selbsthilfeförderung durch den AOK-Bundesverband). Diese wird mit fast hundertprozentiger Auslastung in Anspruch genommen. Man könnte mittelfristig überlegen, ob man zu bestimmten Stunden auch einen Arzt/eine Ärztin als direkten Ansprechpartner zu medizinischen Fragen in die Telefonberatung integriert.

Ganz wichtig für uns professionelle Beraterinnen am Alzheimer-Telefon ist die Ansiedlung des Alzheimer-Telefons bei der Deutschen Alzheimer Gesellschaft als Organisation der Betroffenen. Professionalität ist erforderlich, an manchen Stellen ist das Gespräch mit gleich Betroffenen aber wichtiger. Hier haben wir die Möglichkeit Gesprächspartner zu vermitteln. Professionalität zeigt sich – meiner Meinung – auch darin, seine Grenzen zu erkennen. Besonders deutlich wurde mir das an einem Gespräch mit einer Tochter, deren alzheimerkranker Mutter eine Magensonde gelegt werden sollte. Ich konnte ihr bei dieser schwierigen Entscheidung nicht helfen. Ich konnte ihr aber das Gespräch mit einer Angehörigen vermitteln, die auch diesen schwierigen Entscheidungsprozess mit ihrer Mutter durchlebt hat. Auch die hinzugezogene Angehörige konnte ihr letztendlich die Entscheidung nicht abnehmen, aber sie konnte ihr einen Weg aufzeigen, wie sie auf ihre Weise zu einer Entscheidung kommen und damit leben kann.

Zusammenfassend kann man sagen, dass wir mit dem ersten Jahr des Alzheimer-Telefons sehr zufrieden sind. In den nächsten Monaten wird es darum gehen, die Öffentlichkeitsarbeit zu verstetigen und die Wissens- und Adressdatenbank mit weiteren Informationen zu versehen, so dass wir die Qualität des Angebots ständig verbessern. Alle mit hilfreichen Angeboten für Demenzkranke und ihre Familien möchte ich ermuntern, diese bei uns bekannt zu machen, damit wir Anfragende über Angebote vor Ort informieren können.

Der Alzheimer-Patient und seine innere Welt – Durch Verstehen helfen

K. Müller-Christiansen

Versorgung und Betreuung von Alzheimer Patienten lassen viele Wünsche offen. Erinnert sei nur an die Problematik der Diagnose, an die unzureichende medizinische Versorgung, an die Unzulänglichkeiten in Pflegeheimen sowie an die physische und psychische Überforderung von pflegenden Angehörigen. Zu diesen Defiziten kommen noch viele andere. Und das, obwohl die Bundesregierung immer wieder versucht, mit gesetzlichen Neuregelungen und Initiativen die Versorgung von Demenzkranken zu verbessern.

Die Frage, wie menschenwürdige Pflege und Betreuung in einer Zeit großer finanzieller Engpässe und unklarer gesundheitspolitische Konzepte zu verwirklichen ist, kann derzeit nicht beantwortet werden. Es fehlt nicht nur an finanziellen Mitteln, sondern auch an konstruktiven Ideen und an Perspektive, auf die sich alle Institutionen verständigen könnten. In Zukunft wird es noch mehr auf Eigeninitiative und persönliches Engagement Betroffener bzw. pflegender Angehöriger ankommen. Allerdings darf ein verstärktes Bürgerengagement kein Freibrief sein für den Staat, sich seiner Verpflichtung für Demente zu entledigen.

Dem verständnis- und liebevollen Eingehen auf die Bedürfnisse des Dementen kommt in Zukunft eine größere Bedeutung zu. Es sind nämlich in erster Linie nicht die kognitiven Defizite, die im täglichen Umgang mit Dementen so frustrieren, sondern die unerklärbaren emotionalen Reaktionen. Wer jedoch die Betroffenen so akzeptiert, wie sie sind, ihnen ihre irreale Welt läßt und sie nicht ständige mit der Realität konfrontiert, wer vielmehr an ihre Gedankenwelt anknüpft, ihnen Geborgenheit vermittelt und ihre Ängste nimmt, kurz sie dort abholt wo sie gerade stehen, hat es leichter als der, der ihr Verhalten ständig hinterfragt.

Demente sind keineswegs ausschließlich Objekte medizinischer, pflegerischer oder psychosozialer Interventionen. Sie sind immer als Persönlichkeit ernst zu nehmen. Ihnen ist einfühlsam zu begegnen. Wird ihnen menschlich begegnet, verschwinden Ängste, Unruhe und Aggressionen. Dann können sie mehr Vertrauen und Selbstwertgefühl entwickeln, so dass es ihnen möglich ist, noch für längere Zeit ein selbständiges und selbstbestimmtes Leben zu führen. Für die pflegenden Angehörigen bedeutet das, die Realität der Betroffen anzunehmen, ihre aktuellen Gefühle und ihr Verhalten zu akzeptieren (1). So gesehen ist die Begleitung eines Alzheimer-Patienten immer mehr als Beratung von Angehörigen, mehr als Versorgung und Pflege von Kranken. Es ist trotz allem eine Begegnung von Mensch zu Mensch.

Im Hinblick auf Verbesserung der Lebenssituation von Dementen kommt der „Prävention vor Pflege" (2) eine zentrale Rolle zu. Mit Prävention werden ganz allgemein Vorkehrungen zur Verhinderung von Krankheit, Unfällen usw. bezeichnet. Im Zusammenhang mit Demenz bedeutet Prävention konkret den Eintritt von Pflegebedürftigkeit durch geeignete Maßnahmen zu verhindern, zu verzögern oder das Ausmaß des Pflegebedarfs zu begrenzen. Das Ziel muss sein, den Verlauf durch gezielte medikamentöse und verhaltenstherapeutische Maßnahmen zu verzögern, so dass die Kranken länger in ihrer vertrauten Umgebung verbleiben können, die Heimeinweisung kann dann um Monate hinausgeschoben werden. Praktisch bedeutet das einen Zugewinn an Lebensqualität. Für pflegende Angehörige ist das weniger Stress bei Versorgung, Pflege und Betreuung des Kranken.

Der erste Schritt zu einem menschlichen und weniger belastenden Umgang mit Dementen ist der Einstieg in ihre Gedanken- bzw. Gefühlswelt, d.h. das Akzeptieren ihres Anders-Sein. „Erkenntnisse über Veränderungen der Wahrnehmung, des Erlebens und der Reaktion von Demenzkranken sind notwenig, um die Betroffenen bei der Bewältigung krankheitsbedingter Probleme adäquat unterstützen zu können." (3) Und weiter heißt es im 4. Altenbericht der Bundesregierung: „Das Ergründen der inneren Welt eines kognitiv stark beeinträchtigten Menschen ist schwierig und stützt sich überwiegend auf langwierige Beobachtungen seines Verhaltens, Interpretation seiner Äußerungen und die experimentelle Verifizierung der möglichen Erklärungen/Hypothesen. Lediglich für die beginnende Demenz und ihre frühen Stadien gibt es fundierte Erkenntnisse. Mit zunehmendem Schweregrad der Erkrankung werden die Annahmen immer spekulativer. Sie sind aber für die Betreuenden eine wichtige Hilfe und Anregung zum kreativen Umgang mit Demenzkranken" (4). Im letzten Stadium wird das Verhalten der Alzheimer-Patienten für die nichtinformierte Umgebung immer unverständlich bleiben. Sie handeln und reagieren in der Welt ihrer inneren Vorstellung, d.h. in einer Welt, die sich von der Realität der Angehörigen oder der professionellen Pflegekräften grundlegend unterscheidet und die sich jeder rationalen Erklärungen entzieht. Das ist nicht nur Theorie.

Wer nämlich Demente über Monate aufmerksam beobachtet und auch auf ihre nonverbalen Signale achtet, erfährt gelegentlich, was sie bewegt, was sie im Innersten beschäftigt, was es für sie bedeutete, dement zu werden und innerlich zu vereinsamen. Ingrid Fuhrmann beispielsweise begleitete ihre demenzkranke Mutter über 15 Jahre. Sie berichtet: „Da ich sie fast täglich besuchte, weiß ich etwas von der Welt, in die meine Mutter hineingeglitten ist. Am Anfang waren es Bemerkungen, Verhaltensänderungen, Wesensveränderungen, die mir Zugang zu der anderen Welt verschafften, später waren es bestimmte Situationen des alltäglichen Lebens." (5)

Eine Erklärung für das Anders-Sein von Alzheimer-Patienten gibt es nicht. Jeder reagiert auf den fortschreitenden Untergang von Nervenzelle des Gehirns und den Verlust kognitiver Fähigkeiten anders. Jeder lebt in einer eigenen Erlebniswelt, deren Gesetzmäßigkeiten weder rational ergründbar noch begreifbar sind. Angehörigen muss diese fiktive Welt so fremd erscheinen, dass es zwangsläufig im Alltag zu Missverständnissen und Konflikten kommt. Nur wenn verwirrte alte Menschen so akzeptiert werden, wie sie sind, wenn sich jede Hilfe an den Bedürfnissen der Betroffenen orientiert und nicht an den Vorstellungen von Angehörigen oder Betreuern, ist ein weitgehend konfliktfreies Miteinander möglich. Verständnis- und liebevolles Eingehen auf Demenzkranke ist fast immer eine wesentliche Ergänzung der medikamentösen Therapie.

Ab einem nicht näher definierbaren Stadium der Erkrankung können Alzheimer-Patienten die reale Welt nicht mehr von ihrer virtuellen unterscheiden. Sie begreifen nicht, wo sie gerade sind, ein Morgen existiert nicht. Lebendige Erinnerungen, an denen sie beharrlich festhalten, ersetzen ihnen die Gegenwart, eine schier „unerträgliche Realität". Angehörige und Betreuer realisieren nur selten, was Alzheimer-Patienten in ihrer inneren Wirklichkeit erleben.

Aus dieser Konfrontation zweier unterschiedlicher Welten – hier die Gefühlswelt der Dementen, dort die logisch aufgebaute Welt der Gesunden – entstehen letztlich Konflikte und Stress, die das Leben mit Alzheimer-Patienten jahrelang prägen und bei den Angehörigen oft Schuldgefühle hervorrufen oder hinterlassen. Nicht Vernunft und Verstand bestimmen das Verhalten von Dementen, sondern Gefühle, gegen die logische Argumente nichts ausrichten. Deshalb sind Diskussionen mit den Kranken sinnlos. Das „Fehlverhalten" von Dementen darf aber keineswegs als Absicht, Sturheit, Bosheit, Tücke oder Verschlagenheit gedeutet werden. Vielmehr erklären sich die Konflikte im allgemeinen aus einer Konfrontation der von Dementen erlebten virtuellen Gegebenheit mit der Realität.

Anfangs lebt der Alzheimer-Patient mal in der einen, dann wiederum in der anderen Welt, er ist gewissermaßen ein Wanderer zwischen den Welten. Nach und nach zieht er sich ganz auf die von ihm gelebte Wirklichkeit zurück, lässt sich zunächst für den Rückzug noch ein Türchen offen, indem er nach plausiblen Erklärungen sucht, die seine geistigen Defizite vertuschen sollen. Beispielsweise fragt er nach der Abfahrt des nächsten Busses, weil er seine Brille vergessen habe und deshalb den Fahrplan nicht erkennen könne. Im Grunde verbergen sich hinter derartigen Ausflüchten oft Schutzmechanismen, die vorübergehend ein stressfreies Überleben ermöglichen. Irgendwann aber können die Betroffenen nicht länger ihre geistigen Defizite verbergen. Dann schlägt eine Tür zu und bleibt zu. Dann tragen auch die Ausreden nicht mehr. Der Kranke fällt – ohne es selbst zu bemerken – in ein dunkles Loch, in das Nirwana des Vergessens. Die Angehörigen können nur noch durch verständnisvolles Begegnen, Übersehen kognitiver Ausfälle sowie Stärken der verbliebenen Fähigkeiten ihn auffangen. Es ist nicht jedermanns Sache, Dritten gegenüber – wie Ronald Reagan – sich den Verlust geistiger Ausfälle einzugestehen, d.h. sich zur Krankheit zu bekennen bzw. den Kranken mit Verständnis und Einfühlungsvermögen zu begleiten.

Der Alzheimer-Kranke selbst hat – je nach Stadium der Erkrankung – keine klare Vorstellung mehr, von dem was um ihn herum geschieht. Die Krankheit ist wie ein heimtückischer Nebel, zunächst kaum wahrnehmbar. Dann umhüllt er den Kranken. Schemenhaft erkennt der Betroffene anfangs noch die Wirklichkeit, schließlich wird der Nebel immer dichter bis schließlich alles um ihn herum verschluckt wird. Eine Welt außerhalb des Nebels scheint es für den Dementen nicht zu geben, der Kontakt zur realen Welt reißt ab. „Unheimliche Gestalten" treten gelegentlich noch aus den Schwaden hervor, machen Angst.

Angehörigen und Betreuern fällt es schwer zu begreifen, dass Alzheimer-Patienten nicht psychisch krank sind, sondern dass ihr Anders-Sein auf einen Ausfall vieler tausend Nervenzellen – „Schaltfehler im Gehirn" – zurückgeht. Medikamente sowie andere therapeutische Maßnahmen können das Fortschreiten der Krankheit zwar vorübergehend aufhalten, doch heilbar ist Alzheimer deshalb noch lange nicht. Daher sind die Betroffenen in späten Stadien der Erkrankung oft jahrelang auf Pflege, Versorgung und Betreuung, die oft bis an die Grenze der physischen und psychischen Leistungsfähigkeit von Angehörigen reicht, angewiesen.

Nicht ganz so stressig ist der Umgang, wenn Angehörige die Dementen loslassen können. Loslassen bedeutet aber nicht, sich der Fürsorge zu entziehen, sondern nur sich psychisch weniger zu engagieren, d.h. die Krankheit mit dem nötigen Abstand und durchaus realistisch zu sehen und sich selbst keinen trügerischen Hoffnungen hinzugeben. Demente müssen immer dort abgeholt werden, wo sie gerade stehen. Wer sich auf keine Diskussion mit ihnen einlässt, sondern ihnen auf emotionaler Ebene begegnet, bewältigt den Alltag besser als der, der ständig das Verhalten Dementer hinterfragt. Auch Verwirrte sind Menschen „wie du und ich", haben ein Recht auf menschenwürdige Behandlung und lebenswerte Monate bzw. Jahre. So gesehen muss Demenz für die Betroffenen kein Unglück sein zumal sie im Spätstadium kaum noch etwas von ihrer Umgebung wahrnehmen. Wichtig ist nur, dass Milieu und Beziehung stimmen. Die gesunden Angehörigen müssen auf den Kranken, für den die Wirklichkeit nicht mehr existiert, zu gehen und nicht umgekehrt. Wer Alzheimer-Patienten im Spätstadium erlebt, wird immer wieder überrascht feststellen, dass sie der Wirklichkeit sind, aber trotzdem – vielleicht auch gerade deswegen – eine gewisse Zufriedenheit ausstrahlen. Und die erhöht sich, wenn die Betroffenen noch menschliche Zuwendung erfahren, oft genügt ein Streicheln oder ein freundliches Wort. Dann kann ein Lächeln über ihr Gesicht huschen und Glückseligkeit ausstrahlen.

Literatur

(1) Füsgen, Ingo: Demenz, Praktischer Umgang mit Hirnleistungsstörungen, München 2001 Sonderdruck Umgang mit Demenzkranken, S. 14

(2) vgl. SGB XI, Paragraf 5

(3) Bundesministerium für Familie, Senioren, Frauen und Jugend: Vierter Bericht zur Lage der älteren Generation in der Bundesrepublik Deutschland: Risiken, Lebensqualität und Versorgung Hochaltriger – unter besonderer Berücksichtigung dementieller Erkrankungen, Januar 2002, S. 175

(4) Bundesministerium für Familie, Senioren, Frauen und Jugend: dito S. 175

(5) Fuhrmann, Ingrid: Die Welt aus Sicht eines Demenzkranken. In: Fortschritte und Defizite im Problemfeld Demenz. Referate auf dem 2. Kongress der Deutschen Alzheimer Gesellschaft, Berlin 9.-11. September 1999

Paartherapeutisches Projekt in Düsseldorf

H.J. Kretschmar

Einleitung

Angehörige, die einen Demenzkranken in der häuslichen Umgebung pflegen, erleben eine spezifische Belastungssituation, die einerseits gekennzeichnet ist durch eine zunehmende soziale Isolation, andererseits einhergeht mit einer Veränderung des eigenen Rollenverständnisses, insbesondere, wenn es durch wahnhafte und aggressive Verhaltensweisen des Demenzkranken zu einer Auseinandersetzung kommt, die bei dem Angehörigen Schuldgefühle auslöst.

Eines der Hauptprobleme bei der Bewältigung dieser komplexen Situation stellt das Alleingelassensein und die Hilflosigkeit dar, in welcher die Angehörigen mit ihren Demenzkranken leben.

Da medikamentöse Behandlungsverfahren, gute Ratschläge, Angehörigengruppen und Hirnleistungstrainingskonzepte diese spezifische Belastungssituation nicht ausreichend verändern konnten, wurde von Frau U. Siebel mit Unterstützung von Dr. J.H.Kretschmar in Mettmann ab 1992 eine neue Form der Gruppenbetreuung, bei welcher die Demenzkranken mit ihren Angehörigen in Gruppen zu je 4 bis 5 Paaren teilnahmen, erprobt. Dabei kamen verschiedenste Strategien zum Einsatz, zu denen vor allem kreatives Tun, ferner körperliche und kognitive Aktivierung gehörten, aber auch Stärkung der sensorischen Wahrnehmung des Kranken, intensive Beratung bei problematischen Interaktionen zwischen Kranken und Pflegendem sowie eine eingehende Aufklärung über alle mit der Krankheit verbundenen Aspekte im täglichen Leben.

Die ersten Erfahrungen mit der neuen Gruppenbetreuung veranlassten die Alzheimer-Gesellschaft Düsseldorf-Mettmann e.V. unter Leitung von Herrn PD Dr. M. Haupt ein wissenschaftliches Vorhaben zu entwerfen, um den angenommenen Behandlungseffekt der neuen Gruppenbetreuung nachprüfbar zu bestimmen. Die Ausarbeitung des Vorhabens sowie die wissenschaftliche Begleitung und die statistische Auswertung der Daten erfolgte in Kooperation der Alzheimer-Gesellschaft mit der Gerontopsychiatrischen Abteilung der Rheinischen Kliniken/Kliniken der Heinrich-Heine-Universität Düsseldorf.

Das Projekt wurde vom Ministerium für Arbeit und Soziales, Qualifikation und Technologie des Landes Nordrhein-Westfalen gefördert.

Durchführung der Untersuchung; Methodik und Statistik

Zeitraum des Projektes

Das Projekt wurde von 1997 bis 1999 über 2 Jahre durchgeführt. Eine katamnestische Kontrollbefragung erfolgte im Dezember 2002.

Ziel der Untersuchung

Ziel der Untersuchung war es, folgende Fragen zu beantworten:

-   Lässt sich mit der Gruppenbehandlung eine Entlastung der pflegenden Angehörigen und eine Stärkung ihrer Motivation zur häuslichen Pflege erreichen?

-   Ist eine neue Form der Gruppenbehandlung in der Lage, die Verhaltensstörungen und die Alltagsbeeinträchtigungen bei Alzheimer-Krankheit zu verbessern bzw. ein weiteres Fortschreiten zu verhindern?

-   Verbessert die Gruppenbehandlung problematische Verhaltensmuster der Pflegenden in der Interaktion mit den Kranken?

- Stärkt die Gruppenbehandlung das Kommunikationsverhalten der Erkrankten und wirkt sie sich günstig auf das gestörte Sozialverhalten der Kranken aus?

Rekrutierung

Die an der Untersuchung teilnehmenden Personen wurden über die Angehörigengruppen und die Klinikärzte der Gerontopsychiatrischen Abteilung der Rheinischen Kliniken Düsseldorf zur Teilnahme aufgefordert. Fach- und Hausärzte in Düsseldorf und im Kreis Mettmann wurden brieflich über das Projekt informiert und um Mitarbeit gebeten. Es erfolgten persönliche Ansprachen und eine regelmäßige Ankündigung in der Regionalpresse.

Einschlusskriterien für die Patienten

Um in die Untersuchung aufgenommen zu werden, musste die fachärztliche Diagnose „Demenz bei Alzheimer'sche Krankheit" (F00.0 bis F00.9, ICD-10) oder „Vaskuläre Demenz" (F01.0 bis F01.9, ICD-10) bei den Patienten gestellt worden sein.

Die Kranken sollten in der Lage sein, an einer fünfmonatigen Gruppenarbeit teilzunehmen, das Vorliegen von Mehrfacherkrankungen im körperlichen Bereich stellte jedoch grundsätzlich kein Ausschlusskriterium dar. Es musste Mobilität zum Erreichen der Gruppenräume in Mettmann bestehen. Die Patienten sollten mit einem Angehörigen in häuslicher Umgebung leben bzw. sollte eine tägliche, mindestens 6stündige Gemeinschaft bestehen. Es sollte vor Beginn keine Heimunterbringung für die Patienten geplant sein.

Einschlusskriterien für die Bezugspersonen

Die Angehörigen sollten regelmäßig an den Gruppensitzungen über 5 Monate teilnehmen können. Sie sollten in häuslicher Gemeinschaft mit dem Erkrankten leben bzw. 6 Stunden mit ihm täglich verbringen.

Gruppensitzungen

Bestandteil des Vorhabens waren Gruppensitzungen über einen Zeitraum von 5 Monaten. Die Gruppensitzungen fanden wöchentlich statt und dauerten 2 bis 2 ½ Stunden. Alle Gruppentreffen wurden in der Diakonie in Mettmann durchgeführt. Die Gruppengröße betrug 8 Personen, 4 Erkrankte und 4 Angehörige, sowie 2 Leiter. Es erfolgte eine Zuteilung zu den Gruppen nach der zeitlichen Anmeldung. Die Begleitbehandlungen sollten nach Möglichkeit in der Zeit des Projektes konstant gehalten werden.

Untersuchungsinstrumente

Vor Beginn der Untersuchung wurde eine fachärztliche Befunddokumentation erstellt, umfassend:

- Basisdokumentation

- Dokumentation des neurologischen und psychiatrischen Befundes

- Erfassung allgemein-medizinischer Befunde und Erkrankungen

- An obligatorischen Zusatzuntersuchungen wurden Routinelabor, Schädel-CT,

- Mini-Mental-Status nach Folstein dokumentiert

- Die Schwere der Demenz wurde mit dem GDS erfasst

Nach einem ausführlichen Eingangsgespräch mit jedem Paar wurden Informationen über die Alltagsbeeinträchtigungen, über auftretende Verhaltensstörungen und Stimmungsänderungen der Kranken zusammengetragen sowie über das Ausmaß der subjektiven Belastungen der Pflegepersonen.

Für die Feststellung der Alltagsbeeinträchtigungen wurde die Nurses-Observation-Scale for Geriatric Patients (NOSGER) herangezogen.

Mit der Behavoir-AD wurden psychotische Störungen, Veränderungen des Antriebsniveaus, Aggressivität und Stimmungsauffälligkeiten in ihrer Ausprägung und in ihrem Verlauf bestimmt.

Mit der Befindlichkeitsskala nach von ZERSSEN wurden die pflegenden Angehörigen über 28 unterschiedliche Befindens- bzw. Gefühlszustände befragt.

NOSGER, Behavior-AD und BfS wurden zu Beginn und am Ende der Gruppenbehandlung eingesetzt.

Zur Beurteilung des Erfolgs der Gruppenbehandlung wurden zwei, eigens für diese Untersuchung entworfenen Verlaufsbeobachtungsbögen nach jeder Gruppensitzung ausgefüllt. Ein Verlaufsbeobachtungsbogen bezog sich auf das Verhalten der Kranken während der Gruppensitzungen, der andere Bogen auf das Verhalten der pflegenden Personen. Jedes Instrument sah ferner eine Bewertung der Interaktion zwischen Kranken und Pflegenden vor.

Nach Beendigung der Gruppenbehandlung wurden die pflegenden Angehörigen mit einem Fragebogen nach ihrer Bewertung und Wertschätzung bezogen auf die Gruppenarbeit befragt.

Statistik

Die Auswertung der in der Untersuchung erhobenen Skalen-Werte der eingesetzten Instrumente erfolgte mittels t-Test und Wilcoxon-Test für verbundene Stichproben.

Die erhobenen Daten zur Identifikation von Verhaltens- und Interaktionsprozessen wurden mittels Zeitreihenanalyse ausgewertet.

Ergebnisse und Diskussion

Demographische und klinische Daten

Im zweijährigen Untersuchungszeitraum wurden 32 Paare (insgesamt 64 Personen) in 8 Behandlungsgruppen mit jeweils 4 Paaren aufgenommen und über 5 Monate betreut.

Demenzkranke (n = 32)

In der Gruppe der Demenzkranken lag das Durchschnittsalter bei 72 Jahren. 10 Personen waren jünger als 70 Jahre und 4 Personen älter als 80 Jahre. 72% der Patienten waren verheiratet. 56% waren weiblichen, 44% männlichen Geschlechts. Die Erkrankungsdauer betrug am Beginn des Projekts im Mittel 2,2 Jahre. Die Erkrankten litten durchschnittlich an einer mittelschweren Demenz (Mini-Mental-Status-Duchrschnittspunktwert 15 Punkte, GDS durchschnittlicher Punktwert 5,5 Punkte).

Pflegende Angehörige

Die pflegenden Angehörigen waren erwartungsgemäß mit einem Durchschnittsalter von 61 Jahren 11 Jahre jünger und überwiegend weiblichen Geschlechts (72%). 88% der pflegenden Angehörigen waren verheiratet, 9% verwitwet und 3% geschieden.

Alltagsbeeinträchtigungen der Erkrankten

Die in der NOSGER zu Beginn und am Ende der Gruppenbehandlung gemessenen Alltagsbeeinträchtigungen zeigten in den Subskalen-Bereichen „Gedächtnis", „Assoziierte Leistungen im Alltag", „Körperpflege", „Stimmung", „Soziales Verhalten" und „Störendes Verhalten" keine signifikanten Unterschiede, d.h., dass im gesamten Beobachtungszeitraum kein krankheitsbedingtes Voranschreiten der Beeinträchtigungen zu beobachten gewesen war. Lediglich im Subskalen-Bereich „Aktivitäten im Alltag" kam es zu einer signifikanten Abnahme der Leistungen.

**Gruppenarbeit mit
Demenzkranken und pflegenden Angehörigen**

Ergebnisse

**Punktwerte der Subskalen der NOSGER
(vor und nach der 5monatigen Gruppenbehandlung)**

Subskalen	vor Behandlung	nach Behandlung	P
Gedächtnis im Alltag	18,4	16,1	n.s.
Aktivität im Alltag	13,4	15,3	s. 0,01
Körperpflege	10,6	10,3	n.s.
Stimmung	14,9	14,4	n.s.
Soziales Verhalten	15,2	15,3	n.s.
Störendes Verhalten	14,8	14,8	n.s.

GADA 12

Stimmungs- und Verhaltensauffälligkeiten der Erkrankten

Die mit der Behavior-AD gemessenen Stimmungs- und Verhaltensauffälligkeiten zeigten für die Subskalen „Sinnestäuschungen", „Aggressivität", „Depressivität" und „Angst" keine Veränderungen. Wahnsymptome und Unruhezustände im Alltag bei den Kranken nahmen, wenn auch bei relativ niedrigen absoluten Punktwerten auf dem Erhebungsinstrument, zum Ende der Behandlung signifikant zu.

**Gruppenarbeit mit
Demenzkranken und pflegenden Angehörigen**

Ergebnisse

**Punktwerte der Subskalen der BEHAVE-AD
(vor und nach der 5monatigen Gruppenbehandlung)**

Subskalen	vor Behandlung	nach Behandlung	P
Wahn	1,1	2,1	s. 0,03
Sinnestäuschungen	0,6	1,1	n.s.
Unruhe	0,8	1,3	s. 0,001
Aggressivität	0,6	0,7	n.s.
Depressivität	1,2	1,2	n.s.
Angst	1,5	1,7	n.s.

GADA 13

Befindlichkeit der pflegenden Angehörigen

Nach den Angaben der pflegenden Angehörigen in der Befindlichkeitsskala nach von ZERSSEN hatten sich das Gefühl der inneren Ruhe signifikant gebessert (p = 0.03), ferner das Gefühl, trotz der Pflege ausgeruht zu sein (p = 0.02) und das Gefühl des Entspanntseins (p = 0.04). Andere Feststellungen, wie Gefühl der Frische, der Selbstsicherheit oder der Lebhaftigkeit blieben hingegen über den gesamten Fünfmonatszeitraum nach der subjektiven Einschätzung der Pflegenden kaum verändert. Keines der Ergebnisse bei den Fragen nach dem subjektiven Befinden der Pflegenden wies eine signifikante Verschlechterungen auf.

Verlaufsbeobachtung bei den Erkrankten

Bei den Verlaufsbeobachtungen wiesen die Kranken in der standardisierten, wöchentlich eingesetzen Verlaufsbeobachtungsdokumentation in allen erhobenen Bereichen erkennbare Verbesserungen auf. Anspannung, Gereiztheit und aggressives Verhalten gingen in ihrer Ausprägung zurück. Verbale und handlungsorientierte Eigeninitiative nahmen zu. Die Ausdauer, während der Gruppensitzung aktiv mitzuarbeiten, nahm ebenfalls zu.

Besonders eindrucksvolle Verbesserungen waren im verbalen Kommunikationsverhalten der Kranken nachweisbar.

Abbildung 1: Verlauf der spontanen Sprache (gestrichelte Linie) über den 5-monatigen Behandlungszeitraum, gemessen in absoluten Punktwerten und nach exponentieller Glättung (stetige Linie)

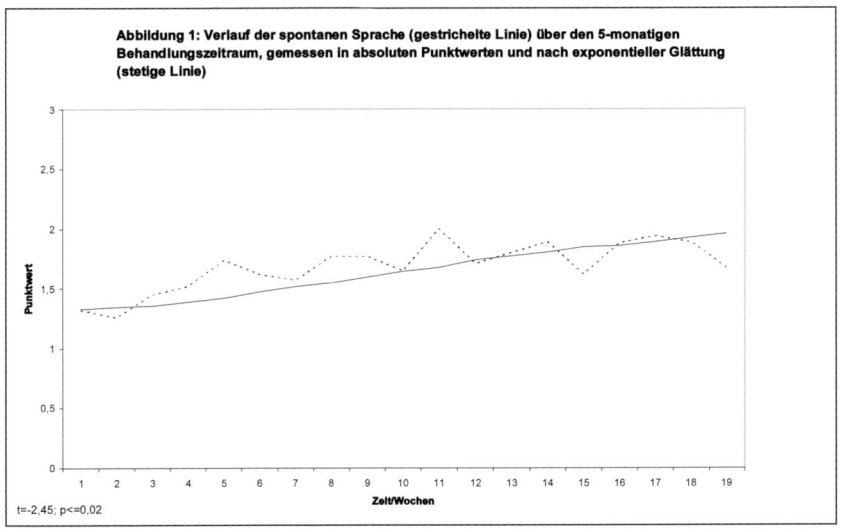

Abbildung 1: Verlauf der spontanen Sprache (gestrichelte Linie) über den 5-monatigen Behandlungszeitraum, gemessen in absoluten Punktwerten und nach exponentieller Glättung (stetige Linie)

Abbildung 2:   Verlauf der flüssigen Sprache (gestrichelte Linie) über den 5-monatigen Behandlungszeitraum, gemessen in absoluten Punktwerten und nach exponentieller Glättung (stetige Linie)

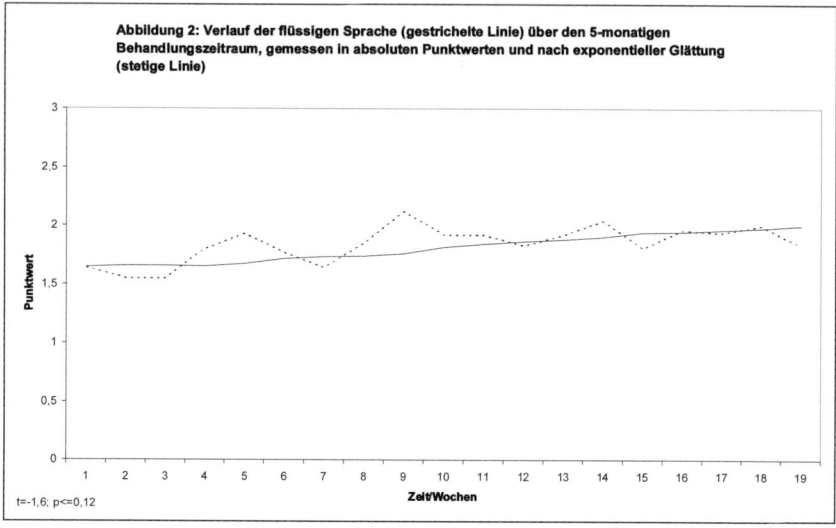

Abbildung 2: Verlauf der flüssigen Sprache (gestrichelte Linie) über den 5-monatigen Behandlungszeitraum, gemessen in absoluten Punktwerten und nach exponentieller Glättung (stetige Linie)

t=-1,6; p<=0,12

Abbildung 3: Verlauf der Sprache in vollen Sätzen (gestrichelte Linie) über
den 5-monatigen Behandlungszeitraum, gemessen in absoluten
Punktwerten und nach exponentieller Glättung (stetige Linie)

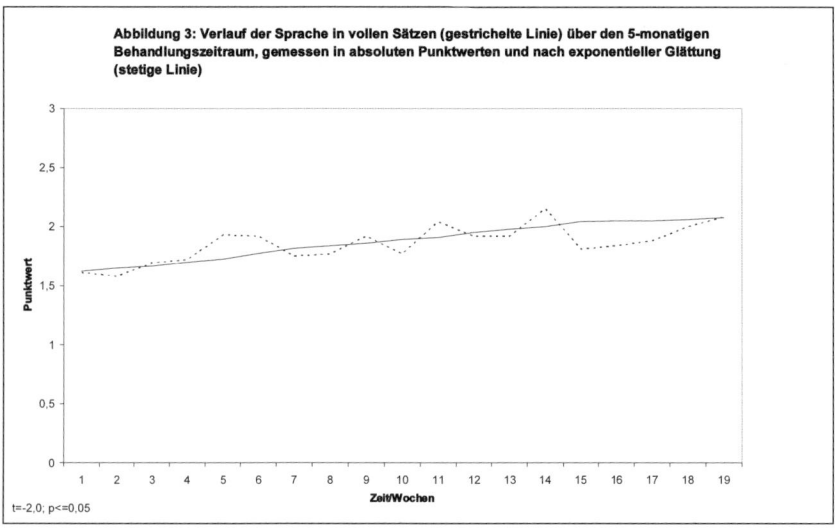

Abbildung 3: Verlauf der Sprache in vollen Sätzen (gestrichelte Linie) über den 5-monatigen
Behandlungszeitraum, gemessen in absoluten Punktwerten und nach exponentieller Glättung
(stetige Linie)

Abbildung 4: Verlauf der sinnzusammenhängenden Sprache (gestrichelte Linie) über den 5-monatigen Behandlungszeitraum, gemessen in absoluten Punktwerten und nach exponentieller Glättung (stetige Linie)

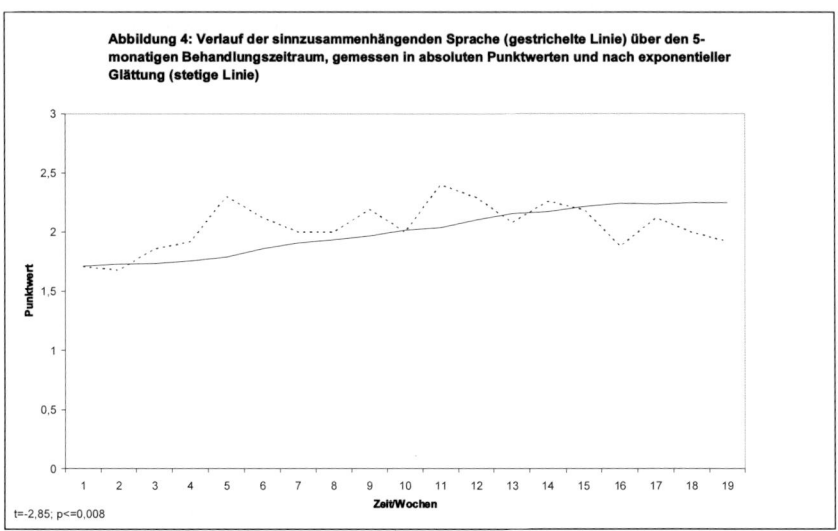

Abbildung 4: Verlauf der sinnzusammenhängenden Sprache (gestrichelte Linie) über den 5-monatigen Behandlungszeitraum, gemessen in absoluten Punktwerten und nach exponentieller Glättung (stetige Linie)

Hierbei wurde das Sprachverhalten unterteilt in „spontan", „flüssig", „in vollen Sätzen", „sinnzusammenhängend" und in einen sprachlichen Gesamteindruck. Das wöchentliche Rating erfolgte durch die Gruppenleiter. Mit Ausnahme des Items „flüssige Sprache" verbesserten sich die Kranken in allen geprüften sprachlichen Kommunikationsbereichen signifikant. Dieser signifikante Effekt der Gruppenintervention auf das Sprachverhalten war unabhängig von der Gabe von Antidementiva über den Zeitraum der fünfmonatigen Untersuchung.

Verlaufsbeobachtung bei den pflegenden Angehörigen

Die pflegenden Angehörigen wiesen im wöchentlich erhobenen Beobachtungsinstrument in allen Bereichen Verbesserungen auf. Sie waren im Behandlungsverlauf weniger angespannt, Aggressivität und Gereiztheit verminderten sich. Klagen über subjektive Belastungen wurden weniger häufig geäußert. Statistisch signifikant ausgeprägt waren diese Verbesserungen in den Bereichen

● Rückgang der Anspannung

Abbildung 5: Verlauf der Anspannung (gestrichelte Linie) über den 5-monatigen Behandlungszeitraum, gemessen in absoluten Punktwerten und nach exponentieller Glättung (stetige Linie)

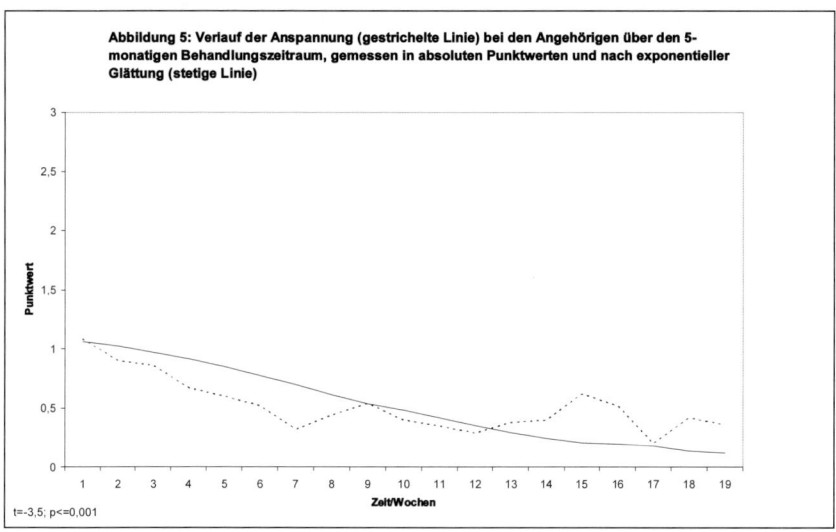

Abbildung 5: Verlauf der Anspannung (gestrichelte Linie) bei den Angehörigen über den 5-monatigen Behandlungszeitraum, gemessen in absoluten Punktwerten und nach exponentieller Glättung (stetige Linie)

t=-3,5; p<=0,001

- von der Gruppe und dem Thema angesprochen

Abbildung 6:   Verlauf des Items „von der Gruppe angesprochen sein" (gestrichelte Linie) bei den Angehörigen über den 5-monatigen Behandlungszeitraum, gemessen in absoluten Punktwerten und nach exponentieller Glättung (stetige Linie)

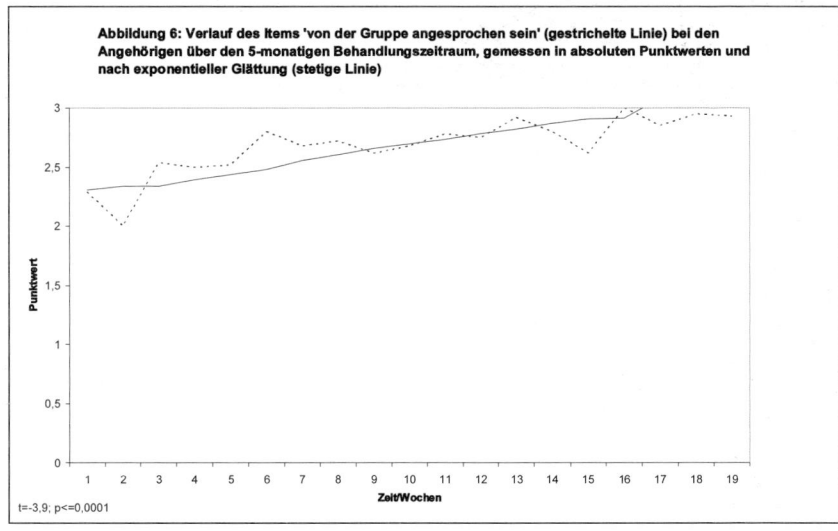

Abbildung 6: Verlauf des Items 'von der Gruppe angesprochen sein' (gestrichelte Linie) bei den Angehörigen über den 5-monatigen Behandlungszeitraum, gemessen in absoluten Punktwerten und nach exponentieller Glättung (stetige Linie)

t=-3,9; p<=0,0001

- sich auf den Partner einstellen können

Abbildung 7: Verlauf des Items „sich auf andere einstellen können" (gestrichelte Linie) bei den Angehörigen über den 5-monatigen Behandlungszeitraum, gemessen in absoluten Punktwerten und nach exponentieller Glättung (stetige Linie)

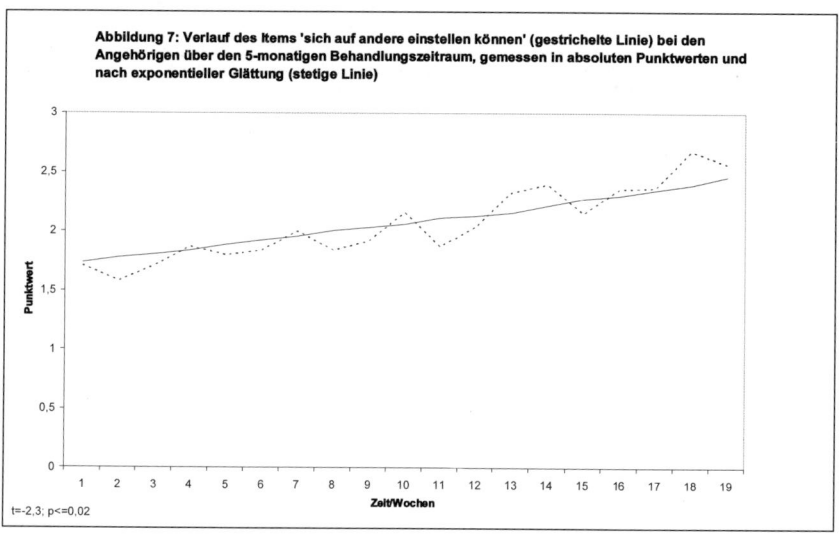

Abbildung 7: Verlauf des Items 'sich auf andere einstellen können' (gestrichelte Linie) bei den Angehörigen über den 5-monatigen Behandlungszeitraum, gemessen in absoluten Punktwerten und nach exponentieller Glättung (stetige Linie)

● in der Gruppe aktiv mitgestalten können

Abbildung 8:   Verlauf des Items „aktiv mitgestalten" (gestrichelte Linie) bei
               den Angehörigen über den 5-monatigen Behandlungszeitraum,
               gemessen in absoluten Punktwerten und nach exponentieller
               Glättung (stetige Linie)

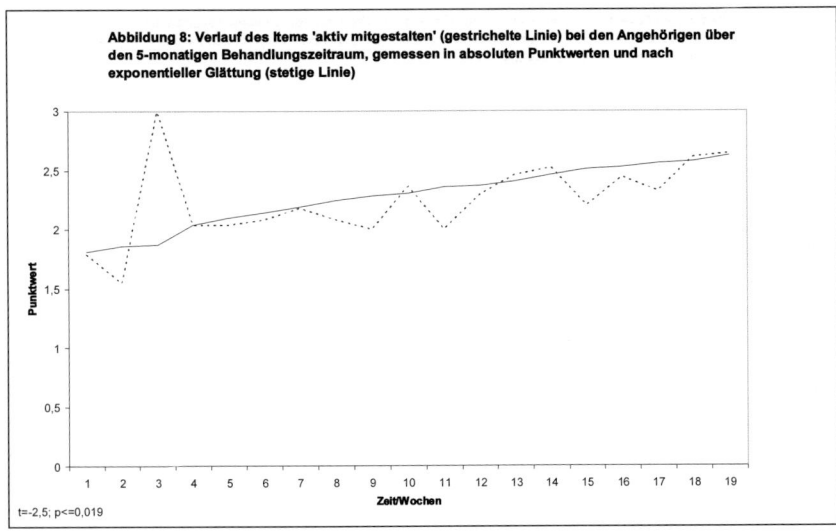

Abbildung 8: Verlauf des Items 'aktiv mitgestalten' (gestrichelte Linie) bei den Angehörigen über
den 5-monatigen Behandlungszeitraum, gemessen in absoluten Punktwerten und nach
exponentieller Glättung (stetige Linie)

• den Demenzkranken motivieren können

Abbildung 9: Verlauf des Items „Partner motivieren" (gestrichelte Linie) bei den Angehörigen über den 5-monatigen Behandlungszeitraum, gemessen in absoluten Punktwerten und nach exponentieller Glättung (stetige Linie)

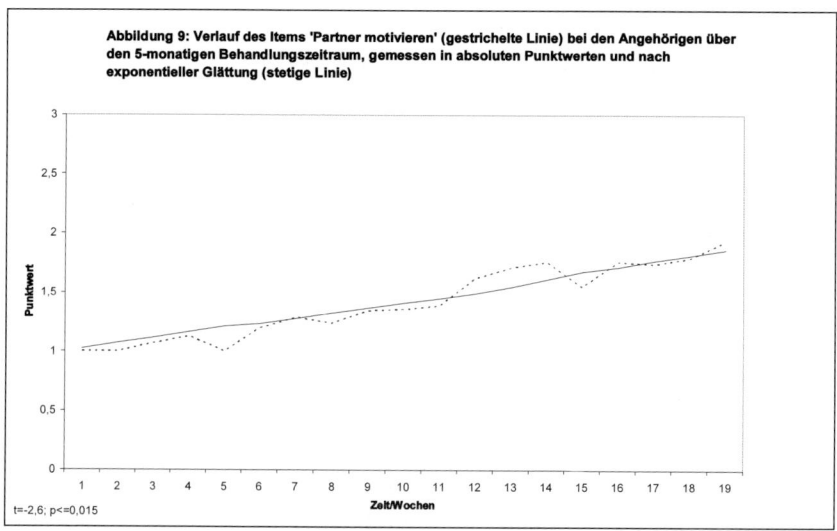

Abbildung 9: Verlauf des Items 'Partner motivieren' (gestrichelte Linie) bei den Angehörigen über den 5-monatigen Behandlungszeitraum, gemessen in absoluten Punktwerten und nach exponentieller Glättung (stetige Linie)

Alle gefundenen Ergebnisse waren vom Alter und Geschlecht der pflegenden Person unabhängig.

Abschließende Befragung der pflegenden Angehörigen zur Bewertung der Gruppenbehandlung

Bei den Ergebnissen dieser Befragung war besonders eindrucksvoll hervorzuheben, dass

95% der pflegenden Angehörigen angaben, dass sie nach einer Gruppenbehandlung eher zur häuslichen Pflege in der Lage seien.

Katamnestische Befragung der Angehörigen

Eine katamnestische Befragung der pflegenden Angehörigen wurde nach im Mittel 4 Jahren zur Lebenssituation der Erkrankten und zur sozialen Situation der pflegenden Angehörigen durchgeführt.

Betreuungssituation der Demenzkranken

Der eindrucksvolle Befund, dass 44% der Demenzkranken aus der Ausgangsgruppe noch in der häuslichen Umgebung betreut wurden, entspricht der positiven Bewertung der Angehörigen, wie sie sie nach Abschluss des Pilotprojektes abgegeben hatten.

Nur 13% der Erkrankten lebten in Heimen. Der Erwartung entsprechend waren 40% der Demenzkranken verstorben.

Abbildung 10: Gruppenarbeit mit Demenzkranken und pflegenden Angehörigen – Betreuungssituation der Demenzkranken

---

Gruppenarbeit mit
Demenzkranken und pflegenden Angehörigen

Katamnestische Befragung
nach im Mittel 4 (3 - 5) Jahren

n = 32 Paare

Betreuungssituation der Demenzkranken
zu Hause	15 (47 %)
im Heim lebend	4 (13 %)
Verstorben	13 (40 %)

GADA MUN 1

Sozialkontakte der Angehörigen

Bemerkenswert war, dass nach 4 Jahren noch 7 Paare (22% der Ausgangsgruppe) an den 4wöchentlich angebotenen Kontaktgruppen-Treffen teilnahmen.

Der nachhaltige Einfluss der Gruppenbetreuung auf die Angehörigen wurde aber nicht zuletzt dokumentiert durch die große Anzahl an Personen (74%), die nach Abschluss des Projekts noch Kontakte untereinander pflegten, Kontakte, die selbst dann noch aufrechterhalten wurden, wenn der demenzkranke Partner bereits verstorben war.

Abbildung 11: Gruppenarbeit mit Demenzkranken und pflegenden Angehörigen – Sozial- und Gruppenkontakte

**Gruppenarbeit mit
Demenzkranken und pflegenden Angehörigen**

Katamnestische Befragung
nach im Mittel 4 (3 - 5) Jahren

n = 32 Paare

Sozial- und Gruppenkontakte
? regelmäßige Teilnahme
an 4wöchigen Gruppen-Treffen   7 Paare   (22 %)

? regelmäßige Angehörigenkontakte
untereinander und bei
Angehörigentreffen   23 Angehörige (74 %)

GADA MUN 2

Zusammenfassung

Das Pilotprojekt und die katamnestische Befragung haben gezeigt, dass die systematische Betreuung von Kranken und pflegenden Angehörigen im paartherapeutischen Gruppen-Setting ein unerlässlicher

Bestandteil der Gesamtbehandlung der Alzheimer'schen Krankheit ist. Dies gilt nicht nur für die beginnende Alzheimer'sche Erkrankung, sondern auch für mittelschwere Erkrankungsverläufe.

Durch die neue Form der Gruppenbetreuung tritt eine Entlastung der pflegenden Angehörigen ein, so dass diese in ihrer Bereitschaft, die Angehörigen zu Hause zu pflegen, bestärkt werden.

Durch die Gruppenbetreuung kommt es zu einer Konsilidierung der unterschiedlichen Alltagsfähigkeiten und zu einer Verbesserung der Verhaltensstörungen. Lediglich instrumentelle Fähigkeiten im Alltag sowie Wahn und Unruhe verschlechterten sich im Beobachtungszeitraum.

Besonders bedeutsam ist die Verbesserung des Kommunikations- und Interaktionsverhaltens der Kranken in den wöchentlichen Gruppensitzungen, was ein Beleg dafür ist, dass selbst bei mittleren Schweregraden der Alzheimer'schen Krankheit Funktionsreserven des Gehirns bei den Kranken vorhanden sind, die durch gezielte Anregung und Aktivität im zwischenmenschlichen Bereich mobilisiert werden können.

Für die Angehörigen ergeben sich neue Perspektiven der Lebensführung und Kontakte, die auch über den Tod des demenzkranken Partners hinaus weitergepflegt werden.

Literatur

Abschlussbericht „Überprüfung einer neuen Form der Gruppenbetreuung für Alzheimer-Kranke und ihre pflegenden Angehörigen", Herausgegeben vom Ministerium für Arbeit und Soziales, Qualifikation und Technologie des Landes NRW, Referat Presse- und Öffentlichkeitsarbeit in 40190 Düsseldorf, Copyright 2000/MASQT, Mitarbeiter des Projekts: M. Haupt, U. Siebel, B. Palm, H. König, M. Jänner, J.H.Kretschmar

„Hilfe beim Helfen" – ein Schulungsprogramm für pflegende Angehörige von Demenzkranken

H. Schneider-Schelte

Etwa eine Million Menschen leiden in Deutschland an einer Demenz – und mindestens ebenso viele Familien leiden mit.

Die Diagnose „Alzheimer" verändert das Leben für alle radikal:

Der aktive Vater wird plötzlich teilnahmslos, vernachlässigt seine Hobbies, zieht sich immer mehr zurück und nimmt an den Gesprächen nicht mehr teil.

Die Ehefrau, die bislang den ganzen Haushalt sorgfältig und mit Freude geregelt hat, hat keine Lust mehr zu kochen, immer wieder bleibt die Herdplatte an und im Schrank finden sich die ungewaschenen Sachen wieder.

Die Oma, die bislang großes Interesse an den Enkeln hatte, fühlt sich jetzt von diesen gestört. Sie will nach Hause, obwohl sie schon seit 20 Jahren in diesem Haus wohnt und manchmal läuft sie einfach weg.

Die meisten der Demenzkranken leben in privaten Haushalten und werden zumeist von nahen Angehörigen (vor allem von ihren Ehepartnern, Töchtern oder Schwiegertöchtern) betreut und gepflegt. Dies verlangt von den Angehörigen viel Engagement, Verzicht auf Freizeit und die Bereitschaft, gegebenenfalls „rund-um-die-Uhr" zu begleiten und zu unterstützen.

Pflegende Angehörigen stehen daher häufig unter hohem psychischen, physischen und sozialen Druck. Viele Angehörige berichten,

- dass sich während der Pflege ihre körperliche Gesundheit verschlechtert und sie häufiger Medikamente benötigen,

- dass Freunde, Bekannte und/oder Familienmitglieder den Kontakt meiden

- dass sie ihren Beruf und ihre Hobbies aufgeben.

Besonders belastend wird empfunden, wenn problematische Verhaltensweisen wie Aggressivität, Schreien, Halluzinationen bei dem Erkrankten hinzukommen.

Familienangehörige, die einen demenzkranken älteren Menschen versorgen, brauchen daher vielfältige Möglichkeiten der Unterstützung, z.B. in Form von Informationsveranstaltungen, Gesprächskreisen und dem Aufbau von niedrigschwelligen Versorgungsstrukturen.

Der Austausch mit Experten und anderen Betroffenen können mithelfen, die Pflegebelastung der Angehörigen zu mindern, und die Lebensqualität sowohl der Demenzkranken als auch der pflegenden Angehörigen zu verbessern.

Zur Entwicklung der Seminarreihe

Die Deutsche Alzheimer Gesellschaft hat in Kooperation mit dem Pharma-Unternehmen Janssen-Cilag im Jahr 2000 das Schulungsprogramm „Hilfe beim Helfen" initiiert und gemeinsam entwickelt.

Beteiligt waren Experten aus den Bereichen Gerontopsychiatrie, Psychologie, Pflegewissenschaften, Theologie, Psychogerontologie und Pädagogik.

Ziel war es, einen hohen Praxisbezug zu gewährleisten. Daher wurden die erarbeiteten Texte von pflegenden Angehörigen hinsichtlich Relevanz, Sprache, Verständlichkeit, Akzeptanz und Machbarkeit überprüft. Die gesammelten Veränderungsvorschläge wurden anschließend in die Seminarreihe eingearbeitet.

Ziele der Seminarreihe

Die Seminarreihe versucht, die Informationsvermittlung, die Verarbeitung von Gefühlsreaktionen und die Besprechung von Alltagssituationen anzugehen.

Die pflegenden Angehörigen erfahren dabei Wissenswertes über die Alzheimer-Krankheit und deren Verlauf, einschließlich diagnostischer und therapeutischer Maßnahmen.

Sie lernen die Reaktionen Demenzkranker besser zu verstehen, und können daher leichter mit den Kranken und deren Defiziten umgehen. Die Krankheit kann besser als Krankheit akzeptiert werden.

Die Notwendigkeit, für die eigene Entlastung zu sorgen, wird erkannt und die Angehörigen werden motiviert, sich Unterstützung zu suchen und diese auch anzunehmen

Rahmenbedingungen

Das Seminarangebot besteht aus 6-7 Modulen, die jeweils 2 Zeitstunden umfassen. Ein Rhythmus von wöchentlich bis 14-tägig ist zu empfehlen, so dass die Seminardauer kompakt in maximal 12-14 Wochen abgeschlossen ist.

Denkbar sind Kurse am Vormittag, Nachmittag oder Abend – die regionalen Bedingungen sollten dabei Berücksichtigung finden. Je nach Bedarf ist es sinnvoll, parallel zu der Seminarreihe eine Betreuungsgruppe anzubieten.

Eine Kooperation mit den örtlichen Angehörigengruppen und den Alzheimer Gesellschaften hat sich bewährt. Die Leiterin der regionalen Selbsthilfegruppe könnte z.B. die Gruppenmoderation übernehmen und kontinuierlich den Gruppenprozeß begleiten.

Referenten können je nach Themenstellung Ärzte, Pflegekräfte, Gerontologen, Angehörige, Krankenkassenexperten, Juristen, Psychologen, Sozialarbeiter.... sein. Diese sollten möglichst aus der Region stammen und die örtlichen Gegebenheiten kennen.

Die Gruppengröße sollte zwischen acht und sechzehn Teilnehmern liegen, um eine aktive Beteiligung aller Teilnehmer zu gewährleisten. Im Rahmen einer Seminarreihe solle die Gruppe geschlossen bleiben, da damit erfahrungsgemäß die Vertrautheit wächst.

Inhalte

Die Themen der einzelnen Module sind:

Modul 1: Wissenswertes über die Alzheimer-Krankheit

Diese Einheit gibt einen Überblick über das Programm der sechs bis sieben Abende und vermittelt Wissenswertes zu Demenzerkrankungen insbesondere im Hinblick auf diagnostische und therapeutische Maßnahmen. Ziel ist es, Vertrauen zu schaffen und sich gegenseitig kennen zu lernen.

Modul 2: Das frühe Stadium der Demenz

Die Persönlichkeitsveränderungen, die sich in Gedächtnis-, Sprach- und Wahrnehmungsstörungen und einer zunehmenden Alltagsinkompetenz bemerkbar machen, werden näher erläutert und anhand von praktischen Beispielen (z. B. Autofahren) konkretisiert. Weiter wird an praktischen Beispielen der Frage nachgegangen: Wie kann helfendes Verhalten aussehen?

Modul 3: Das mittlere Stadium der Alzheimer-Krankheit

Im mittleren Stadium leben die Kranken zunehmend in ihrer eigenen Welt. Dies führt häufig zu Konflikten und zu Belastungen innerhalb der Familie, z. B. bei großem Bewegungsdrang, gestörtem Essverhalten und aggressiven Ausbrüchen des Kranken. Möglichkeiten für den Umgang mit schwierigen Verhaltensweisen sollen aufgezeigt werden.

Modul 4: Das späte Stadium der Alzheimer-Krankheit

Bei diesem Modul sollen sich die Teilnehmer mit dem Stadium wachsender Hilflosigkeit auseinandersetzen. Wichtige Entscheidungen, die für die Betroffenen gefällt werden müssen, sollen reflektiert werden. Pflegerische Themen werden beispielhaft angesprochen: Waschen, Anziehen, Ernährung, Ausscheidung. Die Überschreitung von Intimitätsgrenzen und die damit einhergehenden Rollenprobleme sollen reflektiert werden.

Modul 5: Fragen zu Recht und Versicherung

In dieser Einheit werden relevante Rechtsbereiche wie Pflegeversicherung (plus Pflegeleistungs-Ergänzungsgesetz), Betreuungsrecht, Vorsorgevollmacht, Patientenverfügung und Schwerbehindertenausweis vorgestellt und deren Handhabung besprochen.

Modul 6: Entlastung für die pflegenden Angehörigen von Alzheimer-Kranken

Ein erster Schritt ist, sich die Überforderung einzugestehen, ein zweiter, Unterstützungsangebote anzunehmen. Dazu ist es wichtig, über die Möglichkeiten der Betreuung in der Region informiert zu sein.

Wenn kein 7. Treffen stattfindet, sollten ca. 20 Minuten reserviert sein für Auswertung und eventuell für Absprachen für ein weiteres Treffen.

Modul 7: *Wie geht es weiter? (fakultatives Treffen)*

Die einzelnen Seminare beinhalten sehr viel Informationen. Daher hat es sich bewährt, ein siebtes Modul ohne festen Inhalt und ohne Referenten anzubieten.

Hier haben alle offenen Fragen Platz. Häufig entsteht der Wunsch von pflegenden Angehörigen, mit den anderen Betroffenen im Gespräch zu bleiben und eine Angehörigengrupe zu gründen, oder sich einer bestehenden Angehörigengruppe anzuschließen. Hier kann die Arbeitsweise von Angehörigengruppen geschildert werden und erste Absprachen über Termine getroffen werden.

In entspannter Atmosphäre kann dann die Reihe mit Auswertung und Reflexion ausklingen.

Das Seminarpaket

Die Seminarreihe ist bereits in 25 Testregionen erfolgreich durchgeführt worden. Um sie nun einem größeren Kreis von Interessierten zugänglich zu machen, wurden sämtliche Inhalte auf CD-Rom gebrannt. Sie umfaßt

- Das Gesamtmodul mit didaktischen Hinweisen für die Referenten

- Arbeitsfolien pro Modul mit Einzelmanual

- Handouts für Teilnehmer als Kopiervorlage

- Organisatorische Hinweise

- Anhänge als Kopiervorlage (Einladungsschreiben, Teilnahmebescheinigung, Literaturhinweise etc.)

Die CD-Rom ist für 10,00 € bei der Deutschen Alzheimer Gesellschaft erhältlich.

Finanzierung

Der Deutschen Alzheimer Gesellschaft ist besonders wichtig, daß die pflegenden Angehörigen an diesem Programm kostenlos teilnehmen können. Das Sozialgesetzbuch SGB XI (Pflegeversicherung) § 45 eröffnet z.B. die Möglichkeit der Finanzierung von Pflegekursen.

Erfahrungen

Aus Sicht der pflegenden Angehörigen wurde das Programm als wichtige Hilfe für die Alltagsbewältigung wahrgenommen. Angehörige, die schon über einen längeren Zeitraum pflegten, bedauerten, nicht früher diese Informationen bekommen zu haben. In der Rückschau wurden ihnen viele Verhaltensweisen ihres kranken Angehörigen klarer und verständlicher. Angehörige, die erst seit kurzem mit dem Thema konfrontiert waren, lernten die Veränderungen besser als Krankheit zu akzeptieren und sich darauf einzustellen.

Ein wichtiger Aspekt der Schulungsreihe war für die Angehörigen die Erkenntnis, dass es notwendig ist, sich rechtzeitig Unterstützung zu holen. Dass dies nicht immer einfach ist – aus Schuldgefühlen, aus Scham, oder der Maxime, es alleine schaffen zu müssen – konnte angesprochen und damit besser verarbeitet werden. Durch das Kennenlernen der verschiedenen niedrigschwelligen Angeboten (wie Tagespflege, Ambulante Dienste) konnte die Hürde zusätzlich abgebaut werden. Besonders hilfreich wurden die Gespräche und der Erfahrungsaustausch mit ebenfalls Betroffenen empfunden. Teilweise entwickelten sich intensive Kontakte, die über die Zeit der Schulungsreihe hinaus gepflegt wurden.

Einig waren sich alle darüber, die Schulungsreihe weiterzuempfehlen an Menschen, die in ein ähnlichen Situation waren wie sie.

(Auswertung von ca. 250 Fragebögen, die am Ende der Schulungsreihe verteilt wurden).

Erstaunlich für uns war, dass die Gruppen über den Zeitraum der Schulungsreihe konstant zusammen blieben. Die pflegenden Angehörigen versäumten nur ausnahmsweise, z.b. wegen Krankheit, Urlaub oder Kuraufenthalt einen Baustein.

Insgesamt zeigte es sich, dass sich durch die umfassenden Informationen und den Austausch mit ebenfalls Betroffenen die psychische Belastung für die Pflegenden verringerte und die Lebensqualität sowohl der Kranken als auch deren Angehörigen erhöhte.

Ausblick

Ab September 2003 wird es eine mulitizentrische, randomisierte und kontrollierte Prüfung dieser modularen Schulungsreihe „Hilfe beim Helfen" geben (finanziert vom Bundesministeriums für Bildung und Forschung im Rahmen der Versorgungsforschung). 16 Zentren beteiligen sich daran, mit dem Ziel, die Wirksamkeit einer intensiven Angehörigenschulung zu erforschen.

Literatur

Bundesministerium für Familie, Senioren, Frauen und Jugend (2000) Angehörigengruppen für Demenzkranke in Deutschland: Expertise. Broschürenstelle des BMFSFJ. Bonn

Bundesministerium für Familie, Senioren, Frauen und Jugend (2002) Angehörigengruppen für Demenzkranke in Deutschland: aus der Sicht der Gruppenteilnehmerinnen und -teilnehmer: Expertise II. Broschürenstelle des BMFSFJ. Bonn

Deutsche Alzheimer Gesellschaft (2001) Stationäre Versorgung von Alzheimer-Patienten: Leitfaden für den Umgang mit demenzkranken Menschen. Schriftenreihe der Deutschen Alzheimer Gesellschaft e.V., Berlin

Deutsche Alzheimer Gesellschaft e.V. /Janssen-Cilag GmbH (2002) Hilfe beim Helfen – Praktische Tipps und Erfahrungsaustausch für Angehörige von Alzheimer-Kranken. CD-Rom zu beziehen über die Deutsche Alzheimer Gesellschaft. Berlin

Alzheimer Europe (1999) Handbuch der Betreuung und Pflege vonAlzheimer-Patienten. Thieme. Stuttgart

Über die Trauer bei pflegenden Angehörigen von Demenzkranken

A. Karger

Bei einem vor einiger Zeit abgeschlossenen Projekt zur Belastung pflegender Angehöriger von Demenzkranken führte ich begleitend einige tiefenpsychologische Interviews durch. Ich wollte in biographisch narrativer Form mehr über den psychodynamisch relevanten Prozess der Trauer in der Beziehung zwischen Angehörigen und ihren demenzkranken Ehepartnern erfahren. Ich möchte zunächst in Ausschnitten eines dieser Gespräche vorstellen, um daran meine theoretischen Überlegungen anzuschließen.

Herr H., 67 Lebensjahre alt, pflegt seine an der Alzheimer-Krankheit leidende Ehefrau seit einiger Zeit zuhause. Herr und Frau H. sind mittlerweile 34 Jahre verheiratet. Er ist bis zu seiner Pensionierung erfolgreich als selbstständiger Wirtschaftsprüfer und Steuerberater tätig und stark beruflich engagiert gewesen. Die Diagnose der Alzheimer-Krankheit wurde bei der Ehefrau kurz nach seiner Pensionierung gestellt. Herr H. schildert eine gewisse Schwermütigkeit und Schuldgefühle, sowie Wiedergutmachungswünsche gegenüber seiner Ehefrau.

Er berichtet, dass man gemeinsam trotz der Erkrankung noch viel unternommen habe. Die letzte große Reise war nach China gegangen, weil die Frau immer davon geträumt habe, einmal dorthin zu reisen. „Sie sprach immer viel von China." Der große Einschnitt war Anfang des Jahres gekommen. Es kam die große Unruhe auf, die Sprache zerfiel und es war eine gewisse Aggression auch sogar ihm gegenüber, die er sonst nicht kannte. Vorher gab es das schon mal der Haushälterin gegenüber. Seine Frau habe immer „mit Verve" den Haushalt geführt, zwei Kinder groß gezogen und über 12 Jahre seinen Vater mit versorgt und dann sei plötzlich jemand in ihrer Küche gestanden und habe alles gemacht. Da sei seine Frau unruhig geworden und die Haushälterin habe es mit der Angst bekommen. Vor wenigen

*Tagen habe ihn seine Frau das erste Mal geschlagen. Sie kam plötz-
lich auf ihn zu. Er weiß nicht warum.*

*Ich frage ihn, was seine Ehefrau vor ihrer Erkrankung für ein Mensch
gewesen sei?*

*Er berichtet von ihrer Tätigkeit als Vorstandssekretärin bis zur Heirat.
Dann habe sie zwei Kinder erzogen, auch ein Sohn aus erster Ehe
lebte im Haushalt. Später kam noch sein Vater dazu. Der war sehr
ansprüchlich und habe ihr gegenüber seine Rechte eingefordert, ohne
eine Spur von Dankbarkeit zu zeigen. Er habe vor der Heirat ein gra-
phologisches Gutachten seiner Ehefrau anfertigen lassen. Da wurde
vor allem ihre Anpassungsfähigkeit vermerkt. Er habe die Tragweite
damals nicht erkannt. Anpassungsfähig heiße wohl auch, eigene Interessen zurückstehen zu lassen. Ihr Lebensziel war „die heile Familie".
Dafür habe sie viele Opfer gebracht.*

*Ich frage ihn nach den Opfern? Er antwortet, dass sie immer die Die-
nende war. „Es sei klar gewesen: Mutter machte alles. Ihr Oberstes
war ihr die Familie".*

*Ich frage ihn danach, wie für ihn diese Anpassungsfähigkeit seiner
Frau gewesen sei?*

*Er sagt, dass es wohl besser gewesen wäre, wenn sie laut und deut-
lich ihre Interessen verkündet hätte. „Denn sonst wissen die mit ihr
Lebenden gar nicht, was sie eigentlich will."*

*Ich frage ihn nach der Art der Beziehung zu seiner Ehefrau? Er ant-
wortet: „Ich war der Patriarch. Nicht in dem Sinne desjenigen, der sich
bedienen lässt, aber im Sinne desjenigen, der das ganze lenkt. „Es
war selten, dass meine Frau mal die Initiative übernommen hat. Das
musste ich tun, dann war sie bei der Sache und machte mit."*

*Ob es auch mal Schwierigkeiten in der Beziehung gegeben habe, will
ich wissen. Er antwortet, dass es nie Schwierigkeiten in dem Sinne
gegeben habe, dass die Ehe in Frage gestellt worden sei. Streitereien
habe es natürlich gegeben. Er sei sehr leicht verletzbar und habe vielleicht Probleme gehabt mit dem Widerspruch anderer fertig zu werden. „Man lebt so seltsam anders im Beruf als zu Hause. In der Familie lässt man sich mehr gehen." Er habe mal irgendwo gelesen, dass
solche Menschen zu dieser Krankheit tendieren, die ein behütetes
Leben geführt haben. Die Jugend seiner Frau war nicht behütet. Der
Vater starb, als sie fünf Jahre alt war und hatte eine Landwirtschaft,*

die die Mutter fortführte, obwohl diese das innerlich gar nicht wollte. Und die Tochter, Frau H., wurde sehr eingespannt. Er würde gerne wissen, ob ihr seelischer Kummer zu ihrer Krankheit beigetragen habe. Das sei eine Frage, die ihn sehr bewege. Er habe vielleicht eher als andere die Tendenz zu sagen: „Die seelische Biographie kann dazu beigetragen haben." Mit seiner Frau sei er kürzlich bei einem Heilpraktiker gewesen. Es klinge seltsam, aber der Mann habe zwei Praxen: als Tierarzt und dann noch als Heilpraktiker. Der Heilpraktiker habe ihn gefragt, was seine Frau an Belastungen habe mitmachen müssen. Da sei er dann bald auf seinen Vater und auf ihre Mutter gekommen, die „eine liebe Frau" war, aber wenn seine Schwiegermutter da gewesen sei, dann habe seine Frau in der Küche nur die zweite Rolle gespielt. Das habe ihr natürlich nicht gefallen. Der Heilpraktiker meinte auch, seine Frau habe ihr Leben dem Wunsch geopfert, eine heile Familie zu haben. Das sei ihm sehr nahe gegangen.

Ich frage nach, was das konkret für ihn bedeute? Er sagt, das er sich seiner Frau gegenüber noch mehr verpflichtet fühle, etwas gut zu machen. Es wäre für ihn eine Entlastung zu erfahren, dass es bei seiner Frau eine genetische Veranlagung gäbe.

Ob es um Schuld gehe, möchte ich wissen? „Ja, um Mitschuld", lautet seine Antwort. Wobei das eine unbewusste Schuld sei. Man könne es auch Verantwortung nennen. Aber, es sei schon richtig, es gehe um Schuld. Die Unterstützung seiner Frau sei so etwas wie Wiedergutmachung. Wiedergutmachung, das sei ein wichtiges Gefühl. Und das zweite wichtige Gefühl sei das Bedauern darüber, dass man nicht mehr über die gemeinsamen Probleme habe sprechen können und dass das jetzt nicht mehr möglich sei. „Es wurde so manches unter den Teppich gekehrt." Wobei der Heilpraktiker gesagt habe, er solle mit seiner Frau über den Vater sprechen und über die Schwierigkeiten mit der Mutter. Er solle immer wieder darüber reden im Sinne der Anerkennung, was seine Frau da alles geleistet habe. Dann habe der Heilpraktiker noch gemeint – er wisse allerdings nicht, ob das ernst gemeint sei – er könne auch mit ihr reden, wenn sie gar nicht da wäre. Das es so etwas gibt, dass man über weite Strecken Verbindungen herstellen kann, das sei ja wohl so.

Ich frage ihn, ob er eine Art Gedankenübertragung meine oder so etwas wie innere Verbundenheit? Er antwortet, dass die Amerikaner mal Experimente gemacht hätten, zwischen Leuten in einem U-Boot und Leuten an Land. Es gebe immer wieder erstaunliche Erlebnisse.

Er habe das einmal bei einem Mitarbeiter erlebt, wo der Sohn ge-
träumt habe, die Mutter sterbe und die starb dann wirklich. Es war gar
nicht zu erwarten gewesen: der plötzliche Tod. Herr H. unterbricht
seine Rede und erinnert mich daran, dass wir am Ende der vereinbar-
ten Redezeit angelangt sind. Er bedankt sich für das Gespräch, Re-
den helfe ihm manchmal.

Als ich dies schrieb, hatte ich den Eindruck, dass vieles was die Trauer und die Besonderheiten des Trauerprozesses bei Angehörigen von
Demenzkranken im besonderen angeht, hier bereits in dem Gespräch
gesagt ist und zur Darstellung kommt. Gleichzeitig beschlich mich ein
Gefühl von Vermessenheit bei dem therapeutisch motivierten Gedanken, Anregungen im sogenannten „richtigen Umgang" mit Trauerge-
fühlen geben zu wollen. In der Psychologie gibt es viele Untersuchungen über „gelingende und misslingende Trauerprozesse", protektive
Faktoren und günstige Coping-Mechanismen. Aber so wichtig diese
empirisch gesicherten theoretischen Konstrukte und die aus ihnen folgenden Handlungsanweisungen sind, liegt in ihnen auch ein Moment
der Verfehlung und Auslassung. Das Verfehlte möchte ich bestimmen
als Anerkennung der Unmöglichkeit gelingender Trauer. Dies brachte
mich zu der Frage, was überhaupt – ohne das hier Resignation angebracht wäre – ärztliche oder psychologische Hilfe für die Angehörigen
von Demenzkranken leisten kann. Ich denke, dass neben den psy-
choedukativen, beratenden und praktisch-anleitenden Hilfestellungen,
so etwas wie die angemessene Haltung vor dem Affekt der Trauer
des anderen von entscheidender Bedeutung ist. Denn oft ist die Hoffnung der Angehörigen auf „das neue Antidementivum" oder die Sug-
gestion von operativer Kompetenz im Umgang mit schwierigen Situationen im Pflegealltag nur die letzte Abwendung der eigenen Ohmacht
und die aus ihr resultierende Wut der Verzweifelung. Ist also neben
der Vermittlung einer Pädagogik des Trauerns, die Beherrschbarkeit
suggeriert, um das Unaushaltbare aushaltbar zu machen, nicht auch
eine Haltung des Respekts oder vielleicht – um in religiösen Kategorien zu denken – sogar der Demut vor der Trauer des anderen angemessen?

Was aber ist eigentlich Trauer und worin liegt die Unmöglichkeit ihres
Gelingens? Sigmund Freud schrieb 1915, in der Zeit des 1. Welt-
kriegs, in der er sich intensiv mit dem Phänomen der Trauer beschäftigte, über dieselbe, dass „die Trauer... dem Laien so natürlich erscheint, dass er sie für selbstverständlich erklärt. Dem Psychologen
aber ist die Trauer ein großes Rätsel, eines jener Phänomene, die

man selbst nicht klärt, auf die man aber anderes Dunkle zurückführt. Wir stellen uns vor, dass wir ein gewisses Maß von Liebesfähigkeit... besitzen, welches sich in den Anfängen der Entwicklung dem eigenen Ich zugewendet hatte. Später aber, eigentlich von sehr frühe an, wendet es sich vom Ich ab und den Objekten zu, die wir solcher Art gewissermaßen in unser Ich hineinnehmen... gehen die Objekte uns verloren, wird unsere Liebesfähigkeit wieder frei. Sie kann sich andere Objekte zum Ersatz nehmen oder zeitweilig zum Ich zurückkehren. Warum aber diese Ablösung der Liebesfähigkeit von ihren Objekten ein so schmerzhafter Vorgang sein sollte, das verstehen wir nicht und können es derzeit aus keiner Annahme ableiten. Wir sehen nur, dass sich die Liebesfähigkeit an ihre Objekte klammert und die verlorenen auch dann nicht aufgeben will, wenn der Ersatz bereit liegt. Das also ist die Trauer". (Freud 1915)

Ein Jahr später beschäftigt sich Freud in seiner Arbeit Trauer und Melancholie mit dem Problem der Trauerarbeit. Das, was die Trauerarbeit leisten muss, ist die Auflösung der Anklammerung mit der die Liebefähigkeit am nicht mehr existierenden Objekt hängt. Nach der Wahrnehmung, dass die geliebte Person nicht mehr existiert, besteht die zu bewältigende Aufgabe darin, dass alle Liebesfähigkeit von Erinnerungsspuren, die mit dieser geliebten Person zusammenhängen, abgezogen werden soll. Dagegen gibt es „ein Sträuben", eine „Anklammerung", welche sogar manchmal so intensiv sein kann, dass die geliebte Person eine Zeitlang in einer wahnähnlichen Vorstellung weiter anwesend gehalten wird. Das worauf Freud des weiteren hinweist, ist, dass der Verlust des Liebesobjektes die Ambivalenz der Liebesbeziehung zur Geltung bringt, denn jeder Verlust des geliebten Objekts ist auch eine Kränkung und Enttäuschung. Von der normalen Trauer unterscheidet Freud als pathologische Trauer die Melancholie, bei der die Trauerarbeit misslingt und die Anklammerung an das Objekt nicht aufgelöst werden kann. Es kommt es zu einer Herabsetzung des Selbstwertgefühls, eine „großartige Ichverarmung", die bis zu Schuld- und Selbstbestrafungsvorstellungen führen kann. „Bei der Trauer ist die Welt arm und leer geworden, bei der Melancholie ist es das Ich selbst". (Freud 1916) Bei der pathologischen Trauer wird die Objektliebe durch Identifikation mit dem verlorenen Objekt ersetzt. Das Objekt wird gleichsam in das Ich hineingenommen und der „Schatten des Objekts fällt auf das Ich, welches nun... wie das verlorene Objekt beurteilt wird" (Freud 1916). Der Konflikt zwischen Ich und der geliebten Person wird zu einem Zwiespalt zwischen Ich-Kritik und dem durch Identifizierung verändertem Ich. Trauerarbeit, die die Verlötungen des Ichs mit dem Liebesobjekt auflösen soll, bestimmt Freud schlicht durch eine ökonomische Bilanz: „Die Trauer bewegt das Ich dazu, auf das Objekt zu verzichten, indem es das Objekt für tot erklärt und dem Ich die Prämie des am Leben Bleibens bietet". (Freud 1916)

Ich glaube, dass uns Freud hier auf drei Besonderheiten hinweist: Erstens hat Trauer etwas mit Liebe und deren Verlust zu tun; zweitens führt der Verlust von etwas Geliebtem mindest zu einer Entleerung der Erfahrung von Welt und im Extrem zu einer Entleerung des Ich (i. S. des personalen Selbst); drittens aktualisiert der Verlust von etwas Geliebtem aktualisiert die Ambivalenz, die jeder Liebesbeziehung zugehörig ist. Das Unmögliche der Trauer liegt darin, dass etwas aufgegeben werden muss, was nicht aufgegeben werden kann, weil das Subjekt sich nur vermittels dieser besonderen Beziehung, die Liebe genannt wird, als Subjekt konstituiert und in der Welt halten kann.

Der Schrecken für den Angehörigen – ein Schrecken, der ernst zunehmen ist – entsteht durch die Veränderungen und Entstellungen, die die geliebte Person durch den Demenzprozess erleidet. Das „alte Liebesobjekt" geht verloren und macht die Auflösung einer intensiven Beziehung notwendig. Gleichzeitig ist die phantomatische Erscheinung des Liebesobjektes weiter anwesend, erinnert an seinen Verlust und es entsteht eine neue Anforderung an eine andere Form der intensive Bindung durch die Notwendigkeit von Fürsorge. Mir erscheint der Rat des Heilpraktikers, Herr H. könne auch mit seiner Frau reden, wenn sie gar nicht da sei, durchaus angemessen, um Trauerarbeit an der unheimlichen Beziehung leisten zu können, die Herrn H. in seiner Gedankenverbundenheit mit etwas Abwesendem, was zugleich anwesend ist, hält. Sie merken vielleicht an meiner Rede, dass ich Sympathie wecken möchte für solcherlei Arbeit am Paradoxen – eben eine Sympathie für eine Haltung des Respekts vor der Trauer des anderen.

Literatur

Freud S (1915) Vergänglichkeit. GW Bd 10

Freud S (1916) Trauer und Melancholie. GW Bd 10

Einsatz von ehrenamtlichen Helferinnen und Helfern in der Betreuung von Demenzkranken – Zwischenergebnisse einer empirischen Untersuchung

B. Schirmer & E. Gräßel

Einleitung

Niederschwellige Angebote für Demenzkranke und deren Angehörige, wie Betreuungsgruppen, Angehörigengruppen, Nachbarschaftshilfe etc., sind wichtige Elemente der Versorgungsstruktur. Sie sind in unterschiedlichem Ausmaß und zum Teil nur punktuell vorhanden. Die Alzheimer-Gesellschaften setzen sich für deren Ausbau ein. In den neunziger Jahren kam das Angebot der ehrenamtlichen Helferinnen und Helfer hinzu. Dabei handelt es sich um interessierte Menschen aus der Allgemeinbevölkerung, die bereit sind, stundenweise demenzkranke Menschen zu Hause zu betreuen und dadurch die oftmals psychisch und körperlich schwer belasteten pflegenden Angehörigen zu entlasten. Im Gegensatz zu einer reinen Vermittlung von Betreuungspersonen beinhaltet das Konzept der ehrenamtlichen Helferinnen und Helfer eine umfassende Vorbereitung (Schulung) der „Laien" auf ihre Helfertätigkeit und die weitere Begleitung der Ehrenamtlichen durch professionelle Personen in regelmäßigen Treffen und bei Bedarf in Einzelgesprächen. Bei der Angehörigenberatung e.V. Nürnberg werden seit 1995 gezielt Gruppen von ehrenamtlichen Helferinnen und Helfern angeworben, geschult und begleitet. Kennzeichen des Projekts „Helferinnenkreis" sind:

- 40-stündige Schulung vor Beginn der Tätigkeit sowie eine jährliche Fortbildung;

- monatliche Treffen in derzeit zwei Gruppen;

- erster Besuch gemeinsam mit einer hauptamtlichen Mitarbeiterin;

- kontinuierliche Begleitung der Helferinnen und Helfer;

- Aufwandsentschädigung von € 7,70 pro Stunde.

Bisher fehlten systematische Kenntnisse zu den Erwartungen, die die Helferinnen und Helfer an ihre zukünftige Tätigkeit sowie an die Schulung und Begleitung haben, über die Gründe, eine Helferinnentätigkeit beginnen zu wollen, aber auch über die Gründe, die zu einer Beendigung dieses ehrenamtlichen Engagements führen. Erkenntnisse hierzu werden einen Beitrag leisten, dieses niederschwellige Angebot gezielter und strukturierter auf- und ausbauen zu können.

Zu diesem Thema haben die Alzheimer Gesellschaft Mittelfranken e.V. und die Angehörigenberatung e.V. Nürnberg ein gemeinsames Forschungsprojekt geplant, das durch den Erhalt des Forschungsförderungspreises der Deutschen Alzheimer Gesellschaft im Jahre 2000 und die damit verbundenen Mittel ermöglicht wurde. Wir danken der Deutschen Alzheimer Gesellschaft ganz besonders für diese Unterstützung.

Bei den folgenden Ergebnissen handelt es sich um eine Zwischenbilanz, da die Verlaufsuntersuchung bis Sommer 2003 andauert. Drei wichtige Fragestellungen werden aufgegriffen:

1 Welche angenehmen bzw. unangenehmen Erfahrungen machen die Helferinnen und Helfer während ihrer ehrenamtlichen Tätigkeit und was erleben sie dabei als hilfreich bzw. weniger hilfreich in der Begleitung durch professionelle Personen?

2 Lässt sich bei Punkt a) ein unterschiedliches Erleben von ehemaligen und aktiven Helferinnen und Helfern feststellen, das den Abbruch bzw. die Fortführung der Tätigkeit erklären kann?

3 Welche Gründe führen zum Abbruch der Helferinnen-/Helfertätigkeit?

Methodik

Die Befragung sollte möglichst alle Helferinnen und Helfer umfassen, sowohl diejenigen, die in Nürnberg seit 1995 auf ihre helfende Tätigkeit vorbereitet wurden (retrospektive Befragung), als auch diejenigen, die im Untersuchungszeitraum 2000 bis 2003 neu geschult werden (prospektive Befragung). Bei der retrospektiven Befragung im November 2001 wurden alle „vorhandenen" Helferinnen und Helfer in die Untersuchung aufgenommen, die bereit waren, Auskunft zu geben und die über die vorhandene Adresse erreichbar waren. Dabei handelt es sich um 16 aktive und um 14 ehemalige Helferinnen und Helfer. Von den 14 ehemaligen Helferinnen und Helfern waren 4 nur geschult worden. Die restlichen 10 befanden sich auch im Helfereinsatz, den sie inzwischen aufgegeben haben („Abbrecherinnen" und „Abbrecher"). Die Befragung beinhaltete einen standardisierten Fragebogen zum Ausfüllen sowie ein persönliches Interview auf der Grundlage eines Interviewleitfadens. (Bei den 14 ehemaligen Helferinnen und Helfern wurde die Befragung telefonisch durchgeführt.)

Der prospektive Teil umfasst bisher die Pilotgruppe von November 2000 (25 Personen) und die Untersuchungsgruppe von November 2001 (8 Personen). Vor der Schulung wurden sie ebenfalls mit Hilfe des Fragebogens und im persönlichen Gespräch auf der Grundlage eines Interviewleitfadens befragt. Nach sechs Monaten und nach eineinhalb Jahren sind Zweit- und Drittinterviews (telefonisch) angesetzt, die bis Juni 2003 andauern werden.

Die Angaben wurden aufgezeichnet und anschließend transkribiert oder mitgeschrieben und dann immer einer systematischen Inhaltsanalyse unterzogen. Schließlich wurden die anonymisierten Daten elektronisch gespeichert und mit Hilfe des Rechenprogramms SPSS („Statistical Package for Social Sciences") weiter ausgewertet.

Ergebnisse

Soziodemographische Merkmale der Helferinnen und Helfer

Bei den Helferinnen und Helfern handelte es sich größtenteils um Frauen. Von diesen waren zwei Drittel zwischen 45 und 65 alt Jahre und die Hälfte verheiratet (Tabelle 1). Etwa die Hälfte hatte zurückliegende Erfahrungen als pflegender Angehöriger. Hoch ist auch der Anteil derjenigen, die schon Erfahrung in einem anderen Ehrenamt ge-

macht haben (im 53%). Von diesen wiederum gaben 40% Gemeindearbeit oder Besuchsdienst als früheres Ehrenamt an.

Tabelle 1:   Kennzeichen der Helferinnen und Helfer

	retrospektive Gruppe (N=30)	prospektive Gruppe (N=33)
Alter (in Jahren; Mittelwert in Klammer)	30-79 (55,6)*	34-76 (52,9)
Geschlecht (Frauen)	90%	82%
Bildungsniveau		
- Volks-/Hauptschule	43%	19%
- Mittel-/Realschule	32%	48%
- Gymnasium	7%	23%
- Fachschule/Universität	18%	10%
Familienstand:		
- ledig	21%	13%
- verheiratet	41%	55%
- getrennt lebend	7%	3%
- geschieden	17%	10%
- verwitwet	14%	19%
Erwerbstätigkeit (aktuell)	32%	27%
Einschätzung der eigenen finanziellen Situation:		
- ich komme sehr gut zurecht	14%	23%
- ich komme gut zurecht	38%	55%
- ich komme einigermaßen zurecht	24%	23%
- ich komme weniger gut zurecht	14%	0%
- ich komme schlecht zurecht	10%	0%
Ehemaliger pflegender Angehöriger	40%	50%
Erfahrung mit Ehrenamt	59%**	47%***
Demenzerkrankung im Familien- und/oder Bekanntenkreis [davon die Situation sehr eng miterlebt]	41% [36%]	56% [60%]

* Schulung lag 2 bis 6 Jahre zurück
** u.a. 3x Gemeindearbeit, 2x Besuchsdienst, 2x Kinderbetreuung, 2x Elternbeirat
*** u.a. 5x Gemeindearbeit, 3x Besuchsdienst, 2x soziale Einrichtungen (Mütterzentrum, Stadtmission)

Erfahrungen der Helferinnen und Helfer in ihrer Tätigkeit

Die Helferinnen und Helfer – aktive ebenso wie bereits aus der Tätigkeit ausgeschiedene – wurden nach der subjektiven Bewertung verschiedener Aspekte ihrer Tätigkeit befragt (angenehme und unangenehme Erfahrungen in der Tätigkeit, hilfreiche und weniger hilfreiche Aspekte in der Begleitung durch Hauptamtliche). Wir wollten herausfinden, ob ein unterschiedliches Erleben in den beiden Teilgruppen (aktive und ehemalige Helferinnen und Helfer) dazu beiträgt, die Tätigkeit fortzuführen oder aufzugeben. Die Fragestellung lautet: Haben die Personen, die die Tätigkeit als Helferin/Helfer aufgaben, häufiger negative Erfahrungen gemacht, die immer noch aktiven Helferinnen und Helfer hingegen häufiger positive?

Während die Frage nach angenehmen Erfahrungen in beiden Teilgruppen ähnlich beantwortet wurde („es ist ein gutes Gefühl zu helfen" wurde am häufigsten genannt; Tabelle 2), gibt es deutliche Unterschiede bei der Frage nach unangenehmen Erfahrungen. Nur eine von zehn ehemaligen Helferinnen und Helfern gab eine unangenehme Erfahrung an. Bei den aktiven Helferinnen und Helfern berichteten immerhin mehr als zwei Drittel über Unangenehmes (Tabelle 3).

Tabelle 2:   Erfahrungen während der Tätigkeit, die eher als angenehm erlebt wurden (an erster Stelle genannte Erfahrung)

	Häufigkeit der Nennungen bei den	
	aktiven Helferinnen und Helfern (N = 16)	**„Abbrecherinnen"/ „Abbrechern"** (N = 10)
Eine insgesamt befriedigende Tätigkeit / gutes Gefühl zu helfen	8	3
Positive Beziehung zur betreuten Person	5	1
Anerkennung durch die Angehörigen	1	1
Keine Inkontinenzpflege ausführen zu müssen	-	1
Summe	**14 (88%)**	**6 (60%)**

Tabelle 3:   Erfahrungen während der Tätigkeit, die eher als unangenehm
               erlebt wurden (an erster Stelle genannte Erfahrung)

	Häufigkeit der Nennungen bei den	
	aktiven Helferinnen und Helfern (N = 16)	„Abbrecherinnen" / „Abbrechern" (N = 10)
Anfangs die betreute Person nicht zu kennen	3	-
Die betreute Person ist unkooperativ / aggressiv	2	-
Schwieriger Umgang mit Angehörigen		
Depressive Stimmung der betreuten Person	1	-
Inkontinenzpflege	1	-
Sterbeprozess / Tod der betreuten Person	1	1
Mit den Einsätzen nicht ausgelastet	1	-
Summe	**11 (69%)**	**1 (10%)**

Bewertung der professionellen Begleitung

Auf die Frage „Was war hilfreich, wenn Sie an die Begleitung durch
die hauptamtlichen Mitarbeiterinnen der Angehörigenberatung denken?" nannte die Hälfte der aktiven Helferinnen und Helfer „Hilfestellung bei Problemen" an erster Stelle (Tabelle 4; Zitat: „Es ist immer
jemand da, wenn man ein Problem hat."). Für die ehemaligen Helferinnen und Helfer spielt dieser Aspekt keine Rolle. Mehr als zwei Drittel erlebten die monatlichen Treffen mit der Möglichkeit zum Erfahrungsaustausch als hilfreich.

Tabelle 4:   Begleitung durch professionelle Personen: Was war hilfreich?
              (an erster Stelle genannte Erfahrung)

	Häufigkeit der Nennungen bei den	
	aktiven Helferinnen und Helfern (N = 16)	„Abbrecherinnen" / „Abbrechern" (N = 10)
Hilfestellung bei Problemen	8	-
Regelmäßige monatliche Treffen mit der Gelegenheit zum Erfahrungsaustausch	3	7
Verständnis für die Helferinnen (es wird kein Druck zum Weitermachen ausgeübt)	3	1
Möglichkeit zum entlastenden Gespräch	1	-
Begleitung zum Erstbesuch	-	1
Summe	15 (94%)	9 (90%)

Gründe für die Aufgabe der Tätigkeit

Wie aus Tabelle 5 deutlich wird, führten in erster Linie von der Tätigkeit unabhängige Faktoren zur Aufgabe des Ehrenamtes. An erster
Stelle stehen hier zeitliche Belastungen, gefolgt von gesundheitlichen
Problemen und einem Wiedereinstieg in den Beruf. Einzelne Angaben
weisen auf Probleme in Zusammenhang mit der Helfertätigkeit hin.

Tabelle 5:   Gründe für die Beendigung der Tätigkeit (Mehrfachnennungen möglich)

	„Abbrecherinnen" / „Abbbrecher" (N = 10)
Zeitlich ausgelastet	5
Gesundheitliche Probleme	2
Wiedereinstieg in den Beruf	2
Familiäre Verpflichtungen	1
Konflikte mit professionellem Pflegepersonal	1
Konflikt mit einer anderen Helferin	1
Ausschluss durch die Angehörigenberatung	1
Tod der betreuten Person	1

Resümee

Annähernd die Hälfte all derer Personen, die sich in unserer Untersuchung für die freiwillige Betreuung Demenzkranker interessierten, bringt eigene Erfahrungen mit Demenzkranken in der Familie oder im Bekanntenkreis mit. Dieser Personenkreis ist wohl das Hauptpotential für die Gewinnung Freiwilliger zur stundenweisen Betreuung demenzkranker Menschen. Dieser Aspekt ist sowohl bei der Schulung als auch der Begleitung der Helferinnen und Helfer zu bedenken, denn er birgt in sich sowohl Chancen (z.B. praktische Erfahrung im Umgang mit Demenzkranken, Wissen um die Situation pflegender Angehöriger) als auch Gefahren (z.B. Übertragungen, Überengagement, um Versäumtes wieder gut zu machen).

Schwierige Situationen, die von den Helferinnen und Helfern als unangenehm bewertet wurden, scheinen mit der Tätigkeit einherzugehen. Dies kann bei der Betreuung eines Demenzkranken auch nicht verwundern. Dass die ehemaligen Helferinnen und Helfer kaum unangenehme Erfahrungen nannten, lässt sich mit dem psychologischen Phänomen erklären, dass negative Erlebnisse in der Erinnerung eher verblassen als positive und deshalb weniger präsent sind.

Bei den weiterhin aktiven Helferinnen und Helfern müssen andere Faktoren, nicht etwa die Abwesenheit negativer Erlebnisse, dazu beigetragen haben, dass die Tätigkeit fortgeführt wurde. Obwohl mehr als zwei Drittel von unangenehmen Erfahrungen berichtete, bewertete die Hälfte aller befragten aktiven Helferinnen und Helfern ihre Tätigkeit, vor allem das Gefühl, helfen zu können, als eine befriedigende Erfahrung (Zitat: „Dass man das Gefühl hat, man kann jemandem helfen, das finde ich für mich persönlich angenehm.“). Offensichtlich haben die positiven Erfahrungen einen höheren Stellenwert als die negativen Erlebnisse. Hier scheint vor allem die Hilfestellung bei Problemen durch die hauptamtlichen Mitarbeiterinnen eine Rolle zu spielen. Das Wissen, bei problematischen Situationen nicht allein gelassen zu werden, und die Möglichkeit, diese in Fallbesprechungen und im Erfahrungsaustausch bearbeiten zu können, befähigen die Helferinnen, sich auch weiterhin potentiell negativen Erfahrungen in der Betreuung demenzkranker Menschen auszusetzen.

Auch wenn die Personen, die ihre Helfertätigkeit nicht fortgeführt haben, hauptsächlich persönliche Gründe für die Beendigung nannten, so deutet sich zumindest an, dass sie die Hilfestellung bei Problemen nicht als hilfreich erfahren oder nicht in Anspruch genommen haben. Einzelne Gründe für die Beendigung der Helferinnentätigkeit (Konflikte mit dem professionellen Pflegepersonal, mit einer anderen Helferin, Ausschluss durch die Angehörigenberatung) lassen auf ungelöste Konflikte schließen, bei denen es offenbar nicht gelang, eine befriedigende Bewältigung des Problems herbeizuführen. In der Folge trugen diese Erfahrungen zu einem Abbruch der Tätigkeit bei.

Um das Konzept einer stundenweisen Entlastung pflegender Angehöriger durch Ehrenamtliche für die Erkrankten, für ihre pflegenden Angehörigen und nicht zuletzt für die ehrenamtlichen Helferinnen und Helfer zu einem Gewinn werden zulassen, sind zwei Bedingungen absolut notwendig. Erstens eine umfassende Vorbereitung der Ehrenamtlichen auf die Tätigkeit und zweitens eine kompetente, professionelle und vor allem dauerhafte Begleitung der Ehrenamtlichen durch professionelle Kräfte. Im Sinne einer „Qualitätssicherung" der häuslichen Pflege ist dieser Einsatz von finanziellen und personellen Ressourcen unerlässlich.

Betreuungsagenturen: Niederschwellige Angebote?

B. Höft

Der Begriff „Betreuungsagentur" hat seit Einführung des Pflege-leistungs-Ergänzungsgesetzes (PflEG) als Fünftem Abschnitt des SGB XI Hochkonjunktur.

Ein **Agent** ist laut Brockhaus ein Mensch, der im Auftrag und Interesse eines anderen Menschen tätig wird. Dies bedeutet in dem hier gegebenen Zusammenhang: Mitarbeiter einer Betreuungsagentur werden im Auftrag und Interesse psychisch kranker und dadurch pflegebedürftiger älterer Menschen und ihrer pflegenden Angehörigen tätig, um Betreuungsleistungen zu vermitteln.

Um die Ziele und die Anforderungen an eine solche Tätigkeit herauszuarbeiten und letztlich die Frage beantworten zu können, ob Betreuungsagenturen niederschwellige Angebote sind, ist es notwendig, die gesetzlichen Vorgaben im § 45c SGB XI zu analysieren.

Im Rahmen der Förderung und Weiterentwicklung der Versorgungsstrukturen für Pflegebedürftige mit erheblichem allgemeinen Betreuungsbedarf sollen abgestufte bedürfnisorientierte, gemeindenahe Hilfen und Versorgungsangebote niederschwellig und unbürokratisch gefördert werden.

Besondere Bedeutung wird dabei der Entlastung der pflegenden Angehörigen, insbesondere von Betroffenen mit demenzbedingten Fähigkeitsstörungen, zubemessen. Zudem wird eine Erleichterung des Einstiegs der Betroffenen in das Hilfesystem über solche niederschwelligen Angebote erwartet.

§ 45c Abs. 3 benennt konkrete Beispiele solcher Angebote wie:

- Betreuungsgruppen für Demenzkranke,

- Helferinnenkreise zur stundenweisen Entlastung pflegender Angehöriger im häuslichen Bereich,

- die Tagesbetreuung in Kleingruppen oder Einzelbetreuung durch anerkannte Helfer,

- *Agenturen zur Vermittlung von Betreuungsleistungen* für Pflegebedürftige im Sinne des § 45a sowie familienentlastende Dienste.

In § 45a SGB XI wird die Zielgruppe definiert. Hier heißt es: „Neben dem Hilfebedarf in der Grundpflege und in der hauswirtschaftlichen Versorgung und einer Einstufung in mindestens Pflegestufe 1 besteht ein erheblicher Bedarf an allgemeiner Beaufsichtigung und Betreuung, der zu dauerhafter Einschränkung der Alltagskompetenz geführt hat..... Hierzu zählen Menschen mit demenzbedingten Fähigkeitsstörungen, geistiger Behinderung und psychischer Erkrankung. „

Alle Pflegebedürftigen infolge psychischer Krankheit oder geistiger Behinderung vom Ausmaß der Pflegestufe 1 sind somit anspruchsberechtigt; im Weiteren soll wegen der besonderen Bedeutung speziell auf Menschen mit Demenzerkrankungen und ihre pflegenden Angehörigen eingegangen werden.

Zentrale Charakteristika der vermittelten Hilfen und Angebote sollen „Niederschwelligkeit" und Bedürfnisorientierung sein.

Der Begriff „niederschwelliges Angebot" ist im Gesetz nicht eindeutig definiert.

Damit bezeichnet werden Leistungen im Vorfeld bzw. in Ergänzung medizinischer Therapie oder professioneller Pflege, im Rahmen von Selbsthilfe oder durch ehrenamtlich Tätige, außerhalb von Ansprüchen auf Finanzierung aus der Kranken- oder (zumindest bis 1.1.2002) der Pflegeversicherung.

Die Erforschung der Bedürfnisse Betroffener und der Bedingungen der Inanspruchnahme von Hilfen durch psychisch kranke und pflegebedürftige ältere Menschen in Deutschland hat in den letzten Jahren wichtige Ergebnisse gezeigt.

Eine umfassende Zusammenstellung des von den pflegenden Angehörigen Demenzkranker selbst benannten Unterstützungsbedarfes wurde in der Studie *Pro Dem*, einem Projekt zur regionalen Versorgung Demenzkranker und ihrer pflegenden Angehörigen, vorgelegt (Klingenberg et al. 2001). Am häufigsten angegeben wurden (Häufigkeit der Angaben in Prozent, Mehrfachnennungen waren möglich):

- Anregungen, wie ich mit der zu pflegenden Person im Alltag umgehen soll (z.B. mit ihrer Hilflosigkeit, ihren Ängsten, Aggressionen, etc.), 60%

- Informationen über finanzielle Dinge in Zusammenhang mit der Betreuung und der Pflege, 59%

- die Möglichkeit für einen Erfahrungsaustausch mit anderen, die sich in einer ähnlichen Situation befinden wie ich, 58%

- jemanden, an den ich mich in Krisensituationen wenden kann, 53%

- die Möglichkeit, mir bei jemandem Rat zu holen, wie ich mit bestimmten Problemen umgehen soll, 53%

- Informationen darüber, welche speziellen Hilfsmittel es für die Betreuung und Pflege gibt, 53%

- Praktische Unterstützung durch andere Personen (bei der Krankenpflege, im Haushalt, etc.), 49%

Zudem haben epidemiologische Untersuchungen über die Pflegenden herausgearbeitet, dass 8 von 10 Hauptpflegepersonen in Deutschland Frauen sind. Die häusliche Versorgung einer entfernten oder nicht verwandten Person eines Demenzpatienten übernehmen relativ häufiger weibliche Pflegepersonen. Von den Pflegenden selbst benannte körperliche Beschwerden wie Erschöpfung, Gliederschmerzen und Herz- und Magenbeschwerden sind bei solchen Pflegepersonen, die Demenzpatienten versorgen, ausgeprägter als bei denjenigen, die einen älteren Menschen mit weitgehend unbeeinträchtigter kognitiver Leistungsfähigkeit pflegen (Gräßel 1998).

Ebenfalls Gräßel (1997) kam bereits nach Auswertung des ersten Teils einer großen Fragebogenaktion bei Pflegepersonen Demenzerkrankter zu folgender Einschätzung der Lebensqualität der Pflegepersonen: wenn „körpernah" gepflegt werden muß, d.h. auch Hilfestellung bei der Körperpflege und Darm- und Blasenentleerung vorliegt, dann zeigen 13% der Befragten eine sehr ernstzunehmende Einschränkung ihrer Lebensqualität. Sie fühlten sich psychisch stark bis sehr stark belastet und wiesen weit überdurchschnittlich stark ausgeprägte körperliche Beschwerden auf.

Zudem konnte bei 44% der Pflegepersonen ein Risikofaktor für eigenes Krankwerden „in Form starker bis sehr starker subjektiver Belastung oder weit überdurchschnittlich ausgeprägter körperlicher Beschwerden" festgestellt werden. Dies bedeutet, dass bei 57% der Befragten ein dringender Entlastungsbedarf besteht.

Ansatzpunkte zur Senkung der Belastung sind:

- Hilfe leisten, sodass die Pflegeperson nachts länger und ungestört schlafen kann und tagsüber Hilfe bei der Pflege oder bei sonstigen Tätigkeiten

- Behandlung der Verhaltensstörungen der pflegebedürftigen Person

- Behandlung bzw. Linderung der körperlichen Beschwerden der Pflegenden selbst.

Pflegende Angehörige haben, gerade auch im Vergleich zu anderen gleichaltrigen Personen ein deutlich eingeschränktes subjektives Wohlbefinden; dies bestätigte die Metaananalyse von Untersuchungen durch Pinquart und Sörensen (2002).

Eine umfassende Darstellung über die Inanspruchnahme von Hilfen bei der Betreuung Demenzkranker gibt der Vierte Bericht zur Lage der älteren Generation des Bundesministeriums für Familie, Senioren, Frauen und Jugend, S. 202 ff (2002).

Die ersten Kontakte bei der Suche nach Hilfe laufen in der Regel über den Hausarzt. Da die Anfangssymptome einer Demenz seitens der Angehörigen häufig als Begleiterscheinung des Alternsprozesses gedeutet werden, folgt daraus ein längeres Abwarten vor dem ersten Arztbesuch. In 70% der Fälle sind es dann auch die Angehörigen, die den Erkrankten dem Arzt vorstellen.

Nur ¼ der Angehörigen, die Hochaltrige mit einer Demenz pflegen, nutzt zur Entlastung dieser Situation Beratungsangebote. Ein ebenso großer Teil nimmt Hilfen ambulanter Pflegedienste an.

Die Inanspruchnahme einer Betreuung des Demenzkranken in der Tagespflege oder Kurzzeitpflege beschränkt sich auf weniger als 1/10 der Betroffenen.

Aktuell ist die häufigste Art der Hilfe, die in Anspruch genommen wird, die finanzielle Leistung der Pflegeversicherung.

Für eine Inanspruchnahme professioneller Hilfe bei der Pflege und Betreuung durch Angehörige sind der Schweregrad der Demenz und das subjektive Belastungsniveau des pflegenden Angehörigen die wichtigsten Determinanten. Angehörige ohne Inanspruchnahme von Hilfe haben

- mehr Angst, den Demenzkranken mit nach draußen zu nehmen,

- klagen stärker über eingeschränkte Kontrollmöglichkeiten gegenüber aggressivem Verhalten des Erkrankten und

- über abnehmende Möglichkeiten der Kommunikation.

Für die Nicht-Inanspruchnahme von Hilfen ist vor allem die Unkenntnis *verfügbarer* Hilfsangebote verantwortlich.

Hilfen werden darüber hinaus nicht in Anspruch genommen, weil sie

- für noch nicht erforderlich gehalten werden,

- als Eingriff in die Familie gesehen werden oder

- weil Pflegende Schuldgefühle empfinden, wenn sie die Angehörigen in die Obhut professioneller Helfer geben.

Es wird häufiger dann keine professionelle Hilfe in Anspruch genommen, wenn die Hauptpflegepersonen bei der Pflege Hilfe von anderen Familienmitgliedern erhalten.

In verschiedenen Regionen Deutschlands wurde begonnen, basierend auf diesen Erkenntnissen, „niederschwellige" Hilfestrukturen zu entwickeln.

Effektive Unterstützung entstand in der Mehrzahl aus konkreten Hilfeleistungen, wie z.B. den Betreuungsgruppen zur Entlastung pflegender Angehöriger oder der Schaffung von Angehörigen- Selbsthilfegruppen.

Dabei stand die eigentliche Vermittlungstätigkeit, d.h. die Implementierung einer Agentur, jedoch nicht im Vordergrund.

Aus diesem Grund liegen auch noch keine speziellen Untersuchungen über die Arbeit von den Betreuungsagenturen, wie in § 45c benannt, vor.

Die bestehenden Initiativen haben die *Vermittlung* der jeweiligen Betreuungsleistung, unabhängig von den hohen Vorgaben des Vorliegens von mindestens Pflegestufe 1 nach SGB XI, vielfach finanziert als Modellprojekte, als notwendigen Teilaspekt der Betreuungsleistung oder im Rahmen von Beratung getätigt.

Ein Beispiel der gelungenen Etablierung eines niederschwelligen Betreuungsangebotes ist der HelferInnenkreis der Angehörigenberatung Nürnberg e.v. Die wichtigsten Kennzeichen dieses niederschwelligen Angebotes sind:

- Qualifizierung der ehrenamtlichen Helfer, 40-std, differenziertes Curriculum

- Regelmäßige Austausche, moderiert durch die professionellen Mitarbeiter der Beratungsstelle

- Ansprechpartner für spezielle Fragen in Zusammenhang mit den Hilfen permanent vorhanden

- Aufwandsentschädigung und Versicherung bei der Tätigkeit

- Die Vermittlung (Agenturtätigkeit) der HelferInnen geschieht dabei im Rahmen der Beratung und ist nicht kostenpflichtig.

Die Erfahrungen mit der Vermittlung von solchen Hilfeangeboten, auch in Projekt PRO DEM oder den Betreuungsgruppen der Deutschen Alzheimer Gesellschaft, lassen sich folgendermaßen zusammenfassen:

- Eine Ermittlung bzw. Prüfung des individuellen Hilfeumfangs sollte zugehend (Hausbesuch) und durch entsprechend qualifizierte Fachleute erfolgen.

- Eine Begleitung bei der Implementierung der Hilfen, mit der Möglichkeit einer Anpassung der Hilfeangebote an den individuellen und (mit längerfristiger Perspektive) sich im Zeitverlauf ändernden Bedarf erscheint, auch bei Berücksichtigung der Ergebnisse von Pinquart und Sörensen (2002) unabdingbar.

- Es muss erwartet werden, dass die Vermittlung niederschwelliger Betreuungsleistungen allein zu kurz greift. Auch die Vermittlung von Leistungen z.B. professioneller Pflege und eine enge Zusammenarbeit mit den behandelnden Ärzten, Ergotherapeuten, Physiotherapeuten unter Berücksichtigung der Gesamtsituation erscheint grundlegend.

- Die Möglichkeit der Finanzierung zumindest eines Teils der Kosten der Vermittlungstätigkeit wird durch das PflEG eröffnet. Voraussetzung ist ein Konzept zur Qualitätssicherung und eine offizielle Anerkennung durch im Rahmen der Ausführungsverordnungen zum PflEG noch zu benennende regionale Stellen.

Dabei zeigt die Erfahrung, dass Aufwandsentschädigungen z.B. für bereits bestehende niederschwellige Betreuungsleistungen wie die ehrenamtlichen Helfer, aktuell zwischen 7,50 und 10,00 Euro pro Stunde, nicht selten sogar gern bezahlt werden, obwohl gerade die pflegenden Angehörigen von den hohen Krankheitskosten bei Demenzen (die Angaben schwanken zwischen 40.000 und 60.000 Euro pro Jahr, z.B. Hallauer et al. 2000) belastet sind.

Ein Kostenbeitrag unterstreicht zum einen den Wert der Leistung, kann aber auch Schuld- und Versagensgefühle durch eine Inanspruchnahme reduzieren. Zudem hat er für das Erleben von Kontrolle über den Einsatz der Hilfen entscheidende Bedeutung.

Vor diesem Hintergrund lässt sich die Frage: *sind Betreuungsagenturen niederschwellige Angebote?* wie folgt beantworten:

Beruft mach sich lediglich auf die Vermittlungsaufgabe von niederschwelligen Leistungen und die Vorgaben für die Zielgruppe nach § 45a PflEG, können **Agenturen** nur sehr bedingt niederschwellige Angebote sein.

Bestehen vor Ort niederschwellige Betreuungsleistungen oder werden aufgebaut und ist somit eine funktionierende Vermittlung dieser Angebote, eingebettet in den Rahmen ambulanter, teilstationärer und stationärer Strukturen, etabliert, so kann durch die Zusammenfassung dieser Funktion in einer dann sogenannten „Agentur" ein niederschwelliges Angebot werden.

Die Vermittlungstätigkeit sollte dann an den oben dargestellten Kriterien orientiert sein und ohne Vorbedingungen, vor allem unabhängig vom Vorliegen der Pflegestufe 1 genutzt werden können. So kann der Einstieg in das Hilfesystem und damit in die dringend benötigte Entlastung für viele pflegende Angehörige gefördert werden.

Literatur

Angehörigenberatung e.V. Nürnberg (Hg.) (1998) Pilgrim K, Tschainer S Für ein paar Stunden Urlaub – Die stundenweise Entlastung pflegender

Angehöriger von Demenzkranken durch freiwillige Helferinnen, Eigenverlag

Bundesministerium für Familie, Senioren, Frauen und Jugend (Hg.)(2002) Vierter Bericht zur Lage der älteren Generation: Risiken, Lebensqualität und Versorgung Hochaltriger unter besonderer Berücksichtigung demenzieller Erkrankungen

GRÄßEL E (1998) Häusliche Pflege dementiell und nicht dementiell Erkrankter. Teil II: Gesundheit und Belastung der Pflegenden. Z Gerontol Geriat 31:57-62

GRÄßEL E (1997) Belastung und gesundheitliche Situation der Pflegenden. Querschnittuntersuchung zur häuslichen Pflege bei chronischem Hilfs- und Pflegebedarf im Alter. Hänsel-Hohenhausen, Egelsbach, Frankfurt

Klingenberg A, Szecsenyi J, Hesse E, Habs M, Schaper G, Bolley, Kreisch M (Hg.)(2001): PRO DEM – ein Projekt zur regionalen Versorgung Demenzkranker und ihrer pflegenden Angehörigen.

AQUA-Materialien Bd IX, AQUA – Institut für angewandte Qualitätsförderung und Forschung im Gesundheitswesen GmbH, Göttingen

Hallauer JF, Schons M, Smala A, Berger K (2000) Untersuchung von Krankheitskosten bei Patienten mit Alzheimer-Erkrankung in Deutschland Gesundh. Ökon. Qual. Manag. 5: 73-79

Pflegeleistungs-Ergänzungsgesetz (PflEG) im Sozialgesetzbuch (SGB), SGB XI, Fünfter Abschnitt, Leistungen für Pflegebedürftige mit erheblichem allgemeinen Betreuungsbedarf, Stand 01.01.2003 Fachverlag CW Haarfeld GmbH, Essen

Pinquart M, Sörensen S (2002) Interventionseffekte auf Pflegende Dementer und andere informelle Helfer: Eine Metaanalyse. Zeitschrift für Gerontopsychologie & -psychiatrie 15(2):85-100

7 Ausgewählte Themenbereiche der Gerontopsychiatrie

Generationenarbeit in der Gerontopsychiatrie? Intergenerative Gruppen mit psychisch erkrankten alten Menschen und Kindern

B. Greger

Was heißt Generationenarbeit?

Generationenarbeit zielt darauf ab, Biografien, Lebenswelten, Bedürfnisse, Fähigkeiten und Interessen Menschen verschiedener Altersgruppen zu erkunden, den intergenerativ interessierten jungen und alten (psychisch erkrankten) Menschen Kontakte zu ermöglichen und geeignete Modelle für Begegnungen zu entwickeln und zu professionalisieren.

Methoden

Intergenerative soziale Gruppenarbeiten sind ressourcenorientiert, knöpfen an den Fähigkeiten der jungen und alten (psychisch erkrankten) Gruppenmitglieder an und verstärken diese. Häufig stellen sich positive therapeutische Effekte bei psychisch erkrankten alten Menschen ein (siehe Ergebnisse).

Neben der Methode der sozialen Gruppenarbeit kommen bei intergenerativen Projekten andere Methoden zum Einsatz (Einzelgespräche, Gemeinwesenarbeitsansätze, Öffentlichkeitsarbeitsmethoden, empirische Methoden, z. B. Interviews, Beobachtungsverfahren, etc.).

Ergebnisse in intergenerativen Gruppen mit psychisch erkrankten Senioren und Kindern oder Jugendlichen

Frühere Beobachtungs-Studien und Ergebnisse aus Interviews mit Münchner Heimleitern (Totalerhebung) zeigen immer wieder (Greger, 1992, 1999, 2001), dass

- sich das Verhalten depressiver oder demenziell erkrankter Heimbewohner während der intergenerativen Treffen und zunehmend im normalen Alltag positiv verändert. Die psychisch erkrankten alten Menschen treten häufiger in Interaktion, Isolation verringert sich. Depressives Verhalten tritt während der Projekttreffen immer seltener auf, reduziert sich manchmal sogar im Alltag. Die depressiven alten Projektteilnehmer freuen sich zunehmend auf die Begegnungen mit den Kindern. Sie erleben sich wieder als selbstwirksam. Demenziell erkrankte Senioren erkennen und nutzen in intergenerativen Gruppen ihre verbliebenen Kompetenzen. So kann ihr Selbstwertgefühl enorm gesteigert werden.

- sich das Sozialverhalten der Kinder oder Jugendlichen enorm enwickelt.

- Kinder keine Anforderungen an sprachbeeinträchtigte, demenziell erkrankte oder an depressive Senioren stellen. Kinder lernen, Sprachbeeinträchtigungen oder Verhaltensauffälligkeiten bei den Senioren in der gemeinsamen Aktion mit Humor zu überspielen.

- sich die Auswahl der kommunikationsfördernden Medien oder Aktivitäten immer an den früheren und heutigen Interessen der jungen und alten Teilnehmer, ihren Kompetenzen und ihren Einschränkungen, ihrer Biografie und ihren Lebenswelten orientieren muss.

- der Projektleiter die Kinder oder Jugendlichen und ihre Eltern über die Krankheitsbilder der Senioren informieren und sie darauf vorbereiten muss.

- die Qualifikation und Erfahrung des Projektleiters in Generationenarbeit und Gerontopsychiatrie Grundvoraussetzungen für den Erfolg bei intergenerativen Projekten mit psychisch erkrankten Senioren und Kindern sind.

Zusammenfassung

Professionelle intergenerative Gruppenarbeit mit psychisch erkrankten alten Menschen und Kindern fördert Generationenbeziehungen, baut Isolation ab und trägt zu einer positiven Veränderung des Interaktionsverhaltens junger und alter Menschen bei.

Literatur

Greger, BR (2001) Generationenarbeit. Urban & Fischer, München-Jena

Greger, BR (1999) Möglichkeiten und Grenzen intergenerativer Arbeit in der stationären Altenhilfe. Diplomarbeit im Aufbaustudiengang "Soziale Gerontologie" an der Gesamthochschule Kassel

Greger, BR (1992). Intergenerative Gruppenarbeit mit alten Menschen und Kindern. Peter Lang, Frankfurt a. M.

Gibt es psychopathologische Prädiktoren für fremd-aggressives Verhalten bei gerontopsychiatrischen Akutaufnahmen?

M. Grube

Summary

In a group of 58 psychiatric patients which were older than 65 years the extent of aggressive behaviour was investigated at the time of admission. The standardized questionnaire „Social Dysfunction and Aggression Scale" (SDAS) was used to measure aggressiveness and the AMDP-system to record psychopathology. We compared our findings to a group of 436 patients which were younger than 65 years. The two groups were similar as far as frequency of aggressive behaviour against others was concerned. There was an important difference in the intensity of outward aggression between the subgroups: the geriatric patients (> 65 y.) had a significantly lower intensity of aggressive behaviour than the younger subgroup. Furthermore three variables could be identified which were correlated to aggressiveness in the geriatric subgroup: female gender, old age (>75 y.), and the psychopathological syndrome „agitated delirium". In a multiple ordinal regression model the „agitated delirium" was linked with the extend of aggressiveness most strongly in comparison to the other two variables. The psychopathological phenomenon „agitated delirium" can be identified easily even by non-professional caregivers. Therefore it may be used to establish an „early anti-aggressive intervention strategy" in order to prevent the manifestation of aggressive behaviour against others.

Einleitung

Bei der Auseinandersetzung mit aggressiven Verhaltensweisen gerontopsychiatrischer Patienten kommt der psychiatrisch Tätige in ein Dilemma: Zum einen beobachtet er sich manifestierendes aggressives Verhalten betagter Personen (Nilson et al. 1988, Bridges-Parlet et al.1994, Colenda u. Hamer 1991, Deutsch et al. 1991, Malone et al. 1993, Eastley u. Wilcock 1997, Grube 1999), zum anderen ist ihm bewusst, dass ältere Menschen nicht selten zum Opfer von aggressiven Übergriffen werden (Hirsch u. Brendebach 1999, Pot et al. 1996). Hierzu berichtet die WHO: „Between four percent and six percent of elderly people experience some form of abuse in the home, and miss treatment in institutions may be more extensive then generally believed." (Krug et al. 2002).

Trotz dieses Dilemmas besteht die Notwendigkeit, sich auf die Perspektive der Angehörigen und anderer Helfer einzulassen, wenn diese von aggressiven Verhaltensweisen gerontopsychiatrischer Patienten berichten, da – neben anderen Faktoren – aggressives Verhalten des gerontopsychiatrischen Patienten auch aggressives Verhalten der Pflegenden nach sich ziehen kann (Pillemer u. Suitor 1992). Die Frage, welche Anhaltspunkte es geben könnte, die auf eine möglicherweise bevorstehende fremdaggressive Problematik hinweisen, ist von besonderem Interesse. Wären diese bekannt, bestünde die Chance, **vor** Eskalation der Situation präventiv einzugreifen.

Fragestellung

Aufgrund der o.g. Ausführungen versuchten wir in einer systematischen Untersuchung folgenden Fragen nachzugehen:

1   Wie lässt sich das aggressive Verhalten von gerontopsychiatrischen Akutaufnahmen beschreiben?

2   Lassen sich Risikovariablen ableiten?

3   Welchen Stellenwert nimmt hierbei der psychopathologische Befund ein?

4   Wie lässt sich die Behandelbarkeit der aggressiven Subgruppe charakterisieren?

Methodik

Wir untersuchten die Aggressivität und Psychopathologie in unmittelbarem zeitlichen Zusammenhang mit der Aufnahmesituation bei 58 sukzessive aufgenommenen über 65-jährigen. Im gleichen Zeitraum (ein Aufnahme-tertial einer pflichtversorgenden Klinik) wurden 436 unter 65-jährige Patienten aufgenommen. Wir erfassten die Ausprägung aggressiven Verhaltens mittels der „Social dysfunction and aggression-scale" (SDAS, Wistedt et al. 1990). Es wurden hierzu alle erreichbaren Augenzeugen, die über aggressives Verhalten sechs Stunden vor und sechs Stunden nach der Aufnahmesituation berichten konnten, befragt. Weiterhin erhoben wir den psychopathologischen Befund standardisiert mittels des AMDP-Systems (Helmchen 1979, Baumann u. Stieglitz 1983). In der Gruppe aggressiver gerontopsychiatrischer Patienten beurteilten wir den „antiaggressiven" Behandlungserfolg nach 14 Tagen mittels der „clinical global impression-scale" (CGI, NIMH, Guy ed. 1970).

Untersuchte Gruppe

Von den 58 gerontopsychiatrischen Patienten (Alter > 65 Jahre) waren 42 Frauen und 16 Männer. Die Altersspanne war 66 bis 89 Jahre, im arithmetischen Mittel 75,59 Jahre, der Altermedian lag bei 75 Jahren. 28 Patienten waren verheiratet, 14 verwitwet, 11 geschieden und 5 ledig. 17 Patienten lebten vor Aufnahme in einer Altenwohnanlage bzw. einem Pflegeheim, 3 Patienten in einem Übergangswohnheim, 38 zu Hause. 32 Patienten wurden innerhalb der normalen Dienstzeit aufgenommen. Bei 19 Patienten erfolgte eine Unterbringung für 24 Stunden nach dem Landesunterbringungsgesetz, eine gesetzliche Betreuung war bei 8 Patienten eingerichtet. Waren die Patienten aggressiv, so ergab sich – erwartungsgemäß – eine signifikante Häufung der 24-Stunden-Unterbringungen (odds ratio: 6,364, p=.012).

Bei 52 Patienten war die CCT bzw. das MRT pathologisch über die Altersnorm verändert, 41 Patienten wiesen körperliche Erkrankungen auf. 21 Patienten litten an einer Demenz, 18 an Depressionen, 11 an akuten hirnorganischen Psychosyndromen, 6 an Alkoholismus, 2 an schizophrenen Psychosen. 12 Patienten wiesen aggressive Verhalten auf, 13 Patienten suizidale Handlungen, bei zwei Patienten war Aggressivität mit suizidalen Handlungen gekoppelt.

Ergebnisse

Wie stellt sich die Aggressivität der gerontopsychiatrischen Patienten dar?

Im Vergleich zur allgemeinpsychiatrischen Klientel waren die gerontopsychiatrischen Patienten zu 20,3 Prozent aggressiv, während die allgemeinpsychiatrischen Patienten zu 24,8 Prozent eine aggressive Verhaltensweise aufwiesen. Dieser Unterschied ist nicht signifikant (χ^2 df1 = 0,569, p=.451).

Vergleicht man die Aggressionsintensität (SDAS) aller alloaggressiven Handlungen der über 65-jährigen gerontopsychiatrischen Gruppe mit den anderen, so ergibt sich eine Signifikanz zugunsten geringerer ausgeprägter Aggressivität in der Gruppe der gerontopsychiatrischen Patienten (SDAS: Mittlerer Rang Alter > 65 Jahre: 31,30 vs. Mittlerer Rang Alter < 65 Jahre: 50,50; Mann-Whitney-U-Test: Z= -2,085, p=.037).

Bei den aggressiven Verhaltensweisen der gerontopsychiatrischen Patienten kam „Gereiztheit" am häufigsten vor (12 von 58), gefolgt von „verbaler Aggression" (6 von 58), „Zerstörung von Gegenständen" (4 von 58) und „einfacher Körperverletzung" (3 von 58). Diese vier Aggressionstypen setzten sich zu 6 Clustern wie folgt zusammen:

Verbale Aggression + Gereiztheit	4 Patienten
Zerstörung von Gegenständen + Gereiztheit	3 Patienten
Ausschließlich Gereiztheit	2 Patienten
Einfache Körperverletzung + Gereiztheit	1 Patient
Einf. Körperverletzung + verb. Aggression + Gereiztheit	1 Patient

Alle vier Aggressionstypen zusammen   1 Patient

Auffällig ist, dass Angriffe mit Gegenständen oder Waffen in unserer Gruppe während des Beobachtungszeitraums nicht registriert wurden. Insgesamt 6 Patienten waren gegen Personen oder Gegenstände handlungsaggressiv, was einem Verhältnis von ca. einer Handlungsaggression auf zehn Patienten entspricht.

Von welchen Variablen war die Alloaggressivität in der gerontopsychiatrischen Gruppe abhängig?

Frauen wiesen ein höheres Maß an Aggressivität auf als Männer (SDAS: Mittlerer Rang Frauen: 31,18 vs. Mittlerer Rang Männer: 25,09; Mann-Whitney-U-Test: Z= -1,734, p=.083). Der Unterschied entspricht zufallskritisch einem Trend in die Signifikanz.

In der gerontopsychiatrischen Gruppe waren – ebenfalls mit einem Trend in die Signifikanz – die älteren Patienten aggressiver als die jüngeren (SDAS: Alter < 75 Jahre Mittlerer Rang 26,71 vs. Alter > 75 Jahre Mittlerer Rang: 32,10, Mann-Whitney-U-Test: Z = -1,716, p=.086). Geschlecht und Alter sind als unabhängige Variablen zu betrachten, da Frauen in unserer Gruppe nicht signifikant älter als Männer waren (Mittelwert Frauen 75,9 Jahre vs. Mittelwert Männer 74,75 Jahre; T-Test: -,543; p=.591).

Zwischen den AMDP-Kategorien und dem SDAS-Wert wurden Spearman-rank-Korrelationen berechnet. Hierbei ergaben sich signifikante Korrelationen zwischen SDAS und „Orientierungsstörungen" (r=,337; p=.010), „Aufmerksamkeits- und Gedächtnisstörungen" (r=,280; p=.033), „Sinnestäuschungen" (r=,423; p=.001) und „Antriebs- und psychomotorischen Störungen" (r=,436; p=.001). Bei Antriebs- und psychomotorischen Störungen korrelierten die Items „antriebsgesteigert" (r=,522; p=.000) sowie „motorisch unruhig" (R=,573; p=.000) mit dem SDAS-Wert für Alloaggressivität. Diese Kombination aus Orientierungs-, Aufmerksamkeits- und Gedächtnisstörungen sowie Sinnestäuschungen und gesteigertem Antrieb nannten wir „agitiertes Delir".

Welchen Stellenwert hat die Psychopathologie?

Um die Gewichtung der interessierenden unabhängigen Einzelvariablen in Bezug zur abhängigen Variablen (Alloaggressivität) vornehmen zu können, berechneten wir eine ordinale Regressionsanalyse mit dem SDAS-Wert für alloaggressives Verhalten als abhängige Variable. Hier ergab sich der größte Parameterschätzer für das „agitierte Delir" mit einer Signifikanz von p=.024, die beiden anderen Variablen (Geschlecht, Alter > 75 Jahre) wurden in der Regressionsanalyse nicht signifikant (siehe Tabelle 1).

Tabelle 1: Gewichtung der relevanten Einzelvariablen durch eine ordinale Regressionsanalyse, bei der die abhängige Variable das mit der SDAS erfasste aggressive Verhalten darstellt.

Abhängige Variable: Aggressives Verhalten (SDAS outw.)					
Parameter	Schätzer	Standard fehler	Wald	Freiheits grade	Sig.
weiblich	1,787	1,138	2,466	1	,116
Alter > 75 J.	,696	,756	,847	1	,357
Agitiertes Delir	1,937	,860	5,070	1	,024

Wie stellt sich die Behandelbarkeit dar?

Bei etwa drei Viertel der Patienten besserte sich die Aggressivität des Patienten unter Anwendung von deeskalierenden und medikamentösen Behandlungsstrategien. Bei etwa einem Viertel blieb ein Erfolg aus.

Mittels der Methode der optimalen Skalierung versuchten wir den Zusammenhang zwischen Behandlungserfolg (CGI Item „Erwünschte Wirkungen") und der Diagnosenverteilung in der alloaggressiven Gruppe zu erfassen. Es stellte sich heraus, dass der Behandlungserfolg bei alkoholbedingten gerontopsychiatrischen Störungen am größten war (siehe Abbildung 1). Das bei alkoholbedingten gerontopsychiatrischen Störungen am meisten eingesetzte Medikament war Clomethiazol.

Abbildung 1: Behandlungserfolg (gemessen mit CGI Skala „erwünschte Wirkung") bezogen auf die unterschiedlichen gerontopsychiatrischen Syndrome, dargestellt mit optimaler Skalierung. Die Maximalausprägung von CGI liegt in der Nähe Alkoholassoziierter Störungen.

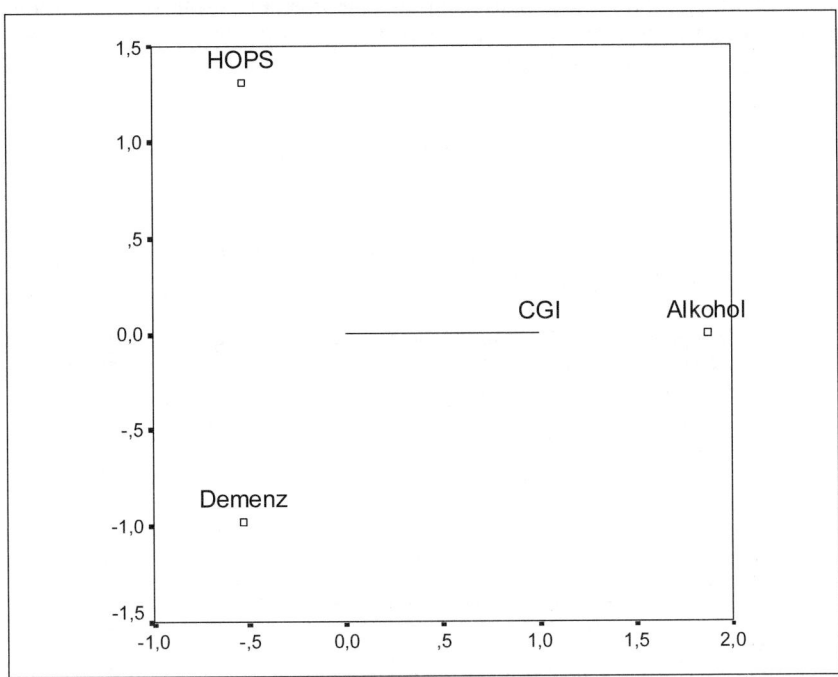

Zusammenfassung und Diskussion

Bei unserer Untersuchung stellte sich heraus, dass in der SDAS niedrigere Aggressionsintensität gerontopsychiatrischer Akutaufnahmen festgestellt wurde bei einer gleichen Häufigkeit aggressiver Handlungen verglichen mit nicht gerontopsychiatrischen Patienten. Höheres Alter, weibliches Geschlecht und insbesondere das Vorliegen eines „agitierten Delirs" gingen mit einer erhöhten Aggressivitätsintensität einher. In der Gewichtung der genannten Faktoren für Fremdaggressivität hatte das psychopathologische Syndrom des „agitierten Delirs" die größte prädiktorische Bedeutung in der gerontopsychiatrischen Gruppe. Da diese psychopathologische Veränderung an der Agitiertheit, Antriebssteigerung und Desorientiertheit gut erkennbar und damit dem medizinischen Laien vermittelbar ist, könnte eine Sensibilisierung für die genannten Leitsymptome und eine daraufhin rasch eingeleitete Behandlung im Hinblick auf aggressives Verhalten einen prophylaktischen Effekt haben. Der sich hieraus ergebenden Möglichkeit einer „antiaggressiven Frühintervention", die auch Deeskalationsstrategien im Umgang mit Risikopatienten beinhalten sollte, wäre in weiteren Untersuchungen nachzugehen.

Literatur

Baumann U, Stieglitz RD (1983) Testmanual zum AMDP-System: Empirische Studien zur Psychopathologie. Springer, Berlin-Heidelberg-New York

Bridges-Parlet S, Knopman D, Thomson T (1994) A descriptive study of physically aggressive behaviour in dementia by direct observation. J Am Geriatr Soc 42: 192-197

Colenda CC, Hamer RM (1991) Antecedents and interventions for aggressive behaviour of patients at a geropsychiatric state hospital. Hosp Comm Psychiatr 42: 287 – 292

Deutsch LH, Bylsma FW, Rovner BW, Steele C (1991) Psychosis and physical aggression in probable Alzheimer's disease. Am J Psychiatr 148: 1159-1163

Eastley R, Wilcock GK (1997) Prevalence and correlates of aggressive behaviours occurring in patients with Alzheimer's disease. Int J Geriatr Psychiatr 12: 484-487

Grube M (2000) Zur Aggressivität und Autoaggressivität gerontopsychiatrischer Akutaufnahmen – ein empirischer Beitrag. Z Gerontol Geriat 33: 464-470

Helmchen H (1979) Das AMDP-System: Manual zur Dokumentation psychiatrischer Befunde. Springer, Berlin-Heidelberg-New York

Hirsch RD, Brendebach C (1999) Gewalt gegen alte Menschen in der Familie: Untersuchungen der „Bonner HSM-Studie". Z Gerontol Geriatr 32: 449-455

Krug EG, Dahlberg LL, Mercy JA, Zwi AB, Lozano B (2002) World report on violence and health. World Health Organisation, Geneva

Malone ML, Thomas L, Goodwin JS (1993) Aggressive behaviours among the institutionalised elderly. J Am Geriatr Soc 41: 853-856

National Institute of Mental Health (1970) 12 – CGI. Global Clinical Impressions. in: Guy W (ed) EDCEU Assessment in Psychopharmacology. Rockville, Maryland

Nilson K, Palmstierna T, Wistedt B (1988) Aggressive behaviour in hospitalised psychogeriatric patients. Acta Psychiatr Scand 78: 172-175

Pillemer K, Suitor J (1992) Violence and violent feelings : what causes them among family caregivers ? J Gerontol soc sci 47: 165-172

Pot AM, van Dyck R, Jonker C, Deeg DJ (1996) Verbal and physical aggression against demented elderly by informal caregivers in the Netherlands Soc Psychiatr Epidemiol 31: 156-162

Wistedt B, Rasmussen A, Pedersen L, Malm U, Träskman-Bendz L,Wakelin J, Bech P (1990) The development of an observer scale for measuring social dysfunktion and aggression. Pharmacopsychiatry 23: 249-252

Suizidalität stationärer gerontopsychiatrischer Patienten

M. Jähnel

Zusammenfassung

Kliniksuizide und Kliniksuizidversuche von Patienten über 60 Jahren wurden in einem Psychiatrischen Krankenhaus mit 290 Betten über 12 Jahre untersucht und mit Suizidhandlungen von Patienten unter 60 Jahren in derselben Klinik und der Literatur verglichen. Suiziden und Suizidversuchen älterer Patienten liegen diagnostisch vorwiegend depressive Störungen zugrunde, während bei Patienten unter 60 Jahren schizophrene Psychosen und depressive Störungen dominieren.

Eine Häufung der Suizide und Suizidversuche älterer Patienten fand sich während einer Beurlaubung, alle Patienten waren durch stationäre Voraufenthalte bekannt und die meisten Patienten verübten den Suizid bzw. Suizidversuch nach mehreren Wochen stationären Aufenthaltes. Schlussfolgerungen sind, dass das therapeutische Team während der stationären Behandlung sich hinsichtlich Suizidalität nicht in scheinbarer Sicherheit wiegen darf, wenn der Patient schon bekannt ist oder sich schon länger in stationärer Behandlung befindet, und dass Beurlaubungen sorgfältig vorzubereiten sind. Patienten mit zu chronifiziert neigenden Krankheitsverläufen erscheinen nach den gefundenen Daten besonders gefährdet.

Einleitung

Suizidversuche, und noch im stärkeren Ausmaße vollendete Suizide, stellen ein dramatisches Ereignis während der stationären psychiatrischen Arbeit dar. Insbesondere führen Suizidversuche und Suizide zu Schuldgefühlen beim therapeutischen Team, die besprochen und bearbeitet werden müssen, und zu kritischem Hinterfragen des therapeutischen Vorgehens. Weiterhin wird das allgemeine Stationsklima belastet und nicht zuletzt führen Suizidhandlungen zu Belastungen der anderen Patienten, die in der Regel Suizidhandlungen von Mitpatienten registrieren, wobei auf einen Werther-Effekt besonders zu achten ist.

Nach Literaturangaben (Wolfersdorf 1989, 1995) rechnet man mit einer durchschnittlichen Kliniksuizidrate im deutschsprachigen Bereich von etwa 2,15, für die USA und Australien von 1,75 auf 1.000 Aufnahmen pro Jahr.

Besonders gefährdet für Suizidhandlungen gelten depressive und schizophrene Patienten. Nach Wolfersdorf nimmt mit zunehmendem Lebensalter die Zahl der Kliniksuizide ab (Wolfersdorf 1995). Dies steht im Gegensatz zu epidemiologischen Daten, die einen Anstieg der Suizidrate im Alter in der Allgemeinbevölkerung aufzeigen (Schmidtke und Weinacker 1994). Eine Erklärungsmöglichkeit ist, dass bei gerontopsychiatrischen Klinikaufnahmen ein hoher Anteil dementer Patienten vorhanden ist, die in der Regel als weniger suizidgefährdet gelten (Copas und Robin, 1982; Shah und Ganesveran, 1997). Auf die Problematik des so genannten „Stillen Suizides" (Wolfersdorf 1997) dementer Patienten durch Nahrungs- und Medikamentenverweigerung kann in diesem Rahmen nur hingewiesen werden.

Ziel der im folgenden dargestellten Untersuchung in unserer Klinik war, Kliniksuizide und Kliniksuizidversuche älterer Patienten über 60 Jahren genauer zu untersuchen, um mögliche Risikofaktoren herauszuarbeiten und praktische Konsequenzen für den therapeutischen Umgang zu ziehen.

Methodik

In der Klinik für Psychiatrie und Psychotherapie Schloss Werneck werden seit 1991 sämtliche Kliniksuizide und -suizidversuche erfasst. Anlass war der Beginn des Bayern-AMÜP-Projektes (Arzneimittelüberwachung in Psychiatrischen Krankenhäusern Bayerns). Eine Suizidhandlung ohne, zumindest bedarfsweise, begleitende psychopharmakologische Medikation ist bisher nicht aufgetreten. Es wurden retrospektiv nach Suizidversuchen bzw. Suiziden die Krankengeschichten mit den Einträgen aller Berufsgruppen ausgewertet und weitere Beobachtungen des beteiligten therapeutischen Teams vom Autor erfragt. Es handelt sich hierbei um Alter, Geschlecht, Diagnose nach ICD-10, relevante somatische Begleiterkrankungen, Ersterkrankungsalter, stationäre psychiatrische Voraufenthalte, offene oder geschlossene Station, Dauer des stationären Aufenthaltes in Tagen, Suizidmethode, Warnzeichen für bestehende Suizidalität, Suizidort und -zeit, Suizidversuche in der Anamnese, sozialer Status, ernste Konflikte und die psychopharmakologische Medikation zum Zeitpunkt der Suizidhandlung. Warnzeichen für bestehende Suizidalität und ernste Konflikte wurden angenommen, wenn diese in den Krankengeschichten entsprechend dokumentiert waren.

Ergebnisse

Im Zeitraum vom 01.01.1991 bis zum 31.12.2002 (12 Jahre) gab es zu insgesamt 28.338 Aufnahmen in der Klinik für Psychiatrie und Psychotherapie Schloss Werneck. Bei diesen Aufnahmen ergibt sich ein Anteil von ca. 26% Patienten über 60 Jahren, dies entspricht 7.368 Patienten.

Während dieses Beobachtungszeitraumes kam es insgesamt zu 28 Suiziden und 69 Suizidversuchen. Nach Altersgruppen unterteilt, ergab dies bei Patienten unter 60 Jahren 20 Suizide und 58 Suizidversuche, bei Patienten über 60 Jahren 8 Suizide und 11 Suizidversuche. Bei insgesamt 28 Suiziden ergibt dies eine Kliniksuizidrate von 0,099%, d.h. 0,99 Suizide auf 1.000 Aufnahmen.

Auf die Altersgruppen umgerechnet bedeutet dies bei Patienten über 60 Jahren 1,1 Suizide pro 1.000 Aufnahmen, bei Patienten unter 60 Jahren 0,95 Suizide pro 1.000 Aufnahmen. Somit sind auf die Altersgruppen umgerechnet in unserer Klinik Suizide von Patienten über 60 Jahren etwa gleich häufig wie die von Patienten unter 60 Jahren. Suizide und Suizidversuche wurden den Altersgruppen diagnostisch zugeordnet (Tabelle 1 und 2).

Tabelle 1:   Suizide und Suizidversuche bei Pat.<60 Jahre

Suizide (n=20):

Diagnosen (ICD-10):	Anzahl der Patienten	Angaben in Prozent
1. Depressive Störungen	9	45 %
2. Schizoaffektive Störungen	4	20 %
3. Schizophrenie	5	25 %
4. Störungen durch Alkohol	1	5 %
5. Dysthymia	1	5 %

Suizidversuche (n=58):

Diagnosen (ICD-10):	Anzahl der Patienten	Angaben in Prozent
1. Depressive Störungen	30	51,7 %
2. Schizoaffektive Störungen	5	8,6 %
3. Schizophrenie	18	31,0 %
4. Störungen durch Alkohol	1	1,7 %
5. Dysthymia	1	1,7 %
6. Persönlichkeitsstörung	3	5,2 %
(emotional instabile P.)		

Tabelle 2:   Suizide und Suizidversuche bei Pat.≥60 Jahre

Suizide (n=8):

Diagnosen (ICD-10):	Anzahl der Patienten	Angaben in Prozent
1. Depressive Störungen	6	75 %
2. Schizophrenie	2	25 %

Suizidversuche (n=11):

Diagnosen (ICD-10):	Anzahl der Patienten	Angaben in Prozent
1. Depressive Störungen	11	100 %

Bei Patienten unter 60 Jahren sind als Hauptdiagnosegruppen bei Suiziden und Suizidversuchen depressive Störungen und schizophrene Psychosen überwiegend beteiligt (91%), wobei das Verhältnis zwischen depressiven Störungen einerseits sowie schizoaffektiven Störungen und schizophrenen Psychosen andererseits bei den Suiziden 1:1 und bei den Suizidversuchen 1,3:1 beträgt. In der Altersgruppe über 60 Jahren überwiegen eindeutig die depressiven Störungen, bei 17 von 19 Patienten lag eine depressive Störung vor (89,5%), während lediglich zwei Patienten unter einer schizophrenen Psychose litten (10,5%).

Im Folgenden wurden die Suizide und Suizidversuche von Patienten über 60 Jahren genauer untersucht (siehe Tabellen 3 und 4).

Tabelle 3: Suizide Pat.≥ 60 Jahre

Pat.	Alter/ Geschlecht	Diagnose nach ICD-10/somat. Erkrankung	Erkrankungs- alter/stationäre Voraufenthalte	Station/ Dauer stationär	Methode/ Warn- zeichen	Ort/ Zeit	Suizidver- such in der Anamnese	Sozialer Status/ernste Konflikte	Psycho- pharmaka
1	67 J./m.	33.3/ keine	50 J./1	offen/ 52 Tage	Erhängen/ nein	Urlaub/ Juni	nein	verwitwet/ nein	AD/NL
2	61 J./w.	20.0/ keine	18 J./10	geschlossen/ 5 Tage	Erhängen/ nein	Pat.-Zimmer/ Juli	ja	verheiratet/ nein	NL/BZ
3	72 J./w.	33.2?/ keine	56 J./3	offen/ 84 Tage	Ertrinken/ nein	Urlaub/ August	nein	verwitwet/ ja	AD/BZ
4	64 J./w. 33.2/	33.2/ keine	35 J./>5	offen/ 13 Tage	Ertrinken/ nein	KH-Gelände/ Dezember	nein	verheiratet/ nein	AD/BZ
5	67 J./m.	20.5/ keine	30 J./5	offen/ 21 Tage	Ertrinken/ nein	KH-Gelände/ April	nein	ledig/ ja	AD/BZ/NL
6	75 J./m.	31.4/ keine	55 J./5	offen/ 61 Tage	LKW überrollt/ nein	Gemeinde/ Juni	ja	verheiratet/ nein	AD/BZ/NL/ Phasenpr.

*Zum Aufnahmezeitpunkt bestand eine paranoide Symptomatik (ICD-10 Nr. 33.3), es erfolgte eine vorübergehende hochpotente neuroleptische Therapie mit Haloperidol, die zum Suizidzeitpunkt ausgeschlichen war.

Abkürzungen: AD=Antidepressivum; BZ=Benzodiazepin; NL=Neuroleptikum; KH=Krankenhaus

382

Ausgewählte Themenbereiche der Gerontopsychiatrie

Tabelle 4: Suizidversuche Pat.≥60 Jahre

Pat.	Alter/ Geschlecht	Diagnose nach ICD-10/somat. Erkrankung	Erkrankungs- alter/stationäre Voraufenthalte	Station/ Dauer stationär	Methode/ Warn- zeichen	Ort/ Zeit	Suizidver- such in der Anamnese	Sozialer Status/ernste Konflikte	Psycho- pharmaka
1	68 J./w.	31.4/ keine	53 J./10	geschlossen/ 389 Tage	Ertrinken/ nein	Urlaub/ März	ja	verheiratet/ nein	AD/BZ Phasenpr.
2	73 J./m.	33.3/ keine	55 J./1	geschlossen/ 7 Tage	Erhängen/ nein	Pat.-Zimmer/ Januar	ja	verheiratet/ nein	AD/BZ/NL
3	68 J./w.	33.2/ kardiovaskulär	49 J./2	offen/ 94 Tage	Schnittverletzung/ nein	Urlaub/ August	nein	verwitwet/ nein	AD/BZ
4	75 J./w.	33.2/ kardiovaskulär	48 J./7	offen/ 62 Tage	Intoxikation/ nein	Urlaub/ Februar	ja	verwitwet/ nein	AD/BZ
5	64 J./w.	33.3 keine	62 J./1	offen/ 24 Tage	Schnittverletzung/ nein	Urlaub/ Mai	nein	verheiratet/ nein	AD
6	65 J./w.	33.2/ keine	59 J./1	offen/ 18 Tage	Schnittverletzung/ nein	Pat.-Toilette/ Dezember	nein	verheiratet/ nein	AD/BZ
7*	72 J./w.	33.2/ keine	56 J./3	offen/ 30 Tage	Ertränken/ nein	KH-Gelände/ Januar	nein	verheiratet/ nein	AD/BZ
8	68 J./m.	33.2/ kardiovaskulär	34 J./6	geschlossen/ 7 Tage	Strangulation/ nein	Pat.-Zimmer/ August	ja	verwitwet/ nein	AD/BZ
9*	62 J./w.	33.2/ keine	42 J./5	offen/ 21 Tage	Intoxikation/ nein	Urlaub/ August	nein	verheiratet/ nein	AD/BZ
10	64 J./m.	31.4 keine	50 J./4	offen/ 76 Tage	Erhängen/ nein	Urlaub/ Februar	nein	ledig/ nein	AD/BZ/ Phasenpr.
11	67 J./m.	31.5/ kardiovaskulär	32 J./1	offen/ 21 Tage	vor Auto gelaufen/ nein	Ort/ August	ja	verheiratet/ nein	AD/BZ/ NL

Abkürzungen: AD=Antidepressivum; BZ=Benzodiazepin; NL=Neuroleptikum; KH=Krankenhaus

Suizide

Insgesamt suizidierten sich während des Beobachtungszeitraumes (12 Jahre) 8 Patienten über 60 Jahren (Tabelle 3). Bei ca. 7368 Aufnahmen von Patienten über 60 Jahren im Beobachtungszeitraum stellt der Suizid ein seltenes Ereignis dar (0,11 Prozent). Es waren fünf Frauen und drei Männer zwischen 61 und 75 Jahren. Zwei Patienten hatten als Grunddiagnose eine Schizophrenie mit jahrelangem Verlauf, fünf Patienten litten unter rezidivierenden depressiven Störungen, einer unter einer depressiven Episode bei bipolarer affektiver Störung. Gewählt wurden so genannte harte Suizidmethoden (Erhängen, Ertrinken, Überrollen durch einen Zug bzw. Lastwagen). Bei vier Patienten war ein Suizidversuch anamnestisch zu fassen. Bei keinem Suizid wurden vom therapeutischen Team Warnzeichen wahrgenommen. Bis auf einen Suizid ereigneten sich alle Suizide während der Behandlung auf offenen Stationen, zwei wurden während des Wochenendurlaubes verübt. Alle Patienten waren durch stationäre Voraufenthalte bekannt, bis auf eine Patientin befanden sich alle bereits über eine Woche in stationärer Behandlung (durchschnittliche Verweildauer bis zum Suizid 44 Tage). Fünf der acht Suizide wurden in den Sommermonaten Juni/Juli/August verübt, die Aussagekraft ist jedoch aufgrund der kleinen Zahl eingeschränkt. Zwei der drei Suizidanten waren verwitwet, einer ledig. Bei vier waren ernste psychosoziale Konflikte zu fassen, die als maßgebliche Mitverursachung beim Suizid angesehen wurden.

Ein Zusammenhang zwischen der begleitenden psychopharmakologische Medikation und den Suiziden, etwa im Sinne von ernsthaften Nebenwirkungen (z. B. Akathisie, etc.), fand sich nicht. Auch spielten keine ernsthaften somatischen Erkrankungen wie kardiovaskuläre Erkrankungen oder Malignome eine Rolle.

Suizidversuche

Während des Beobachtungszeitraumes (12 Jahre) verübten insgesamt 11 Patienten über 60 Jahre einen Suizidversuch (Tabelle 4). Dies entspricht einer Häufigkeit von 0,15 Prozent, d.h. 1,5 Patienten auf 1.000 Aufnahmen. Von den 11 Suizidversuchen waren 9 eindeutige Suizidversuche, während 2 Suizidversuche nicht sicher als Suizidversuch mit Tötungsabsicht oder als appellativer Suizidversuch im Sinne einer parasuizidalen Handlung einzustufen sind. 2 Suizidversuche (Pat. 2 und 9) wären ohne das Eingreifen von Personal bzw. Angehörigen sicher tödlich geendet, während die anderen Suizidversuche mit Tötungsabsicht erfolgten, jedoch in der Ausübung weniger radikal und „hart" waren. Sämtliche Suizidversuche wurden ohne schwerwiegende Folgeschäden (z.b. hypoxischer Hirnschaden nach Strangulation oder Intoxikation) überlebt.

Es fanden sich 8 Frauen und 3 Männer, also ein deutliches Überwiegen des weiblichen Geschlechtes. Die Altersspanne lag zwischen 62 und 75 Jahren.

Die diagnostische Zuordnung erbrachte ausnahmslos affektive Störungen. Nach ICD-10 lagen bei drei Fällen schwere depressive Episoden bei bipolarer affektiver Störung vor, einmal mit psychotischen Symptomen. In den anderen Fällen handelte es sich um rezidivierende depressive Störungen, gegenwärtig schwere Episode, in 2 Fällen mit psychotischen Symptomen, in 6 Fällen ohne psychotische Symptome. Bei 2 dieser 6 Patienten waren vor dem Suizidversuch jedoch paranoide Symptome nachweisbar, die zu einer vorübergehend hochpotenten neuroleptischen Medikation führten, die zum Suizidzeitpunkt bereits ausgeschlichen war. Bis auf 2 Patienten waren alle bereits schon mehrere Wochen stationär (durchschnittliche Verweildauer bis zum Suizidversuch 68 Tage), alle Patienten waren bereits durch Voraufenthalte bekannt. Nur drei Patienten befanden sich zum Zeitpunkt des Suizidversuches auf geschlossenen Stationen, die anderen auf offenen. Warnzeichen für einen bevorstehenden Suizidversuch wurden in keinem Fall vom therapeutischen Team wahrgenommen, 6 Suizidversuche erfolgten während Wochenendbeurlaubungen, 3 Suizidversuche in Patientenzimmern und 2 außerhalb der Station bzw. des eigentlichen Krankenhausgeländes. 5 Suizidversuche erfolgten in den Wintermonaten Dezember/Januar/Februar, 1 im März, 1 im Mai und 4 im August. 5 Patienten hatten Suizidversuche in der Anamnese, 6 nicht. 3 Patienten waren verwitwet, 1 ledig und alleine wohnend, 7 verheiratet und mit dem Ehepartner zusammen lebend. Bei keinem Patienten waren ernsthafte Konflikte beschrieben wie Partnerschaftskonflikte, Konflikte mit den Kindern etc.. Ein Zusammenhang mit der psychopharmakologischen Medikation war in keinem Fall, z. B. als Folge schwerer Nebenwirkungen (Akathisie, etc.), gegeben.

Bei 4 von 11 Patienten lagen relevante körperliche Begleiterkrankungen (insulinpflichtiger Diabetes mellitus, arterielle Hypertonie, Herzinsuffizenz) vor. Bei allen 4 Patienten war computertomographisch eine cerebrale Mikroangiopathie im Sinne einer SAE (subcorticale arteriosklerotische Encephalopathie) nachweisbar. Klinisch wirkten diese Patienten hirnorganisch verändert im Sinne eingeschränkter geistiger Flexibilität und Problemlösungsstrategien. Eine Demenz war jedoch nicht zu diagnostizieren.

Diskussion und Schlussfolgerungen

Suizide und Suizidversuche bei Patienten über 60 Jahren stellen während der stationären Behandlung in unserer Klinik ein seltenes Ereignis dar. Suizide sind in dieser Altersgruppe etwa gleich häufig wie Suizide bei Patienten unter 60 Jahren, Suizidversuche kommen bei Patienten über 60 Jahren seltener vor. Dieses Ergebnis steht in Übereinstimmung mit einer australischen Arbeit (Shah und Ganesveran,1997) und den Untersuchungen von Modestin in der Schweiz (Modestin 1987), jedoch im Widerspruch zu epidemiologischen Daten in der Allgemeinbevölkerung (Schmidtke und Weinacker 1994, Surtees und Duffy, 1989), die eine zunehmende Suizidhäufigkeit im Alter feststellen. Als Ursache dürfte der hohe Anteil dementer Patienten bei den Klinikaufnahmen zu nennen sein (Shah und Ganesveran,1997; Copas und Robin,1989). In unserer Klinik lagen bei ca. 35% aller aufgenommenen Patienten über 60 Jahren dementielle Erkrankungen vor.

Diagnostisch lagen bis auf 2 Patienten mit einer schizophrenen Psychose ausschließlich schwere depressive Störungen ohne oder mit psychotischen Symptomen vor. Dieses Ergebnis bestätigen andere Suiziduntersuchungen, die bei jüngeren Patienten als häufigste Diagnosen schizophrene und depressive Psychosen finden, während bei älteren Patienten Depressionen überwiegen (Lyness et al 1992, Modestin 1987, Wolfersdorf 1989, Wolfersdorf 1995).

Eine Häufung von Suiziden bei Verwitweten oder Geschiedenen ist ebenfalls in der Literatur beschrieben (Modestin 1987, Lyness et al 1992, Shah und Ganesveran 1997). Von unseren Patienten waren 26% verwitwet, zwei ledig, die übrigen verheiratet und mit dem Ehepartner zusammenlebend. Frühere Suizidversuche (ca. 50% der Suizidanten weisen anamnestisch Suizidversuche auf) werden im allgemeinen als Risikofaktoren angenommen (Modestin 1987, Wolfersdorf 1995). In unserem Klientel der Suizide und Suizidversuche der über 60jährigen weisen 47% anamnestisch suizidale Handlungen auf.

Über den jahreszeitlichen Zusammenhang ergeben sich widersprüchliche Befunde, in unserer Klinik fand sich bei der eingeschränkten Aussagekraft von nur 8 Patienten eine Häufung der Suizide in den Sommermonaten. Wolfersdorf (1989) fand ebenfalls eine Häufung der Kliniksuizide in den Sommermonaten, während Modestin (1987) eine Häufung im Frühjahr und Herbst fand. In diesen Untersuchungen ist jedoch keine Altersdifferenzierung der Suizide in Beziehung zur Jahreszeit aufgeführt.

Nach epidemiologischen Ergebnissen in der Allgemeinbevölkerung finden sich Suizide bei älteren Männern häufiger als bei älteren Frauen (Schmidtke und Weinacker 1994). In unserer Klinik suizidierten sich während des Beobachtungszeitraumes 7 Frauen und 2 Männer, bei den Suizidversuchen handelte es sich um 8 Frauen und 3 Männer. Eine Ursache für die gefundene Diskrepanz in der eigenen Untersuchung könnte die kleine Zahl oder auch die vermehrte Aufnahmehäufigkeit von älteren Frauen in der Klinik sein. Das Verhältnis in unserer Klinik von aufgenommenen Frauen zu aufgenommenen Männern über 60 Jahren beträgt 1,8:1. Möglicherweise ist die Akzeptanz von psychiatrischer stationärer Hilfe bei suizidgefährdeten Frauen höher als bei Männern.

Auffällig ist, dass bei allen Patienten bereits stationäre psychiatrische Voraufenthalte vorlagen und bei den meisten Patienten der Suizid bzw. der Suizidversuch sich nach mehreren Wochen stationären Aufenthaltes ereignete. Die durchschnittliche Verweildauer bis zum Suizid betrug 44 Tage, bis zum Suizidversuch 68 Tage. Eine mögliche Erklärung hierfür wäre, dass das therapeutische Team zu Beginn der Behandlung vermehrt auf suizidale Gefährdung achtet, und im Laufe des Aufenthaltes diese Aufmerksamkeit nachlässt, bzw. das therapeutische Team sich vermehrt um Neuaufnahmen kümmert. Von Patientenseite her könnte eine Erklärung sein, dass die stationäre Aufnahme zunächst eine Entlastung und Hoffnung auf Besserung bedeutet, die bei Ausbleiben der subjektiven Befindlichkeitsbesserung zu Resignation und vermehrter Suizidalität führt.

Auch ist eine Häufung der Suizide bzw. der Suizidversuche auf offenen Stationen (15 von 19 Fällen) festzustellen, und 8 von 19 Suizidhandlungen ereignete sich während einer Beurlaubung. Auch eine

Basler Untersuchung (Hoffmann-Richter et al. 1998) weist auf eine besondere Suizidgefährdung im Wochenendurlaub hin. Eine Schlussfolgerung aus diesen Daten ist daher, dass das therapeutische Team während der stationären Behandlung sich hinsichtlich Suizidalität nicht in scheinbarer Sicherheit wiegen darf, wenn der Patient schon bekannt ist oder sich schon länger in stationärer Behandlung befindet, und dass Beurlaubungen sorgfältig vorzubereiten sind.

Die Parameter Verweildauer bis zur Suizidhandlung und frühere Hospitalisationen weisen darauf hin, dass eine Chronifizierung der Erkrankung zu vermehrter Suizidgefährdung führt. Zu dem gleichen Ergebnis kommt eine Untersuchung aus dem Bezirkskrankenhaus Regensburg, bei der die Suizidanten jedoch nicht nach dem Alter differenziert betrachtet wurden (Hübner-Liebermann et al. 2001).

Diese Patienten sind hinsichtlich suizidprophylaktischer Maßnahmen besonders zu beachten.

Literatur

Copas J.B., Robin A.(1982): Suicide in psychiatric inpatients. Brit. J. Psychiat. 141:503-511

Hoffmann-Richter U., Bullinger A., Oesterreich C., Finzen A. (1998): Suizid im Wochenendurlaub – ein wenig beachteter Risikofaktor. Psychiat. Prax. 25:196-197

Hübner-Liebermann B., Spießl H., Cording C. (2001): Patientensuizide in einer psychiatrischen Klinik. Psychiat. Prax. 28:330-334

Lyness J.M., Conwell Y., Nelson C. (1992): Suicide attempts in elderly psychiatric inpatients J Am Geriatric Soc40: 320-324

Modestin J. (1987) Suizid in der psychiatrischen Klinik. Enke Stuttgart

Schmidtke A., Weinacker B. (1994): Suizidalität in der Bundesrepublik und den einzelnen Bundesländern: Situation und Trends. Suizidprophylaxe 1:4-16

Shah A., Genesvaran T. (1997): Psychogeriatric Inpatient Suicides in Australia. International Journal of Geriatric Psychiatry Vol.12:15-19

Surtees, P.G., Duffy J.C. (1989): Suicide in England and Wales 1946-1985: An age-period cohort analysis. Acta Psychiatr. Scand. 79:216-223

Ausgewählte Themenbereiche der Gerontopsychiatrie

Wolfersdorf M. (1989): Suizid bei stationären psychiatrischen Patienten. S. Roderer Verlag Regensburg

Wolfersdorf M. (1995) „Anhang: Der Kliniksuizid." In Faust V. (Hrsg.) Pschiatrie. Gustav Fischer Verlag, Stuttgart, S 417-420

Wolfersdorf M, Welz R. (1997) Suizidalität im höheren Lebensalter. In Förstl H. (Hrsg.) Lehrbuch der Gerontopsychiatrie. Enke Verlag Stuttgart, S 419-426

Evaluation eines Gedächtnistrainings in der Gerontopsychosomatik: Erste Ergebnisse

S. Hübner & M. Peters

Einleitung

Grundlegendes Behandlungsziel in der gerontopychosomatischen Rehabilitation ist die Erhaltung oder Wiederherstellung einer möglichst selbstständigen und eigenverantwortlichen Lebensweise. Zusammen mit dem Befund, dass nachlassende Gedächtnisleistungen zu den häufigsten Beschwerden im höheren Lebensalte gehören, gewinnt die Frage der Diagnostik und Intervention bei Gedächtnisstörungen in der psychosomatischen Rehabilitation Älterer eine besondere Bedeutung. Denn: Die Folgen von Gedächtnisbeeinträchtigungen können von leichten Behinderungen im Alltag bis zur Unmöglichkeit einer selbstständigen Lebensführung, von einer Einbuße des Vertrauens in eigene Kompetenzen bis hin – bei schwersten Gedächtnisstörungen – zum Verlust der Persönlichkeit führen.

Während die Möglichkeiten für eine diagnostische Abklärung von Gedächtnisbeeinträchtigungen durch die inzwischen vielerorts bestehenden Gedächtnissprechstunden oder „Memory-Kliniken" geleistet wird, bietet die stationäre Gerontopsychosomatik die Möglichkeit, auch ein Behandlungsangebot zu unterbreiten, das Gedächtnisleistungen im Kontext der gesamten Persönlichkeit betrachtet. Seit September 1999 wird in der Abteilung für Gerontopsychosomatik ein Gedächtnistraining durchgeführt, das die speziellen Möglichkeiten der stationären Rehabilitation nutzt und in einen psychoanalytisch ausgerichteten Gesamtbehandlungsplan integriert ist (vgl. Peters 2000).

Ausgangspunkt für die Entwicklung unseres Trainings war das im SIMA-Projekt konzipierte Gedächtnistraining (Oswald & Rödel 1995). Es zeichnet sich dadurch aus, dass die Autoren neben einer theoretischen Einbettung auch eine empirische Überprüfung des Programmes vorgenommen haben, während auf dem Markt der kognitiven Trainings- und Förderprogramme die meisten Angebote ohne wissenschaftliche Grundlage sind. Da es jedoch für Seniorinnen und Senioren ohne kognitive Beeinträchtigungen entwickelt wurde, war es notwendig, das Programm zu modifizieren und zu erweitern. Hinzu kommt die Einbettung in ein stationäres Setting. Dies impliziert, dass die Ergebnisse der Wirksamkeitsprüfung von Oswald und Rödel (1995) nicht übernommen werden können (vgl. Rossi et al. 1988). Während die theoretische Begründung unseres Gedächtnistrainings bereits an anderer Stelle dargestellt wurde (Hübner & Peters 2002), bedarf die wissenschaftliche Fundierung darüber hinaus der empirischen Überprüfung (Patry & Perrez 2000). Im Folgenden werden die ersten Ergebnisse der noch laufenden Untersuchung zur grundsätzlichen Wirksamkeit unseres Gedächtnistrainings vorgestellt, aus denen sich bereits erste Hinweise für die Weiterentwicklung unseres Konzeptes ableiten lassen. Bevor auf die Evaluationsuntersuchung eingegangen wird, folgt eine kurze Zusammenfassung der Konzeption des Gedächtnistrainings.

Konzeption des Gedächtnistrainings

Für eine selbstständige Lebensbewältigung (grundlegendes Ziel gerontopsychosomatischer Rehabilitation; s.o.) ist ein funktionierendes Gedächtnis in zweierlei Hinsicht von Bedeutung: Gedächtnisleistungen sind einerseits Voraussetzung zur Organisation des Alltagslebens, andererseits sind sie Basis der lebensgeschichtlichen Erinnerungen, die adaptive Prozesse bei der Bewältigung und Integration konflikthaft erlebter Entwicklungsaufgaben wesentlich ermöglichen. Hieraus ergeben sich als *übergeordnete* Ziele des Gedächtnistrainings: erstens die Förderung gedächtnisbezogener Alltagskompetenzen, zweitens die Förderung der bewussten Wahrnehmung und Wertschätzung eigener Erinnerungen. Dabei betont die Realisierung des ersten Zieles das Gedächtnistraining als spezifisches Behandlungselement, während die Umsetzung des zweiten auf die Rolle des Trainings als integrativer Bestandteil in Behandlung abzielt.

Das gegenwärtig realisierte Gedächtnistraining verfolgt im wesentlichen drei Ziele zur Verbesserung gedächtnisbezogener Alltagskompetenz:

5   Durch gezielte Übungen wird eine *allgemeine kognitive Aktivierung* angestrebt.

6   Die *Vermittlung grundlegenden Wissens über Aufbau und Funktionsweise des Gedächtnisses* zielt auf eine Verbesserung gedächtnisbezogener Metakognitionen ab. Diese sind Voraussetzung dafür, eigene Stärken und Schwächen bewusst wahrzunehmen. Wenn dies gelingt, kann eine *realistische Einschätzung der eigenen kognitiven Leistungsfähigkeit bzw. des kognitiven Selbstbildes* vorgenommen werden. Und dies ist Voraussetzung für den gezielten Einsatz von Strategien zur Verbesserung der Behaltensleistung.

7   Folglich richtet sich das dritte Ziel auf ein Kennenlernen und Erproben von Methoden zur *Kompensation* von Gedächtnisstörungen und Verbesserung der einzelnen Gedächtnisfunktionen. Das eigenständige und gezielte Anwenden solcher Methoden schlägt sich unmittelbar in der Bewältigung des Alltags nieder.

Aus den Beobachtungen, die wir während der praktischen Umsetzung unseres Trainingskonzeptes gemacht haben, lassen sich außerdem zwei „erwünschte Nebenwirkungen" des Gedächtnistrainings bestimmen:

8   Verbesserung der Kontakt- und Kommunikationsfähigkeit,

9   Förderung/Stärkung der Behandlungsmotivation.

Pro Woche werden drei Trainingssitzungen à 45 min. in einer kleineren Gruppe von ca. sechs bis acht Teilnehmern durchgeführt. Eine ausführlichere Darstellung des Trainings findet sich bei Hübner und Peters (2002).

Fragestellung, Hypothesen und Versuchsplan

In einer ersten Evaluation wird das Gedächtnistraining daraufhin untersucht, ob es sich als grundsätzlich wirksam erweist. Je nach Ergebnis kann dann eine Weiterentwickung bzw. Modifikation der Interventionsmaßnahme vorgenommen werden. Aus den oben dargestellten störungsspezifischen Interventionszielen ergeben sich entsprechend fünf Evaluationshypothesen.

Als Kriteriumsmaße zur Erfassung der (1) allgemeinen kognitiven Aktivierung dienen Subtests (Zahlen-Symboltest, Zahlen-Verbindungstest) aus dem Nürnberger Alters-Inventar (NAI; Oswald & Fleischmann 1995). Zur Erfassung des (2) kognitiven Selbstbildes wird die Frankfurter Selbstkonzeptskala allgemeine Leistungsfähigkeit (FSAL; Deusinger 1986) herangezogen. Um die gedächtnisbezogene Alltagsbewältigung (3) zu operationalisieren, wird der Fragebogen zur Erfassung alltäglicher Gedächtniserfahrungen (FEAG, Holzapfel 1990) eingesetzt. Zusätzlich wird nach der Trainingsdurchführung (anhand eines Fragebogens zum subjektiven Trainingserfolg) erfragt, welche neuen gedächtnisbezogenen Strategien mit welchem Erfolg von den Teilnehmern angewendet werden. Eine Verbesserung der Kontakt- und Kommunikationsfähigkeit (4) wird mit der Frankfurter Selbstkonzeptskala Kontakt- und Umgangsfähigkeit (FSKU; a.a.O.) erhoben und um abschätzen zu können, in welchem Maße die (5) Behandlungsmotivation beeinflußt wird, kommt der Fragebogen zur Erfassung der Psychotherapiemotivation (FPTM) von Schulz et al. (1995) hinzu. Aufgrund des aktuellen Stands der Datenerhebung bzw. -auswertung können derzeit erst Aussagen zu den Evaluationshypothesen (1) und (3) gemacht werden.

Wie bei Evaluationsuntersuchungen üblich, werden Vor- und Nachtesterhebungen (Behandlungsbeginn und -ende) durchgeführt. Für die Maße, die mit Hilfe von Fragebögen erhoben werden können, wird eine Follow-up-Erhebung nach ca. sechs Monaten vorgenommen. Als unabhängige Variable fungiert die Art der gruppentherapeutischen Interventionsmaßnahmen.

Zur ersten Dateninspektion werden die Teilnehmer am Gedächtnistraining (GT-Gruppe) denjenigen gegenübergestellt, die nicht daran teilgenommen haben und hier als Vergleichsgruppe dienen. Die Patienten der GT-Gruppe nehmen üblicherweise am Gedächtnistraining (dreimal wöchentlich 45 min.) sowie an einer themenzentrierten Gesprächsgruppe und der dazugehörigen kreativtherapeutischen Gruppe teil (jeweils zweimal wöchentlich 60 min.). Sie erhalten also insgesamt 375 min. gruppentherapeutische Intervention pro Woche. Die Vergleichsgruppe nimmt in der Regel an einer interaktionellen Gruppentherapie sowie an den dazugehörigen tanztherapeutischen Gruppen (jeweils zweimal wöchentlich 90 min.) teil. Dies beläuft sich auf 360 min. gruppentherapeutische Intervention, so dass sich lediglich eine zeitliche Differenz von 15 min. ergibt. Schwerwiegender könnte die Abweichung in der Häufigkeit von Gruppensitzungen sein, dieser Frage kann hier jedoch nicht weiter nachgegangen werden.

Die Zuordnung der Patienten zu den beiden Gruppen erfolgt nicht zufällig, weshalb es sich hier um einen quasi-experimentellen Versuchsplan handelt (Cook & Campbell, 1979). Die Versuchsgruppen entsprechen den realen Möglichkeiten des stationären Settings, d.h. die Patienten werden nach der Eingangsdiagnostik und anschließender Absprache mit dem Bezugstherapeuten einer dieser Gruppen zugeordnet.

Derzeitiger Stand der Untersuchung

Vom Sommer 2002 bis Ende Februar 2003 konnten konsekutiv insgesamt 41 Patienten in die Untersuchung einbezogen werden, für die vollständige Datensätze für Vor- und Nachtestzeitpunkt vorliegen. Davon nahmen n = 23 Patienten an dem Gedächtnistraining teil. Um die Patienten für die Untersuchung zu gewinnen, werden sie zusätzlich zur routinemäßigen Diagnostik bei der Aufnahme über die Untersuchung informiert und die Einwilligung zur Teilnahme erbeten. Voraussetzung ist ein Mindestalter von 55 Jahren. Patienten, die sich bereits bei im Rahmen der Aufnahmediagnostik eingesetzten Fragebögen überfordert zeigten, werden nicht mit einbezogen. Für jeden Patienten der GT-Gruppe wird festgehalten, aufgrund welcher Indikation er hier zugeordnet wird (subjektive/objektive Gedächtnis- bzw. Konzentrationsstörungen/Motivierung für Gruppentherapie oder schwerwiegende Kommunikations- bzw. Kontaktstörungen).

Bisher wurden die erhobenen Daten für die kognitiven Leistungsmaße sowie der Fragebogen zur Beurteilung des subjektiven Trainingserfolges ausgewertet, der u.a. erfragt, ob bzw. welche neuen Gedächtnisstrategien im Alltag eingesetzt werden. Damit wird eine vorläufige Einschätzung der Wirkungen des Gedächtnistrainings auf erstens die allgemeine kognitive Aktivierung und zweitens hinsichtlich der gedächtnisbezogenen Alltagskompetenz möglich.

Ergebnisse

Das durchschnittliche Alter der Pat., die am Gedächtnistraining teilgenommen haben, liegt mit 65;06 Jahren (s = 7;07 Jahre) über dem
Durchschnittsalter in der Vergleichsgruppe von 63;01 Jahren (s = 5;00
Jahre). Die durchschnittliche Aufenthaltsdauer beträgt in beiden
Gruppen annähernd sechs Wochen, wodurch eine vergleichbare The-
rapiedichte (Anzahl der Einzel- und gruppentherapeutischen Behand-
lungsstunden; eine detaillierte Auswertung wird nach Abschluß der
Datenerhebung durchgeführt) angenommen werden kann. Die Zuwei-
sungs- bzw. Rehabilitationsdiagnosen der Patienten beider Gruppen
sind zu rund 90% affektive Störungen, vielfach im Zusammenhang mit
Verlust des Arbeitsplatzes oder des Lebenspartners. Allerdings finden
sich in der GT-Gruppe mehr zusätzliche somatische Diagnosen.

Zur Wirkung des Gedächtnistrainings auf die allgemeine kognitive Aktivität

Die summarischen Statistiken bezüglich der Ergebnisse in den kognitiven Leistungsmaßen sind Tabelle 1 zu entnehmen.

Tabelle 1: Ergebnisse in den kognitiven Leistungsmaßen (Mittelwerte M,
Streuungen s und Korrelationen r)

AV		Gedächtnistraining (n = 23)		Vergleichsgruppe (n = 18)	
		M	s	M	s
ZV	V	35.17	16.00	25.56	6.06
	N	30.26	8.25	23.28	4.84
	r_{VN}	.77		.68	
ZS	V	34.35	10.29	38.28	8.95
	N	37.52	10.43	43.61	11.61
	r_{VN}	.94		.86	

Legende: ZV: Zahlen-Verbindungstest; ZS: Zahlen-Symboltest. V: Vor-
test; N: Nachtest.

Den zu prüfenden Hypothesen entsprechen jeweils auf Erwartungs-
oder Mittelwerte µ bezogene Vorhersagen über Ansteigen oder Abfal-
len vom Vor- zum Nachtest und ein daran anschliessender Vergleich
der Veränderungen. Erstere werden pro Versuchsgruppe und Hypothese über einfache Paarkontraste (t-Tests für abhängige Stichproben) geprüft; fallen diese Paarvergleiche erwartungswidrig aus, unter-
bleibt der Vergleich der Veränderungen über einen (auf der varianz-
analytischen Testvarianz beruhenden) Interaktionskontrast, durchgeführt per t-Test. Die Interaktionskontraste sind direkt auf die Evaluationshypothese bezogen und dienen als Entscheidungsgrundlage der
Hypothesenbeurteilung.

Tabelle 1 enthält die Ergebnisse der Tests zur Prüfung der Leistungsveränderungen innerhalb der Versuchsgruppen für die abhängigen
Variablen Zahlen-Verbindungstest und Zahlen-Symboltest. Im Zahlen-
Verbindungstest wird die Bearbeitungszeit erfasst, die i.s. der Trai-
ningsintervention vom Vor- zum Nachtest abnehmen soll. Daher wird
für die GT-Gruppe ein *Abfall* dieser abhängigen Variablen erwartet.
Und für die Vergleichsgruppe ist ein Anstieg erwartungswidrig. Aus
diesem Grund ergeben sich für die abhängige Variable ZV in Tabelle
2 negative Vorzeichen.

Tabelle 2: Ergebnisse der Tests zur Prüfung der Leistungsveränderungen in
den kognitiven Maßen ZV und ZS vom Vor- zum Nachtest und
empirische Effektgrößen (d: standardisierte Mittelwertsdifferenz)

AVn	Versuchsgruppe				erwartungs-	
	(Vorhersage)	t_{emp}	s_{Test}	df	p	konform	d_{emp}
ZV	GT (Abfall; H_1)	-2.09	2.27	22	$<\alpha$	ja	-.39
	VG (Nicht-Ansteigen; H_0)	-2.14	1.06	17	$<\alpha$	ja	-.42
ZS	GT (Anstieg; H_1)	4.17	0.76	22	$<\alpha$	ja	.31
	VG (Nicht-Abfallen; H_0)	2.48	1.66	17	$<\alpha$	ja	.51

Legende: ZV: Zahlen-Verbindungstest; ZS: Zahlen-Symboltest. GT: Gedächtnistraining; VG: Vergleichsgruppe. – In Klammern ist hinter der Interventionsgruppe für die jeweils betrachtete AV angegeben, ob ein Abfall bzw. Anstieg der Testleistungen vom Vor-
zum Nachtest erwartet wird oder lediglich ein Nicht-Ansteigen
bzw. Nicht-Abfallen. Ebenfalls angegeben ist der Typ der statis-
tischen Hypothese (H_0 oder H_1), die der jeweiligen Vorhersage
entspricht. – s_{Test} bezeichnet jeweils die zum Testen herange-

zogene Streuung der Mittelwertsdifferenz bei abhängigen Daten. d_{emp} bezeichnet den empirischen Effekt.

Tabelle 2 ist zu entnehmen, dass sich sowohl für die GT-Gruppe als auch für die Vergleichsgruppe durchweg signifikante Leistungsverbesserungen ergeben, während die beiden Interaktionstests zwischen den Programmen statistisch nicht signifikant ausfallen. Damit hat sich in der hier vorliegenden Auswertung keine spezifische Wirksamkeit des Gedächtnistrainings auf eine allgemeine kognitive Aktivierung nachweisen lassen.

Zur Wirkung des Gedächtnistrainings auf gedächtnisbezogene Alltagskompetenzen

Im Fragebogen zur Beurteilung des subjektiven Trainingserfolges (den mit drei Ausnahmen alle Teilnehmer global als positiv bewerteten), machten 10 Patienten detailliertere Angaben zu den von ihnen eingesetzten im Gedächtnistraining erlernten kompensatorischen Methoden, die sie auch außerhalb der Trainingssitzungen im (noch) stationären Alltag anwenden. Unter Vorbehalt kann daraus gefolgert werden, daß diese Patienten durch die im Training vermittelten Strategien ihre gedächtnisbezogene Alltagskompetenz verbessern konnten. Für einen Trainingserfolg ist allerdings die längerfristige Aufrechterhaltung der verbesserten Kompetenz von großer Wichtigkeit. Inwiefern dies gelingt, kann erst anhand der Follow-up-Daten untersucht werden. Dennoch ist ein wesentlicher Schritt diesen Patienten offensichtlich zunächst gelungen: nämlich der Strategietransfer von der Trainingssituation in den Klinikalltag. Die auf eine Verbesserung der gedächtnisbezogenen Alltagskompetenzen bezogene Evaluationshypothese kann sich unter Vorbehalt bewähren. Da jedoch gut die Hälfte der Patienten zum Behandlungsende hin keine genaueren Angaben zu von ihnen eingesetzten Strategien machen konnte, obwohl auch sie überwiegend das Training als positiv bewerteten, spricht dieses Resultat dafür, dass diese Trainingskomponente noch intensiviert werden sollte.

Nähere Betrachtung der GT-Gruppe

Ein näherer Blick auf die GT-Gruppe macht deren ausgeprägte Heterogenität deutlich. Die Indikation zur Teilnahme am Gedächtnistraining wurde in neun Fällen aufgrund ausgeprägter subjektiver Gedächtnis- bzw. Konzentrationsstörungen vorgenommen. Bei sieben Patienten bestanden objektivierbare kognitive Leistungsbeeinträchtigungen (s.u.) und weitere sieben der bislang in die Untersuchung aufgenommenen Patienten nahmen aufgrund schwerwiegender Beeinträchtigungen im sozialen Kontaktverhalten am Training teil.

Bei drei Patienten war bereits vor der stationären Aufnahme eine hirnorganische Schädigung diagnostiziert worden (in zwei Fällen Z.n. Hirninfarkt, einmal Z.n. schwerem SHT). In einem dieser Fälle war die Beeinträchtigung so stark, dass wir die Verdachtsdiagnose einer vaskulären Demenz stellen mussten.

In neun weiteren Fällen führten wir aufgrund von Schwierigkeiten der Patienten, sich auf Station zurecht zu finden bzw. ausgeprägten Klagen über Gedächtnisprobleme im Alltag, ein diagnostisches Screening-Instrument zur Erfassung dementiver Symptome durch (SIDAM, Zaudig & Hiller, 1995). In einem Fall ergab sich im Test kein Anhaltspunkt für eine kognitive Beeinträchtigung; in den acht anderen Fällen sprach das Testergebnis für das Vorliegen einer leichten kognitiven Störung. In vier dieser Fälle ergab auch das anschließend von uns veranlasste CCT pathologisch relevante degenerative Befunde. Bei insgesamt elf Patienten lag also eine diagnostizierte kognitive Leistungsbeeinträchtigung von. (Die Diskrepanz bezüglich der Indikationsstellung für das Gedächtnistraining ergibt sich daraus, dass in einigen Fällen die Kontaktstörungen des Patienten vom Bezugstherapeuten als vorrangig eingeschätzt wurde.) Gegen die Diagnose einer leichten kognitiven Störung (LKS) kann man einwenden, dass diese nicht bei Vorliegen einer anderen psychiatrischen Erkrankung – insbesondere nicht bei Depressionen – gestellt werden soll, wie es auch im ICD-10 vertreten wird. Allerdings haben wir aus diesem Grund die Testdiagnostik erst im Behandlungsverlauf durchgeführt. Weit bedeutsamer – insbesondere auch im Rahmen der Früherkennung dementiver Erkrankungen – ist jedoch der Befund, dass Patienten, die während einer depressiven Erkrankung sogenannte pseudodementive Symptome entwickeln, ein deutlich erhöhtes Risiko haben, später an einer Demenz zu erkranken (vgl. Adler et al. 1999). Dies spricht drin-

gend für die Stellung der Diagnose einer LKS, wenn kognitive Beeinträchtigungen über ein gewisses Maß hinaus bestehen. Denn nur
dann kann eine Verlaufsbeobachtung eingeleitet und es können ggf.
frühzeitig entsprechende Maßnahmen ergriffen werden.

Zusammenfassung und Diskussion

Ein für die gerontopsychosomatische Rehabilitation entwickeltes Gedächtnistraining wird einer ersten empirischen Untersuchung unterzogen, um zu überprüfen, ob es sich als wirksam erweist und welche
Hinweise sich für eine Weiterentwicklung oder Modifikation des Trainings ergeben. Die bislang erhobenen und bereits ausgewerteten Daten erlauben eine erste Einschätzung der Trainingswirkungen in zwei
von fünf Bereichen, die das Training verbessern soll. Bei der Überprüfung der Evaluationshypothese, die sich auf eine trainingsbedingte
allgemeine kognitive Aktivierung bezieht, kommt es zwar zu einem
statistisch signifikanten Leistungsanstieg innerhalb der Trainingsgrup-
pe, allerdings fällt dieser nicht signifikant größer aus, als in der heran-
gezogenen Vergleichsgruppe. Die erste anhand eines Fragebogens
vorgenommene Prüfung der Evaluationshypothese zur Verbesserung
gedächtnisbezogener Alltagskompetenzen weist darauf hin, dass es
knapp der Hälfte der Patienten, die auch am Gedächtnistraining teilgenommen haben, gelingt, hier erprobte kompensatorische Strategien
in den Alltag zu transferieren. Dies weist vorsichtig auf eine spezifische Trainingswirkung hin. Wesentlich wird sein, ob die Patienten
auch noch zum Follow-up-Zeitpunkt über solche Strategien und deren
erfolgreichen Einsatz berichten. Diese für den Lebensalltag wichtigste
Trainingskomponente sollte weiter ausgebaut bzw. modifiziert werden,
dass sich der Anteil der Patienten, der diese für sich nutzen kann,
größer wird.

Eine genauere Betrachtung der Patienten, die während der stationären Behandlung am Gedächtnistraining teilnahm, ergab außerdem,
dass in rund der Hälfte der Fälle hirnorganische Erkrankungen – ü-
berwiegend dem dementiven Formenkreis zuzurechnen – vorliegen.
Dies und die verschiedenen Indikationsgruppen für eine Teilnahme
am Gedächtnistraining legen nahe, dass hier eine differenziertere
Auswertung vorgenommen werden sollte; dies ist aufgrund der Gruppengröße interferenzstatistisch derzeit noch nicht möglich. Darüber

hinaus wird nochmals deutlich, welche Bedeutung Gedächtnisstörungen bei älteren Patienten einer psychosomatischen Reha-Klinik haben. Es lässt sich folgern, dass ein psycho-somatisches Behandlungskonzept für Ältere, das die Aufrechterhaltung bzw. Wiedergewinnung einer möglichst selbständigen Lebensweise anstrebt, auf die Integration eines gedächtnisbezogenen Interventionsangebotes nicht verzichten kann.

Literatur

Adler G, Bramsfeld A, Jajcevic A (1999) Leichte kognitive Beeinträchtigung bei älteren depressiven Patienten. Z Gerontopsychol Gerontopsychiatr 12: 97-105.

Cook TD, Campbell DT (1979) Quasi-experimentation: Design analysis issues for field settings. Boston, Houghton Mifflin.

Deusinger IM (1986) Frankfurter Selbstkonzeptskalen. Göttingen, Hogrefe.

Holzapfel H (1990) Lerntheoretisch orientiertes Hirnleistungstraining. Dortmund, modernes lernen.

Hübner S, Peters M (2002) Gedächtnistraining in der gerontopsychosomatischen Rehabilitation. In Gutzmann H, Hirsch RD, Teising M, Kortus R (eds) Die Gerontopsychiatrie und ihre Nachbardisziplinen. Berlin, Schriftenreihe der DGGPP, 346-357.

Oswald WD, Fleischmann UM (1995) Das Nürnberger Altersinventar. Göttingen, Hogrefe.

Oswald WD, Rödel G (Hrsg.) (1995) Gedächtnistraining. Ein Programm für Senioren. Göttingen, Hogrefe.

Patry, J.-L. & Perrez, M. (2000). Theorie-Praxis-Probleme und die Evaluation von Interventionsprogrammen. In W. Hager, J.-L. Patry & H. Brezing (Hg.), Handbuch Evaluation psychologischer Interventionsmaßnahmen. Bern, Huber, 19-40.

Peters M (2000) Psychotherapie mit älteren Menschen in der Psychotherapeutischen/Psychosomatischen Klinik – strukturelle und konzeptionelle Aspekte. In P Bäurle et al. (Hg.) Klinische Psychotherapie mit älteren Menschen. Bern, Huber, 44-51.

Rossi, P.H., Freeman, H.E. & Hoffman, G. (1988). Programm-Evaluation. Stuttgart: Enke

Schulz H, Nübling R, Rüddel H (1995) Entwicklung einer Kurzform eines Fragebogens zur Psychotherapiemotivation. Verhaltenstherapie 5: 89-95.

Zaudig M, Hiller W (1995). SIDAM-Handbuch. Göttingen, Hogrefe.

8 Autoren

Autorenverzeichnis

Arx, Marcel von, Psychiatrische Universitätsklinik Zürich, Gerontopsychiatrisches Zentrum Hegibach, Minervastr. 145, CH-8032 Zürich

Bergmann, Frank, Dr., Theaterplatz 17, D-52062 Aachen

Clavijo, Juan, Abteilung für Medizinische Geriatrie, Klinikum Nord, Langenhorner Chaussee 560, 22419 Hamburg

Drach, Lutz M., Dr., Klinik für Alterspsychiatrie, Medizinisches Zentrum Schwerin, Wismarsche Straße 393-397, 19055 Schwerin (lutzm.drach@klinikum-sn.de)

Driesch, Georg, Dr., Domagkstr. 22, D-48129 Münster (driescg@mednet.uni-muenster.de)

Frölich, Lutz, Prof. Dr., Abteilung für Gerontopsychiatrie, Zentralinstitut für Seelische Gesundheit, Postfach 12 21 20, J5, 68072 Mannheim (froelich@zi-mannheim.de)

Gräßel, Elmar, PD Dr., Universität Erlangen-Nürnberg, Abt. für Medizinische Psychologie und Psychopathometrie, Schwabachanlage 6 und 10, D-91054 Erlangen (elmar.graessel@psych.imed.uni-erlangen.de)

Greger,Birgit Renate, Johann-Clanze-Str. 70, D-81369 München (gregerbr@aol.com)

Grube, Michael, Dr., Städtische Kliniken Frankfurt/Main, Klinik für Psychiatrie und Psychotherapie, Gotenstr. 6-8, D-65929 Frankfurt/Main, (psychiatrie@skfh.de)

Hampel, Harald, PD Dr., Psychiatrische Klinik, Gerontopsychiatrische Forschungsstation D2 und Gedächtnisambulanz, Nußbaumstr. 7, D-80336 München

Henn, Fritz, Prof. Dr. Dr., Zentralinstitut für Seelische Gesundheit, Postfach 122120, D-68072 Mannheim

Heßdörfer, Karlo, Rotbuchenstr. 40, D-81547 München

Heuft, Gereon, Prof., Westfälische Wilhelms-Universität Münster, Klinik und Poliklinik für Psychosomatik und Psychotherapie, Domagkstr. 11, D-48129 Münster (heuftge@mednet.uni-muenster.de)

Hiedl, Anne, Dr., BKH Augsburg, Gerontopsych. Ambulanz, Dr.-Mack-Str.1, D-56156 Augsburg

Hirsch, Rolf D., Prof. Dr. Dr., Abteilung für Gerontopsychiatrie und – psychotherapie und Gerontopsychiatrisches Zentrum, Rheinische Kliniken Bonn, Kaiser-Karl-Ring 20 53111 Bonn (r.hirsch@lvr.de)

Höft, Barbara, Dr., Rhein. Landes- und Hochschulklinik Düsseldorf, Bergische Landstr. 2, D-40629 Düsseldorf

Hofmann, Werner, PD Dr., Abteilung für Medizinische Geriatrie, Klinikum Nord, Langenhorner Chaussee 560, 22419 Hamburg

Hübner, Sigrid, Dr., Rothaarklinik für Psychosomatische Medizin, Am Spielacker 5, D-57319 Bad Berleburg

Jähnel, Mathias, Dr., Krankenhaus für Psychiatrie und Psychotherapie Schloß Werneck, Balthasar-Neumann-Platz 1, D-97440 Werneck (MS.Jaehnel@t-online.de)

Jansen, Sabine, Deutsche Alzheimer Gesellschaft e.V., Friedrichstr. 236, D-10969 Berlin (sabine.jansen@deutsche-alzheimer.de)

Karger, Andre, Heerstr. 16, D-40227 Düsseldorf

Kastner, Ulrich, Dr., Gerontopsychiatrisches Zentrum, Rheinische Kliniken Bonn, Kaiser-Karl-Ring 20

Kirsten-Krüger, Monika, Dr., Psychiatrische Universitätsklinik Zürich, Getontopsychiatrisches Zentrum Hegibach, Minervastrasse 145, CH-8029 Zürich (monika.kirsten@puk.zh.ch)

Kretschmar, Jürgen H., Dr., Kantstr. 3, D-40822 Mettmann

Kruse, Andreas, Prof. Dr., Rupprecht-Karls-Universität Heidelberg, Institut für Gerontologie, Bergheimer-Str. 20, 69115 Heidelberg

Lauter, Hans, Prof. Dr., Stievestr. 5, D-80638 München

Leidinger, Friedrich, Dr., Facharzt für Psychiatrie und Psychotherapie, Bertha-von-Suttner-Str. 20, D-50354 Hürth, (Leidingerf@aol.com/f.leidinger@lvr.de}

Meyer, Ann-Katrin, Dr., AK Wandsbek, Abt. für Geriatrie, Alphornstr. 14, D-22043 Hamburg (a-k.meyer@gmx.de)

Möller, Hans-Jürgen, Prof. Dr., Klinik und Poliklinik für Psychiatrie und Psychotherapie, Nußbaumstr. 7, 80336 München

Müller-Christiansen, Konrad, Krauskopfallee 66, D-65388 Schlangenbad (j.mueller.c@loop.de)

Müller-Hergl, Christian, Meinwerk Institut, Giersmauer Str. 35, D-33098 Paderborn (fba@meinwerk.de)

Nehen, Hans Georg, Prof. Dr., Elisabeth-Krkhs., Haus Berge, Akademisches Lehrkrankenhaus der Univ. GHS Essen, Germaniastr. 3, D-45356 Essen (hg.nehen@elisabeth-essen.de)

Netz, Peter, Dr., Westfälische Klinik für Psychiatrie, Hermann-Simon-Str. 7, D-33334 Gütersloh

Peters, Meinolf, Dipl.-Psych., Rothaarklinik für Psychosomatisehe Medizin, Am Spielacker 5, D-57319 Bad Berleburg

Radebold, Hartmut, Prof. Dr., Habichtswalder Str. 19, D-34119 Kassel (alternspsychotherapieradebold@t-online.de)

Raischl, Sepp, PD Dr., Christopherus Hospiz Verein e. V., Rotkreuzplatz 2 a, D-80634 München

Schecker, Michael, Prof. Dr., Neurolinguistisches Labor, Albert-Ludwigs-Universität Freiburg, Werthmannplatz 3, Postfach 225, D-79085 Freiburg im Breisgau (schecker@uni-freiburg.de)

Schirmer, Barbara, Angehörigenberatung e.V. Nürnberg, Adam-Klein-Str. b, D-90429 Nürnberg

Schmid-Furstoss, Ulrich, Dr., Evangelische Stiftung Tannenhof, Gerontopsychiatrische Tagesklinik, Wesendonkstr. 7, D-42103 Wuppertal (ulrich.schmid-furstoss@gmx.de)

Schneider, G, PD Dr., Klinik und Poliklinik für Psychosomatik und Psychotherapie, Universitätsklinikum Münster, Domagkstr. 22, D-48129 Münster (schneidg@mednet.uni-muenster.de)

Schneider-Schelte, Helga, Deutsche Alzheimer Gesellschaft e.V., Friedrichstr. 236, D-10969 Berlin

Schreiter-Gasser, Ursula, PD Dr., Gerontopsychiatrisches Zentrum Hegibach, Minervastr. 145, CH 8029 Zürich (schreit@bli.unizh.ch)

Schumann, Elke, Dr., Neurolinguistisches Labor, , Albert-Ludwigs-Universität Freiburg, Werthmannsplatz 3, Postfach 225, D-79085 Freiburg im Breisgau

Stoppe, Gabriela, Prof. Dr., Psychiatrische Universitätsklinik Basel, Wilhelm-Klein-Str. 27, CH-Basel (gstoppe@gwdg.de)

Stuhlmann,Wilhelm, Dr. Dipl.-Psych., Neurologie und Psychiatrie, Psychotherapie - Klinische Geriatrie, Rathelbeckerweg 3, D-44699 Erkrath (Stuhlmann@geronet.de)

Vater, Wolfgang, BKH Kaufbeuten, Kemnaterstr. 1 b, D-87600 Kaufbeuten

Wächtler, Claus, Dr., Klinikum Nord - Ochsenzoll, V. Abt. f. Psychiatrie u. Psychotherapie, Gerontopsychiatrie, Haus 26, Langenhorner Chaussee 560, D-22419 Hamburg

Weigand-Tomiuk, Hildegard, Dr., Städtische Kliniken Frankfurt am Main-Höchst, Klinik für Psychiatrie und Psychotherapie, Gotenstr. b-S, D-65929 Frankfurt/Main (psychiatrie@skfh.de)

9 Schriftenreihe

Schriftenreihe der Deutschen Gesellschaft für Gerontopsychiatrie und - psychotherapie

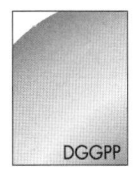

DGGPP

Band 1: **Angst-Sucht- Anpassungsstörungen im Alter**
Chr. Kretschmar, R. D. Hirsch, M. Haupt, R. Ihl,
R. Kortus, G. Stoppe & C. Wächtler
621 Seiten, Tab. & Abb (2000)   15 €[*)]

Band 2: **Heiterkeit und Humor im Alter**
R. D. Hirsch, J. Bruder & H. Radebold
227 Seiten, Tab. u. Abb. (2001)   15 €

Band 3: **Die Gerontopsychiatrie und ihre Nachbardisziplinen**
H. Gutzmann, R. D. Hirsch, R. Kortus & M. Teising
697 Seiten, Tab. & Abb (2002)   20 €

Band 4: **Suizidalität im Alter**
R. D. Hirsch, J. Bruder & H. Radebold
215 Seiten, Abb. & Tab. (2002)   15 €

Band 5: **Gerontopsychiatrie als interdisziplinäre Aufgabe**
H.-J. Möller, H. Hampel, R. D. Hirsch,
H. Gutzmann, R. Kortus & M. Teising
409 Seiten, Abb. & Tab. (2004)   15 €

*) zuz. Porto; für Mitglieder der DGGPP reduziert sich der jeweilige
Bandpreis um 5 Euro*

**Alle Bände sind im Buchhandel erhältlich
oder beim Vorstand der DGGPP:**

**Deutsche Gesellschaft für Gerontopsychiatrie und
-psychotherapie**

Prof. R.D. Hirsch/U. Kessenich
Gerontopsychiatrisches Zentrum, Rheinische Kliniken Bonn
Kaiser-Karl-Ring 20, 53111 Bonn
Tel.: 0228 551 2567 – Fax: 0228 551 2262 – e-mail: r.hirsch@lvr.de

Bankverbindung:
Deutsche Apotheker- und Ärztebank Saarbrücken
BLZ: 590 906 26 Kontonummer: 000 362 63 77